一口气读懂

《黄帝内经》

漫画版

国医养生

杨程茗◎主编
王文萍◎绘

江西科学技术出版社
江西·南昌

图书在版编目（CIP）数据

一口气读懂《黄帝内经》: 漫画版. 国医养生 / 杨程茗主编 ; 王文萍绘. -- 南昌 : 江西科学技术出版社, 2025. 7. -- ISBN 978-7-5390-9560-8

Ⅰ. R221-49

中国国家版本馆CIP数据核字第20258RH018号

一口气读懂《黄帝内经》：漫画版. 国医养生　　杨程茗　主编
王文萍　绘

YIKOUQI DUDONG《HUANGDI NEIJING》: MANHUA BAN. GUOYI YANGSHENG

出版发行　江西科学技术出版社

社址　南昌市蓼洲街2号附1号

邮编：330009　电话：（0791）86623491　86639342（传真）

印刷　三河市众誉天成印务有限公司

经销　各地新华书店

开本　880 mm × 1230 mm　1/32

字数　120千字

印张　5

版次　2025年7月第1版

印次　2025年7月第1次印刷

书号　ISBN 978-7-5390-9560-8

定价　39.80元

国际互联网（Internet）地址：http://www.jxkjcbs.com

选题序号：ZK2025077　赣版权登字：-03-2025-135

责任编辑：李智玉　毛晓庆　王凯勋　装帧设计：春浅浅

前言

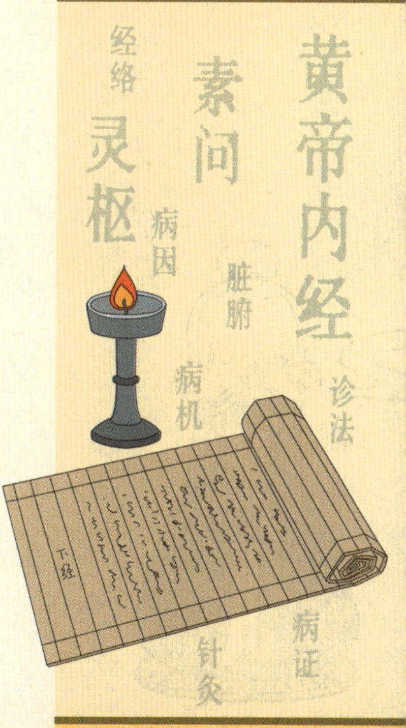

《黄帝内经》是我国现存最悠久且影响深远的医学典籍，同时，也是一部集合哲学与自然科学的综合巨作，堪比儒家的四书五经。《黄帝内经》由《素问》和《灵枢》两部分构成，主要探讨了脏腑、经络、病因、病机、病证、诊法以及针灸等内容，深刻分析了疾病的产生、发展与变化。《黄帝内经》被历代奉为“医家之宗”，其丰富而精深的医学理论，成为中医临床诊断与治疗的重要理论基础，对后世中医学的发展产生了深远而积极的影响。《黄帝内经》还突出了养生的重要性，提出了许多养生方法与原则，详细讲解了延年益寿、休养生息的方法。随着对健康的追求、对长寿的渴望以及对养生的重视程度不断提升，人们将《黄帝内经》蕴含的传统医学智慧与个人养生相结合起来的学习兴趣日益浓厚。

《一口气读懂〈黄帝内经〉：漫画版.国医养生》

前言

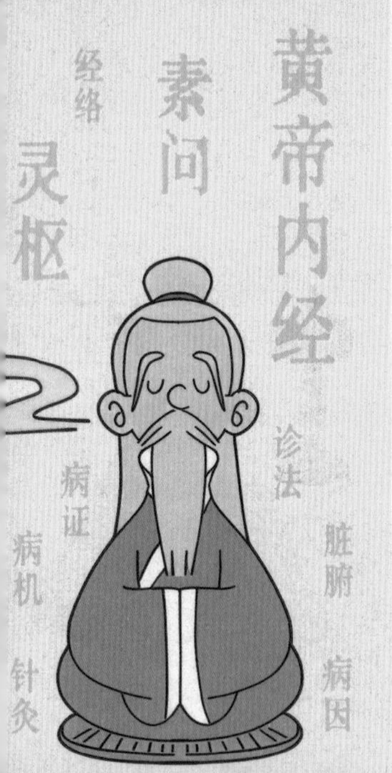

是一本既通俗易懂又实用性强的中医养生科普书，专注于阐述四季养生和疾病治疗。全书依托《黄帝内经》，重点讨论了四季变化对人体常见疾病的影响、四季养生的原则、时令气候与养生的关系，以及疾病对人体造成的各种危害。同时，本书针对不同的病症，有的放矢地提出治疗原则与方法。书中倡导“治未病”的理念，强调预防为主，以实现防微杜渐的目标。作者巧妙地运用幽默生动的漫画搭配准确易懂的译文，使晦涩难懂的古籍医书变得生动有趣。期望本书为广大读者提供一条轻松快捷的途径，去了解更多的中国传统医学知识。不足之处，敬请读者批评指正！

编者

目录

第一章 《黄帝内经》与四季养生

1. 春季养生原则……………………… 002
2. 春季养肝护肝最重要……………… 003
3. 正月易发病症……………………… 004
4. 三月易发病症……………………… 007
5. 夏季养生原则……………………… 009
6. 夏季要注重心脾的保养…………… 010
7. 五月易发病症……………………… 011
8. 秋季养生原则……………………… 014
9. 秋季要注重肺脏的保养…………… 015
10. 七月易发病症 …………………… 016
11. 九月易发病症 …………………… 020
12. 冬季养生原则 …………………… 021
13. 冬季要注重肾脏的保养 ………… 022
14. 十一月易发病症 ………………… 023
15. 脸部比四肢抗冻的缘故 ………… 025
16. 百病与“四时之气”的关系 … 027
17. 四季常见疾病 …………………… 029
18. 四季风邪对身体的危害 ………… 033
19. 四季养生与阴阳变化 …………… 036
20. 时令气候与养生 ………………… 039

第二章 跟着《黄帝内经》学治疗

1. 良好的医患关系利于养生 …… 044

2. 外感致病的传变次序 …… 047

3. 疾病轻重的判断 …… 051

4. 病人对药物的耐受力 …… 055

5. 面部色泽与疾病 …… 056

6. 人的肤色与疾病 …… 062

7. 从五官气色的变化判断五脏的病情 …… 063

8. 痛证的治疗（头痛类） …… 064

9. 痛证的治疗（腰痛类） …… 071

10. 痛证的治疗（肩背颈项痛类）…… 081

11. 痛证的治疗（腹痛类）…… 087

12. 痛证的治疗（心胸痛类）…… 094

13. 痛证的治疗（胁痛类）…… 101

14. 痹证的治疗 …… 105

15. 风证的治疗 …… 120

16. 咳喘的治疗 …… 130

17. 痿证的治疗 …… 137

18. 温热病的治疗 …… 146

19. 厥证的治疗 …… 151

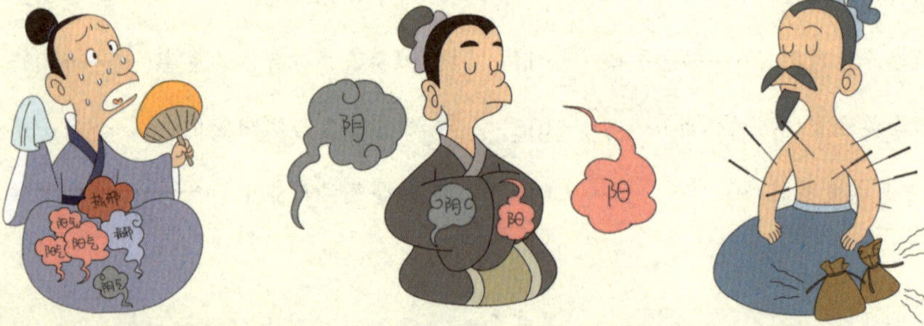

第一章

《黄帝内经》与四季养生

智者之养生也，必顺四时而适寒暑，和喜怒而安居处，节阴阳而调刚柔，如是则僻邪不至，长生久视。

——《灵枢·本神》

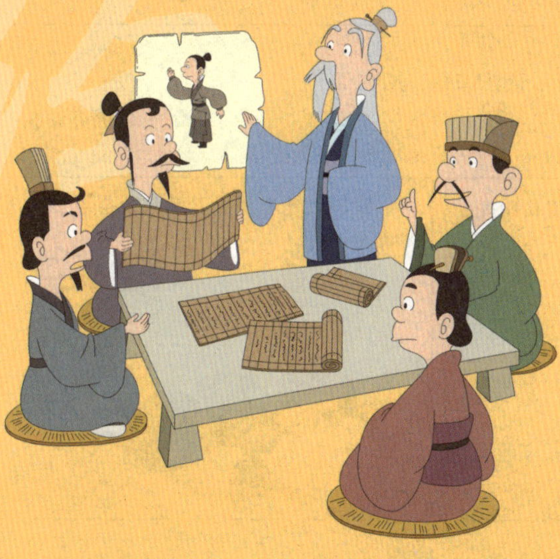

1. 春季养生原则

【原文】春三月，此谓发陈。天地俱生，万物以荣。夜卧早起，广步于庭。被发缓形，以使志生。生而勿杀，予而勿夺，赏而勿罚。此春气之应，养生之道也。逆之则伤肝。

——《素问·四气调神大论》

春季的三个月（即农历的正、二、三月）是万物复苏、推陈出新的季节。天地间生机勃勃，草木欣欣向荣。

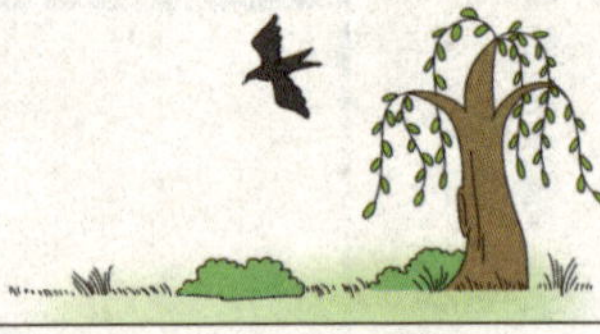

春季里，人们应该晚一点儿入睡，早一点儿起床，到庭院里散散步。披散开头发，舒缓身体，让神志随万物生发之气而舒畅。

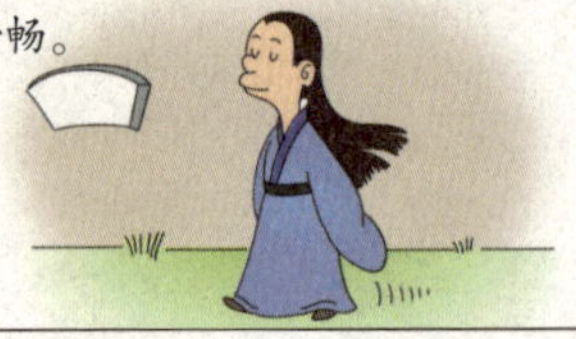

神志活动要顺应春生之气，不要违逆它。

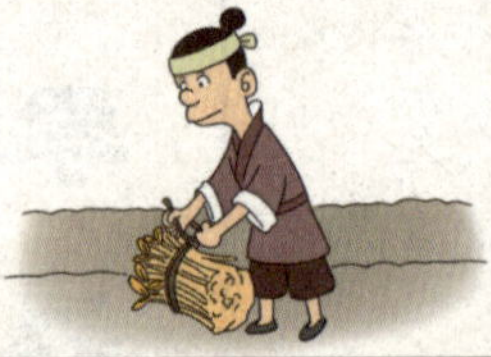

这就与“春生”之气相应，是养生的方法。如果违背了这个方法，就会伤肝。

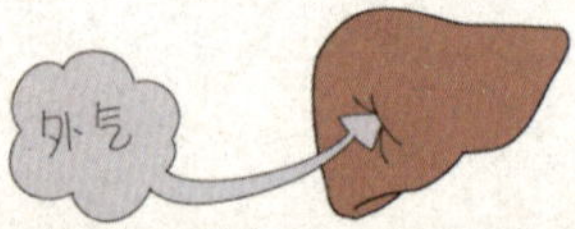

【原文】春三月之病，曰阳杀，阴阳皆绝，期在草干。

——《素问·阴阳类论》

春季三个月的病，通常会损伤阳气，因此被称作“阳杀”。

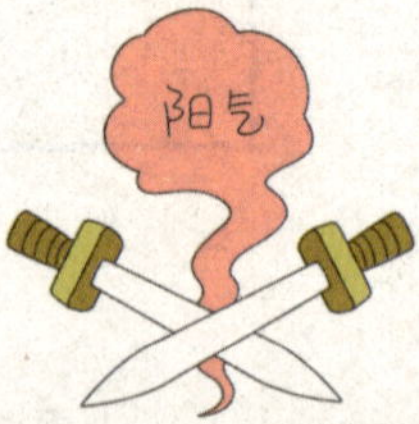

阴阳之气都竭绝，死期便会在秋天草木枯干之时。

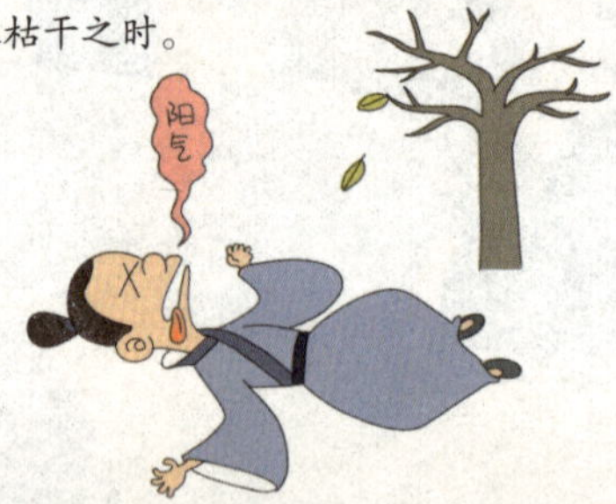

2. 春季养肝护肝最重要

【原文】逆春气，则少阳不生，肝气内变。

——《素问·四气调神大论》

违背了春季之气，那么人体内的少阳之气就不能生发，会使肝气内郁而发生病变。

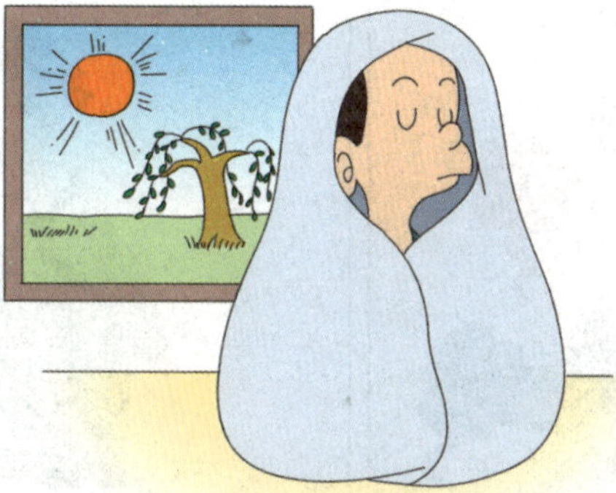

【原文】肝主春，足厥阴少阳主治，其日甲乙；肝苦急，急食甘以缓之。

——《素问·脏气法时论》

肝主春木之气，春季就以足厥阴和足少阳这两条经脉作为主治时间，肝胆的旺日为甲乙。

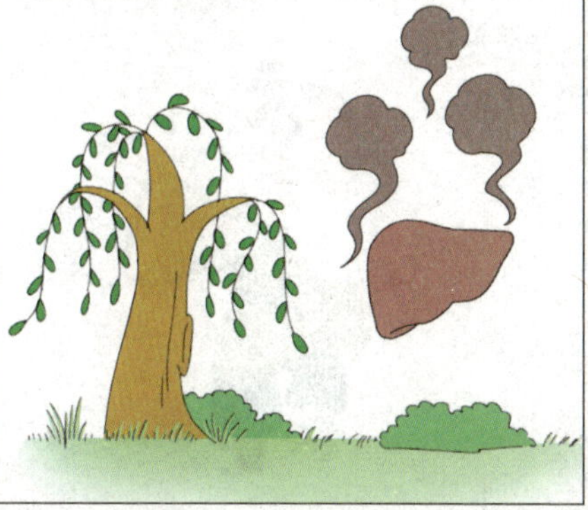

肝若拘急，应该立即服用甘味药加以缓和。

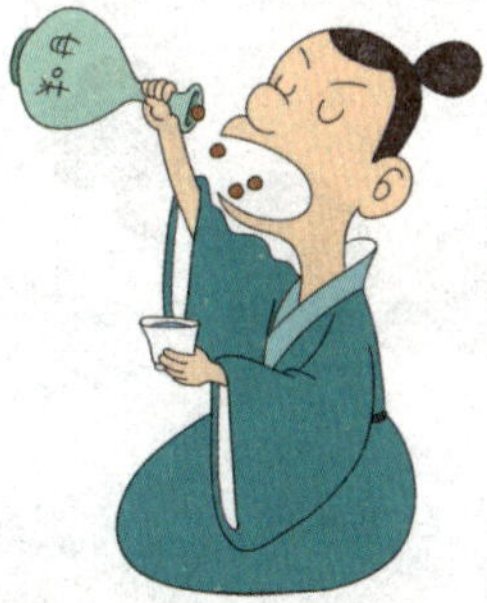

3. 正月易发病症

【原文】正月阳气出在上，而阴气盛，阳未得自次也，故肿腰脽痛也。

——《素问·脉解》

正月是阳气升发的时候，然而阴寒之气尚盛。

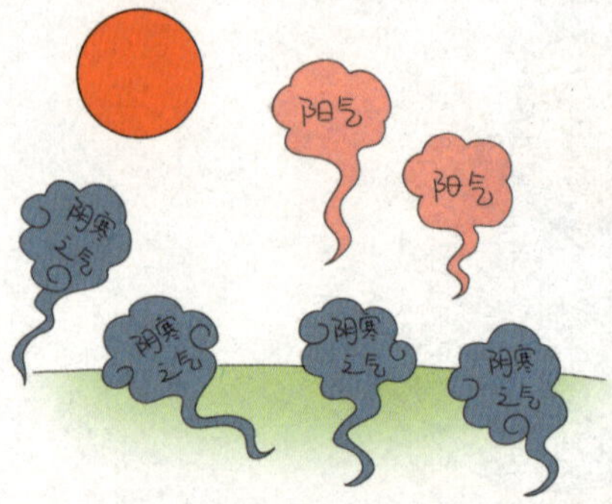

阳气未能按正常次序旺盛起来，因此容易发生腰和臀部肿胀疼痛。

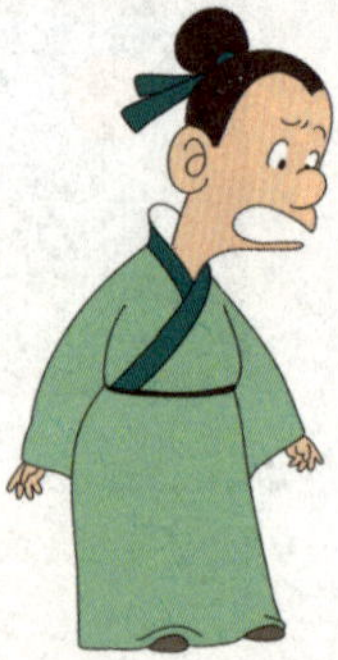

【原文】病偏虚为跛者，正月阳气冻解，地气而出也。所谓偏虚者，冬寒颇有不足者，故偏虚为跛也。

——《素问·脉解》

有的病人阳气偏虚而发生跛足，是因为正月里阳气促使冰冻的地气解散，从下向上出。

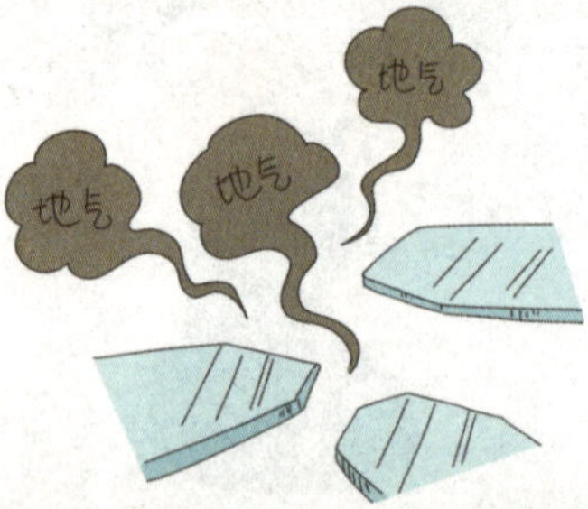

由于寒冬的影响仍然存在，人体内的阳气尚不充足，偏虚于一侧，就会发生跛足。

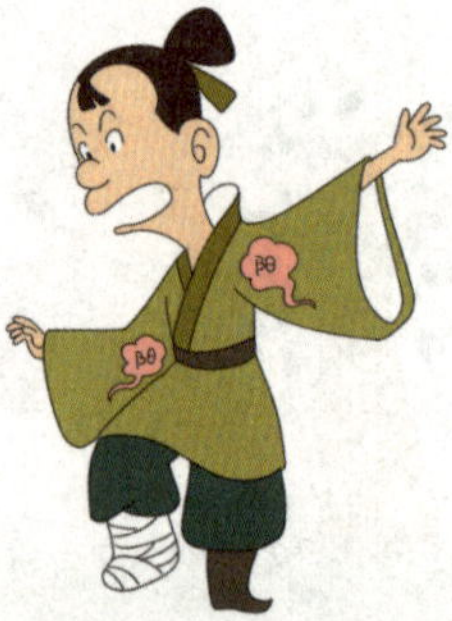

【原文】所谓彊上引背者，阳气大上而争，故强上也。

——《素问·脉解》

有的病人颈项僵硬并牵连背部。

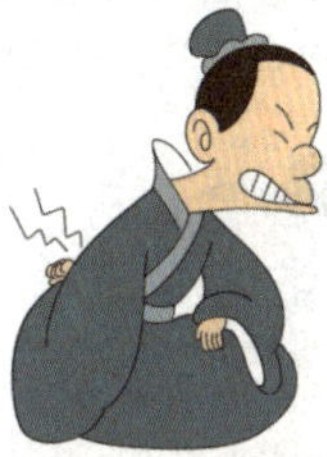

这是因为阳气骤然上升，互相争扰引起的，所以强硬牵引向上。

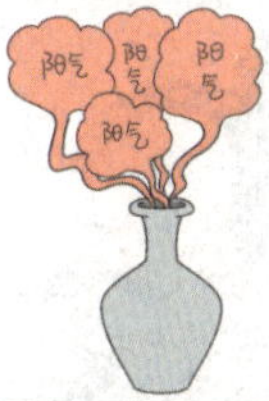

【原文】所谓耳鸣者，阳气万物盛上而跃，故耳鸣也。

——《素问·脉解》

有的病人出现耳鸣的症状。

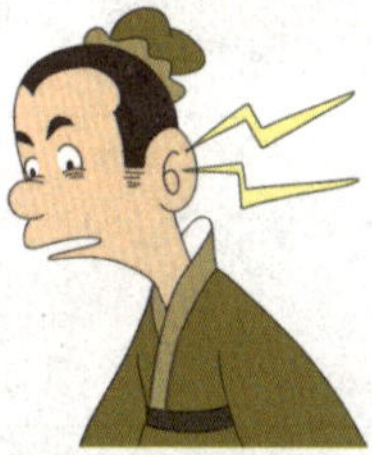

这是因为阳气使万物生长旺盛，向上而活跃，所以出现耳鸣。

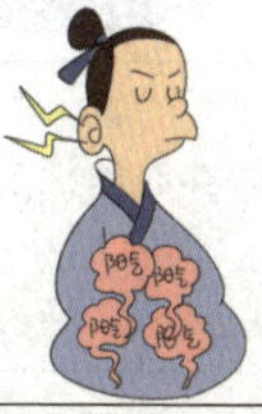

【原文】所谓甚则狂巅疾者，阳尽在上，而阴气从下，下虚上实，故狂巅疾也。

——《素问·脉解》

所谓阳气亢盛而发生癫狂之病，是因为阳气聚集在上部，阴气滞留在下部，成为下虚上实的状况。

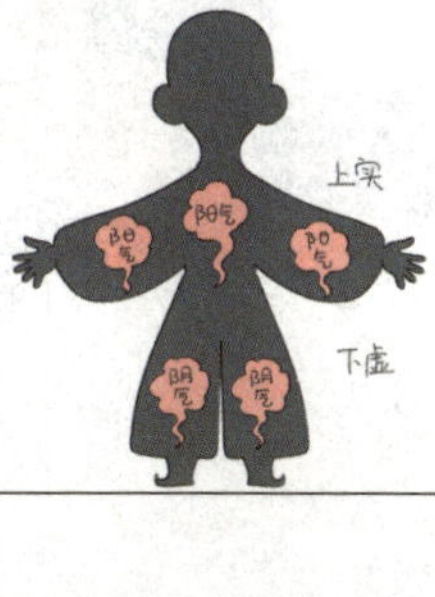

故而发生癫狂之病。

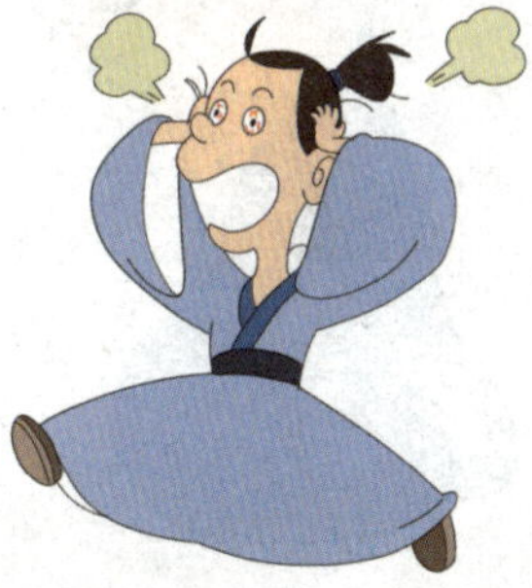

【原文】所谓浮为聋者，皆在气也。所谓入中为瘖者，阳盛已衰，故为瘖也。

——《素问·脉解》

有的病人由于气逆上浮而致耳聋，是阳气亢盛于上所致。

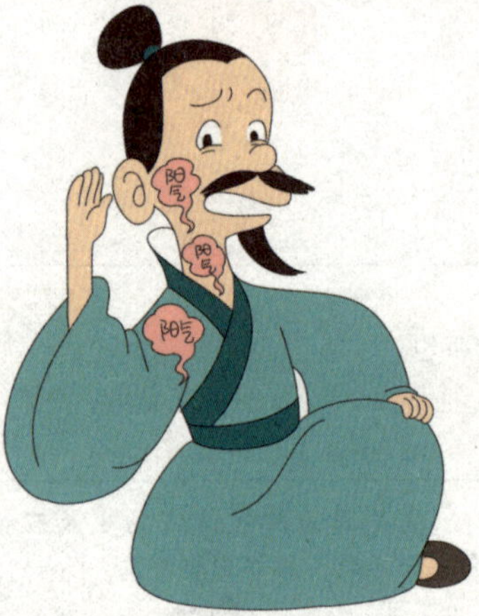

所说的阳气入内而音哑不能言语，是因为阳气由盛转衰，导致喑哑不能说话。

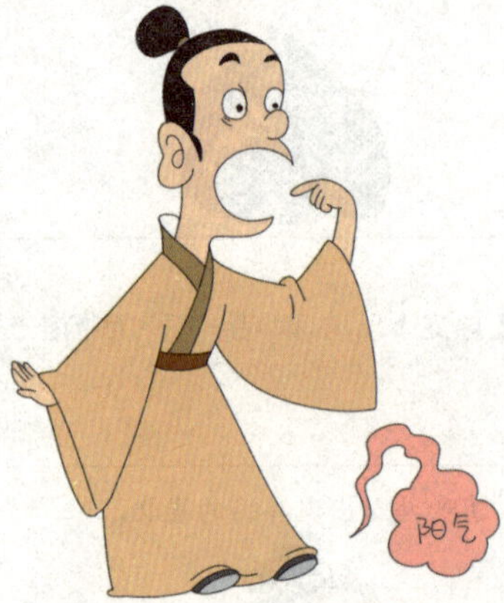

【原文】内夺而厥，则为瘖俳。此肾虚也，少阴不至者，厥也。

——《素问·脉解》

色欲过度，使精气内耗而导致厥逆，就会发生不能说话、四肢瘫痪的瘖痱病。

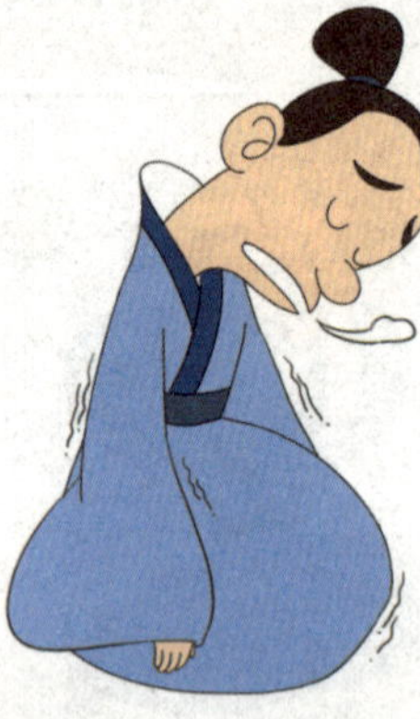

这是肾虚，少阴经气不能到达四肢而导致的厥逆。

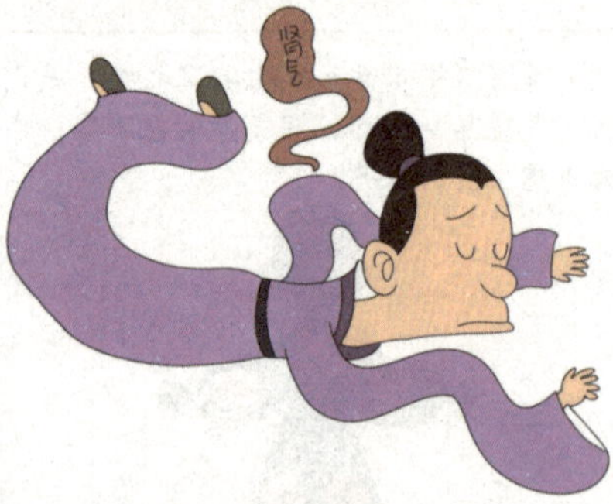

4. 三月易发病症

【原文】三月阳中之阴，邪在中，故曰㿗疝少腹肿也。

——《素问·脉解》

三月阳气方长，阴气未尽，这就是阳中之阴。

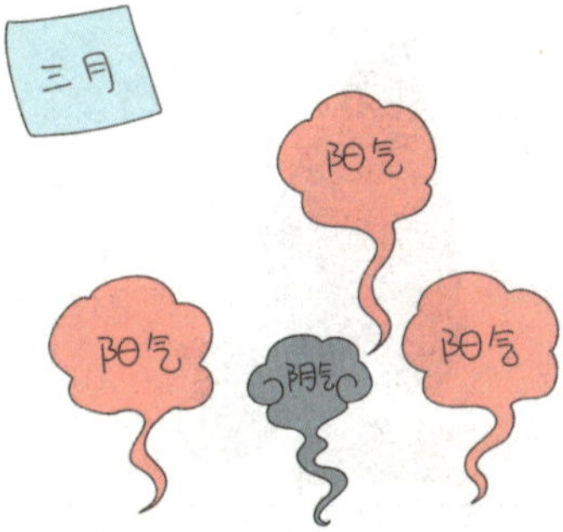

这种阴邪积聚于小腹内，会出现睾丸肿大疼痛及妇女小腹肿胀的症状。

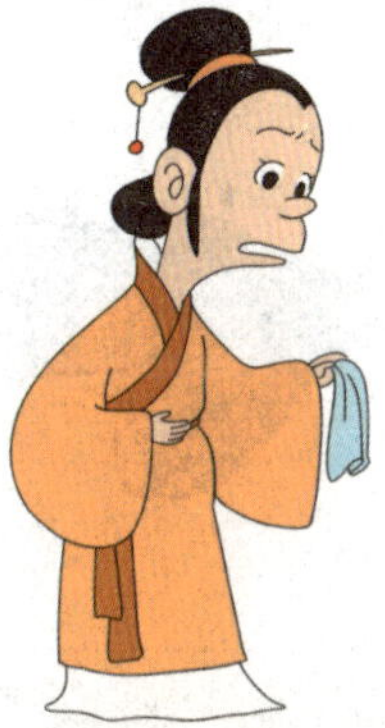

【原文】所谓腰脊痛不可以俯仰者，三月一振荣华，万物一俯而不仰也。

——《素问·脉解》

所谓腰脊部位疼痛，身体不能俯仰。

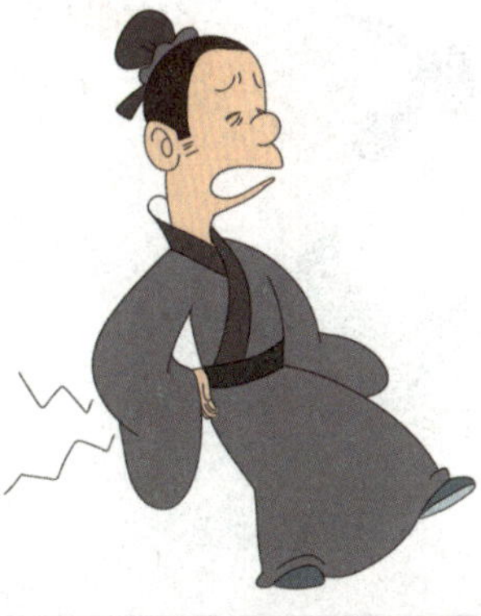

这是因为三月阳气开始鼓动振发，万物荣华茂盛，但尚有余寒，人体阳气的生发仍然被阴气抑制，不能温养，因而出现腰脊疼痛而不能俯仰。

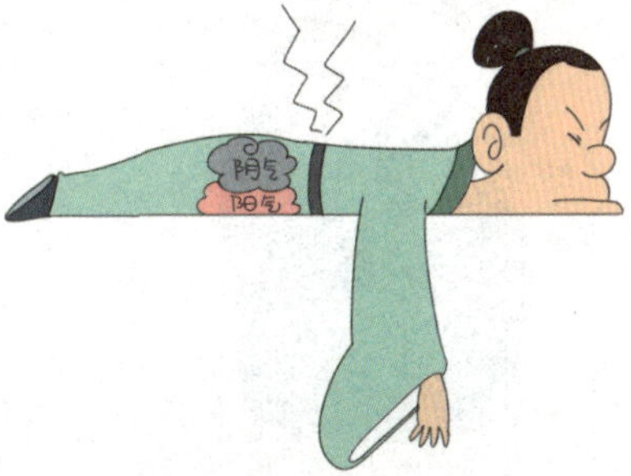

【原文】所谓癫癃疝肤胀者，曰阴亦盛而脉胀不通，故曰癫癃疝也。

——《素问·脉解》

所谓癫疝、癃闭、肤胀的病变。

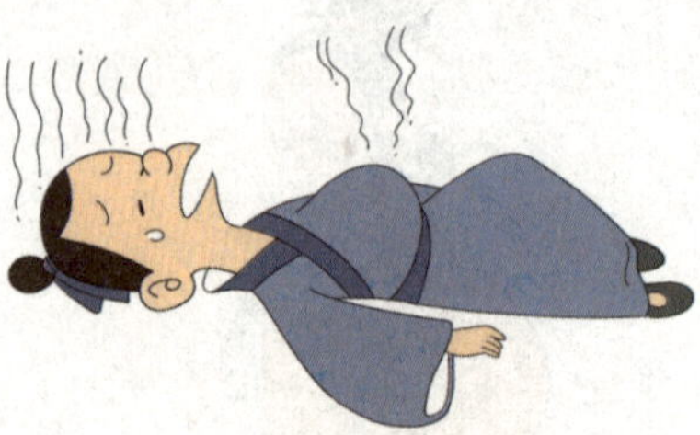

这是因为阴邪尚盛，导致厥阴经脉闭塞不通，故而出现睾丸肿痛、不得小便、肌肤肿胀。

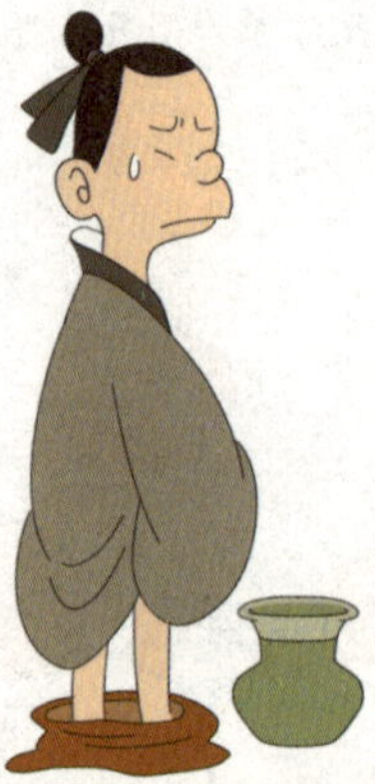

【原文】所谓甚则嗌干热中者，阴阳相薄而热，故嗌干也。

——《素问·脉解》

所谓咽喉干燥、身体发热的症状。

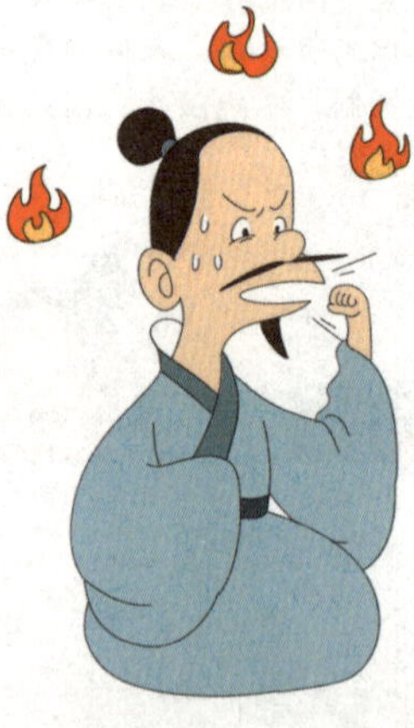

这是因为阴阳相争，导致内热，故而咽喉发干。

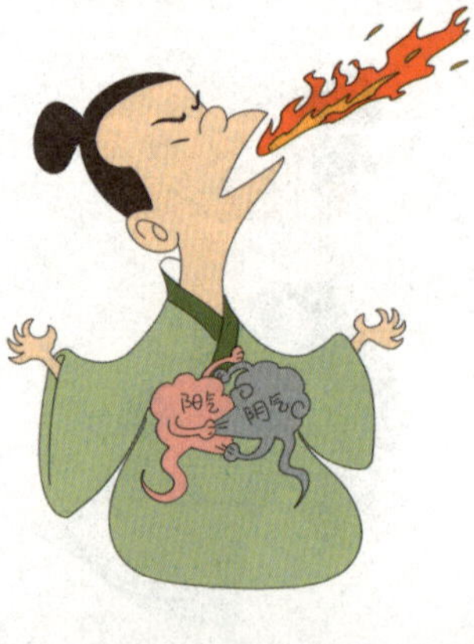

5. 夏季养生原则

【原文】夏三月，此谓蕃秀。天地气交，万物华实。夜卧早起，无厌于日。使志无怒，使华英成秀。

——《素问·四气调神大论》

夏季的三个月（即农历的四、五、六月）是草木繁茂秀美的季节。天地阴阳之气上下交通，各类草木开花结果。

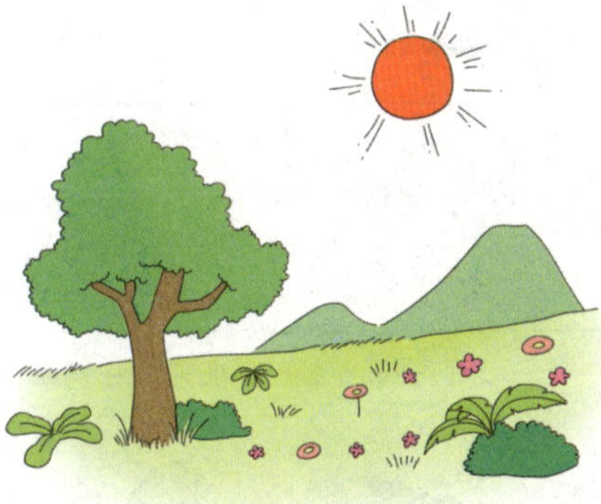

夏季里，人们应该晚一些睡觉，早一些起床，不要厌恶白天太长。保持心情愉快而不要轻易恼怒，易使容颜显得秀美。

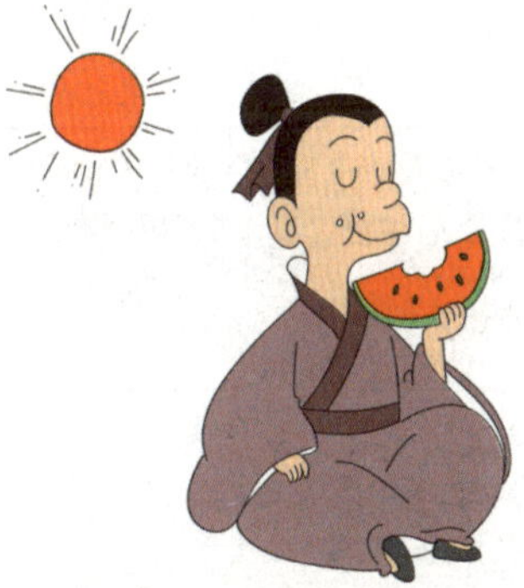

【原文】使气得泄，若所爱在外。此夏气之应，养长之道也。逆之则伤心。

——《素问·四气调神大论》

要使腠理宣通，如同被所爱之物吸引一样，使阳气疏泄于外。

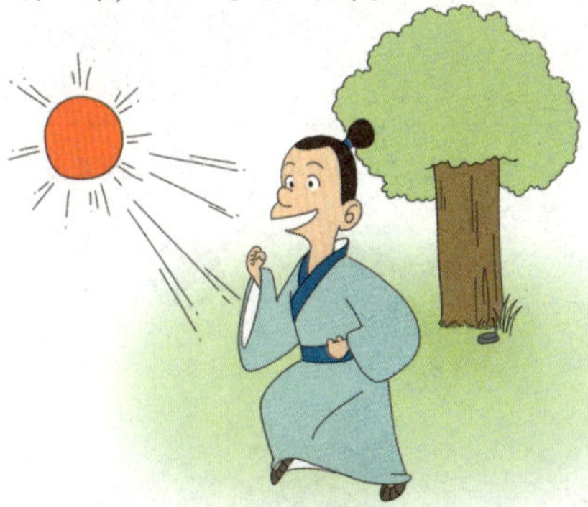

这就与“夏长”之气相应，是养长的方法。如果违背了夏季的养生之道，就会损伤心气。

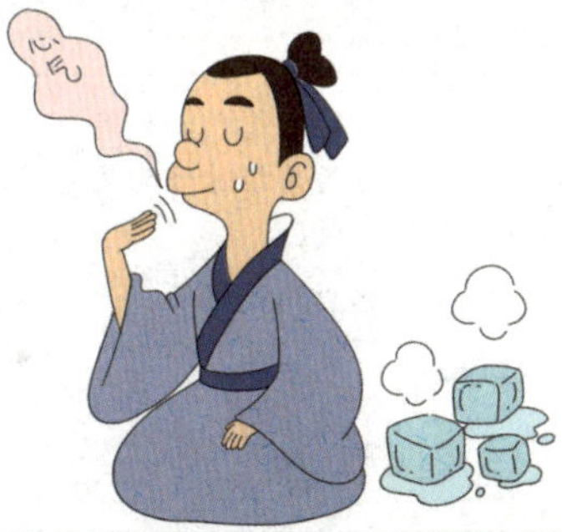

6. 夏季要注重心脾的保养

【原文】逆夏气，则太阳不长，心气内洞。

——《素问·四气调神大论》

若违背了夏长之气，人体内的太阳之气就不能生长，会导致心气内虚。

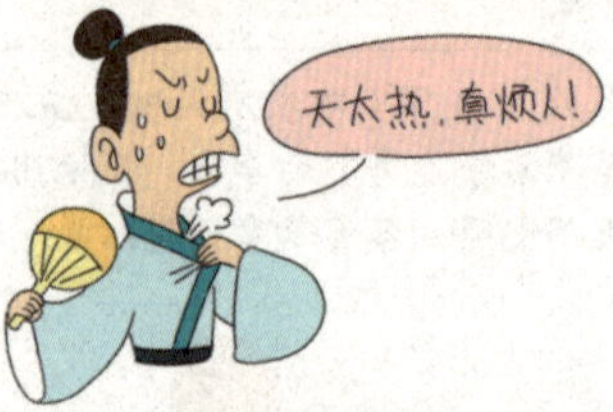

【原文】心主夏，手少阴太阳主治，其日丙丁；心苦缓，急食酸以收之。

——《素问·脏气法时论》

心主夏火之气，夏季就以手少阴经和手太阳经这两条经脉作为主治时间，心与小肠的旺日为丙丁。

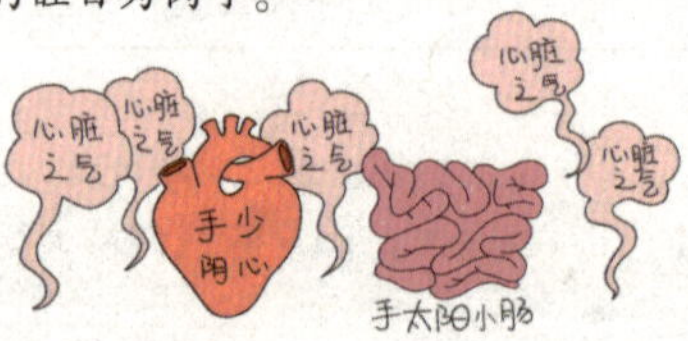

心若弛缓，应立即服用酸味药加以收敛。

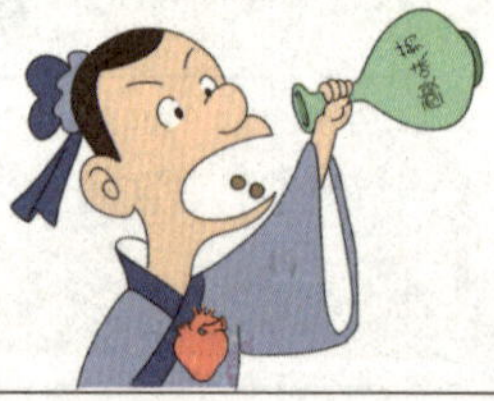

【原文】脾主长夏，足太阴阳明主治，其日戊己；脾苦湿，急食苦以燥之。

——《素问·脏气法时论》

脾脏主长夏之气，长夏就以足太阴经和足阳明经这两条经脉作为主治时间，脾与胃的旺日为戊己。

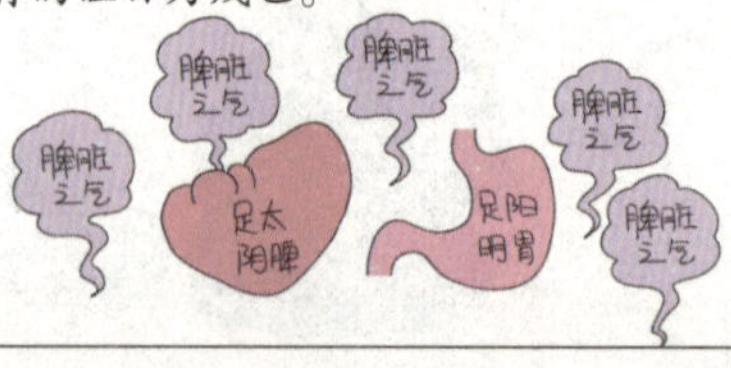

脾苦湿，应立即服用苦味药来燥湿健脾。

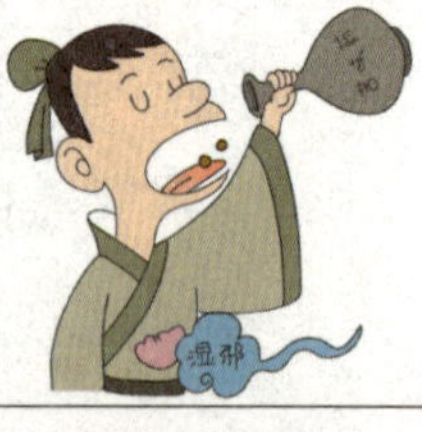

7. 五月易发病症

【原文】五月盛阳之阴也，阳盛而阴气加之，故洒洒振寒也。

——《素问·脉解》

五月是阳气极盛的时候，同时阴气也开始萌生。

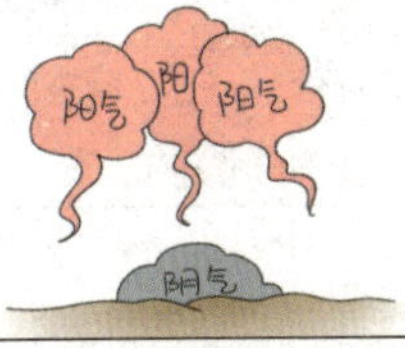

阴气渐渐加在盛阳之上，所以人体会出现恶寒、战栗。

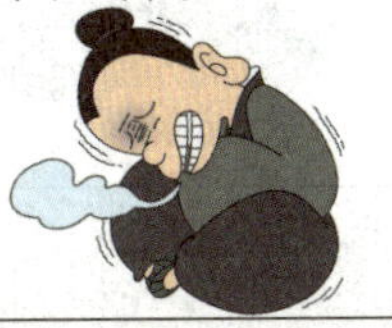

【原文】所谓胫肿而股不收者，是五月盛阳之阴也，阳者衰于五月，而一阴气上，与阳始争，故胫肿而股不收也。

——《素问·疏五过论》

所谓出现胫肿而股不收，是因为五月阳盛极而阴始生。

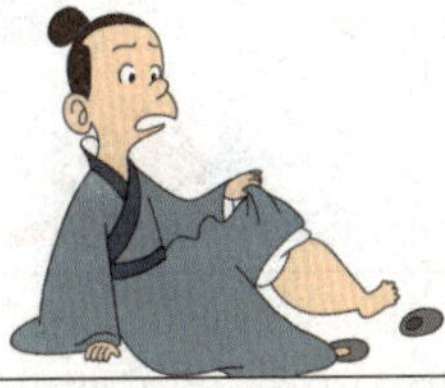

阳气在五月里由盛转衰，逐渐上升的阴气与阳气相争，致使阳明经气不和，便出现小腿肿且大腿弛缓无力。

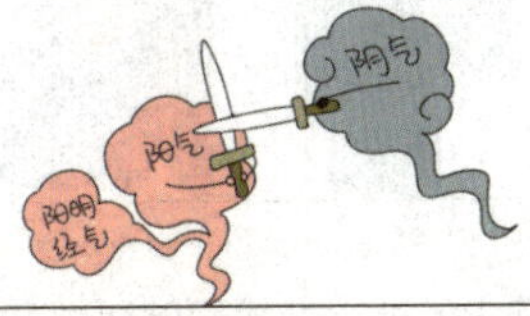

【原文】所谓上喘而为水者，阴气下而复上，上则邪客于脏腑间，故为水也。

——《素问·脉解》

所谓气逆喘息而为水肿。

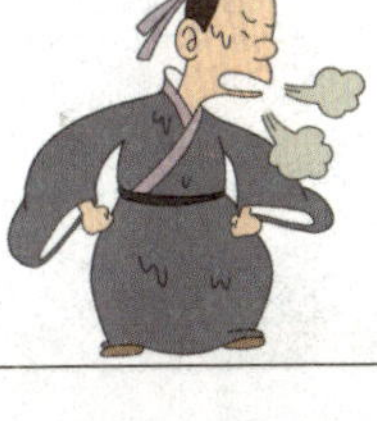

这是由于阴气自下部上升，水邪也随之上升，停聚在脏腑之间，所以形成水肿。

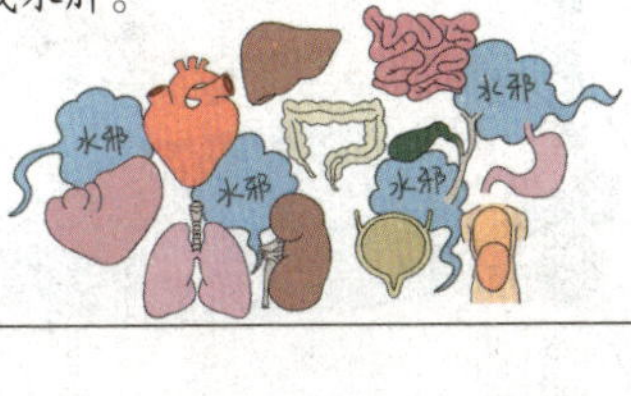

【原文】所谓胸痛少气者，水气在脏腑也，水者阴气也，阴气在中，故胸痛少气也。

——《素问·脉解》

所谓出现的胸部疼痛、呼吸气短症状。

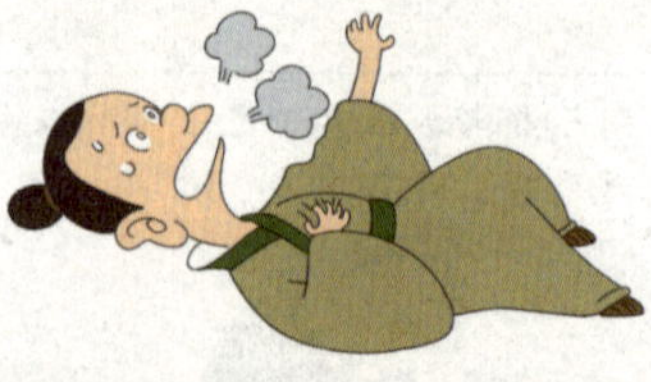

这是由于水气停聚在脏腑之间，水属阴气，阴气在内，故而产生胸痛少气。

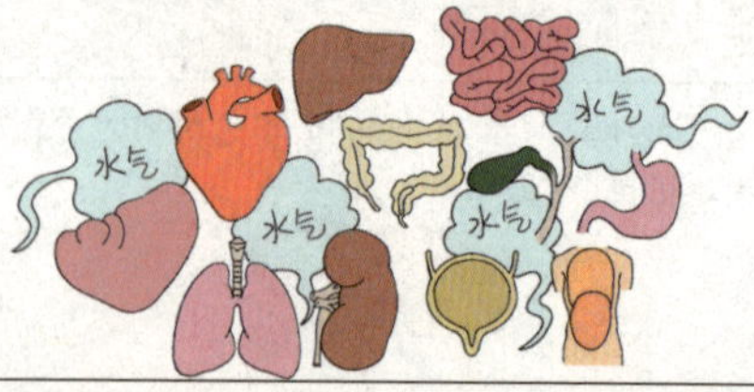

【原文】所谓甚则厥，恶人与火，闻木音则惕然而惊者，阳气与阴气相薄，水火相恶，故惕然而惊也。

——《素问·脉解》

所谓病情严重而出现厥逆，厌恶见人，怕见火光，听到敲击木头的声音就惊惕不安。

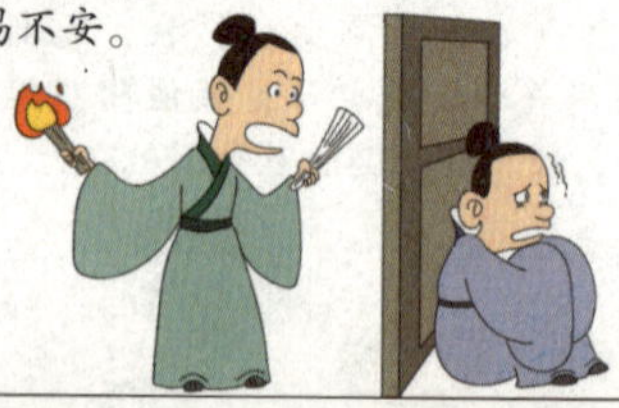

这是由于阳气与阴气相搏，水火不相协调，所以惊惕不安。

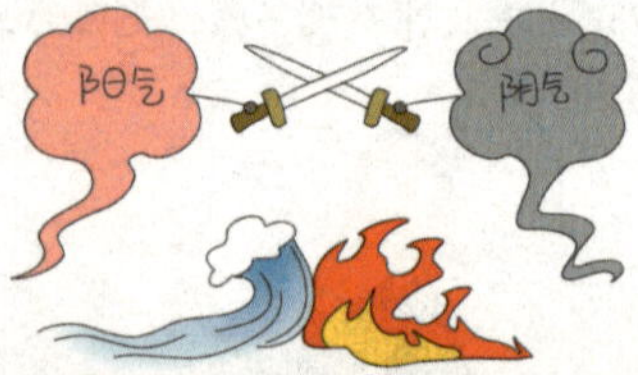

【原文】所谓欲独闭户牖而处者，阴阳相薄也，阳尽而阴盛，故欲独闭户牖而居。

——《素问·脉解》

所谓喜欢关闭门窗而独自待在屋子里。

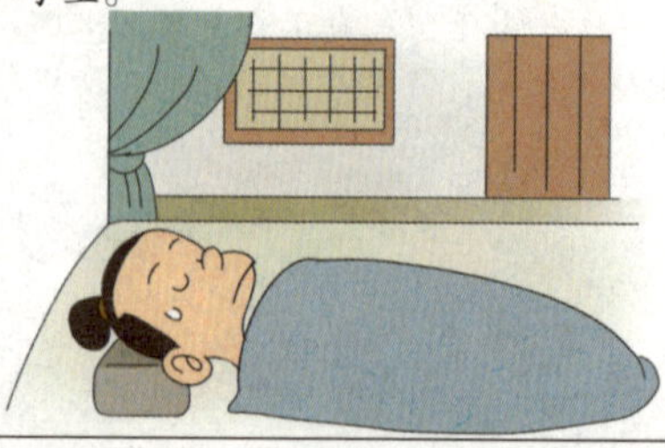

这是由于阴气与阳气相搏靠近，结果阳气衰而阴气盛，阴主静，所以喜欢关闭门窗而独居。

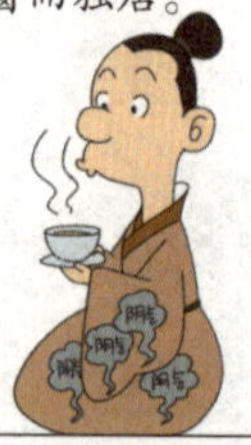

【原文】所谓病至则欲乘高而歌，弃衣而走者，阴阳复争，而外并于阳，故使之弃衣而走也。

——《素问·脉解》

所谓阳明病严重到极端，就会喜欢登高唱歌，脱去衣服，到处乱跑。

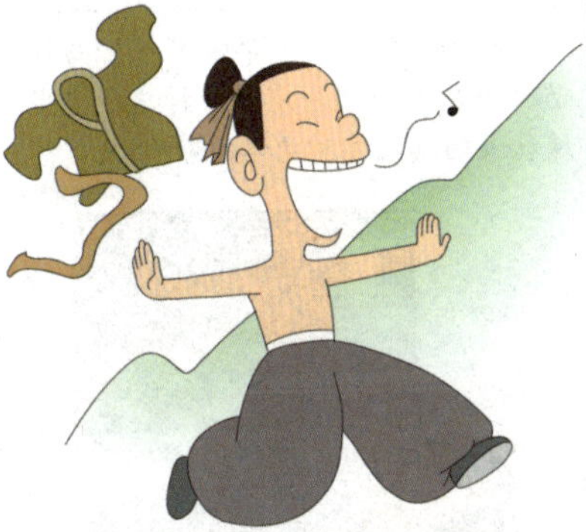

这是因为阴阳二气反复相争，向外并于阳经，使阳气盛，病人弃衣而走。

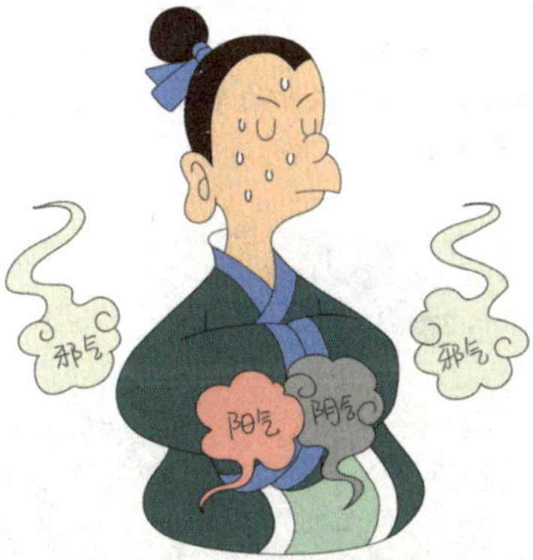

【原文】所谓客孙脉则头痛鼻鼽腹肿者，阳明并于上，上者则其孙络太阴也，故头痛鼻鼽腹肿也。

——《素问·脉解》

所谓客孙脉会出现头痛、鼻塞、流涕及腹部胀肿。

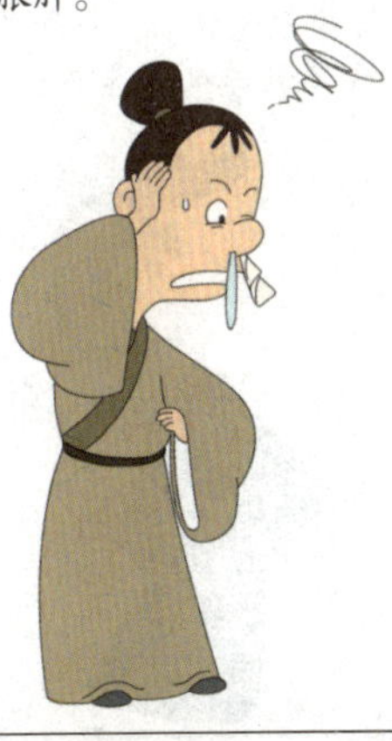

这是由于阳明经的邪气上逆，如果逆入本经的细小络脉及太阴之脉，就会出现头痛、鼻塞、流涕及腹部肿胀。

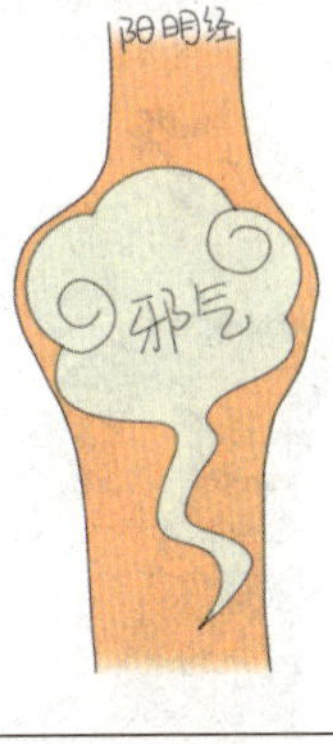

8. 秋季养生原则

【原文】秋三月，此谓容平。天气以急，地气以明。早卧早起，与鸡俱兴。使志安宁，以缓秋刑。

——《素问·四气调神大论》

秋季的三个月（即农历的七、八、九月）是草木成熟的季节。天气劲急，地气清明。

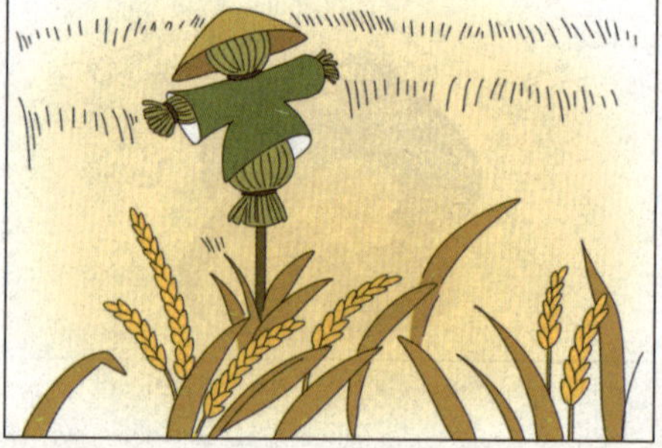

人们在秋季应该早睡早起，与鸡的活动时间相仿为宜。以保持神志的安定，舒缓秋天劲急之气对身体的影响。

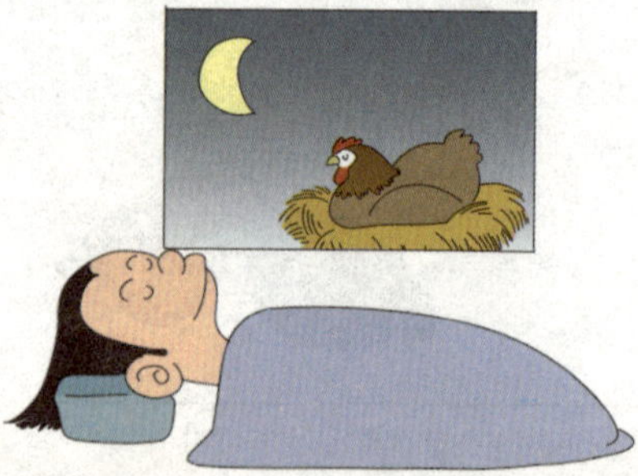

【原文】收敛神气，使秋气平。无外其志，使肺气清。此秋气之应，养收之道也。逆之则伤肺。

——《素问·四气调神大论》

精神内宁，不急不躁，使秋季肃杀之气得以平和。不使意志外驰，以保持肺气的清和均匀。

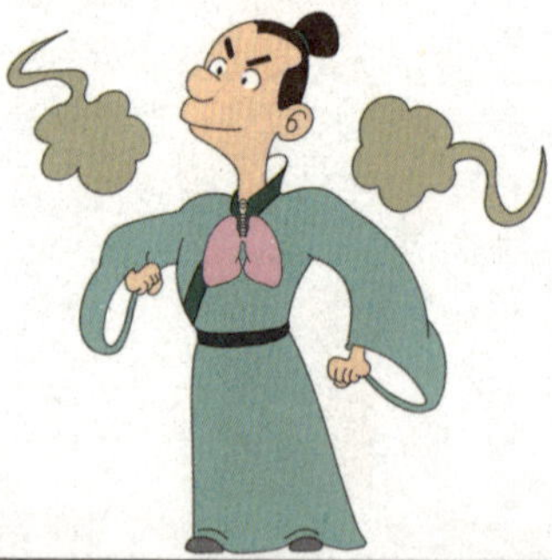

这与秋之气相应，是养收的办法。如果违背了秋季的养生之道，就会损伤肺气。

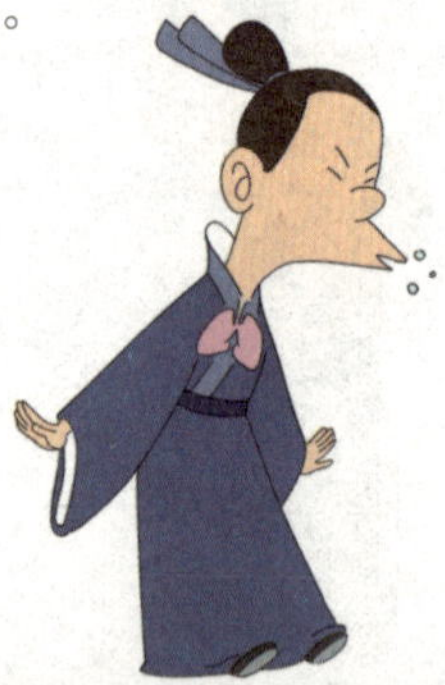

9. 秋季要注重肺脏的保养

【原文】逆秋气，则少阴不收，肺气焦满。

——《素问·四气调神大论》

违背了秋季之气，那么人体内的少阴之气就不能收敛，会导致肺气热叶焦而胀满。

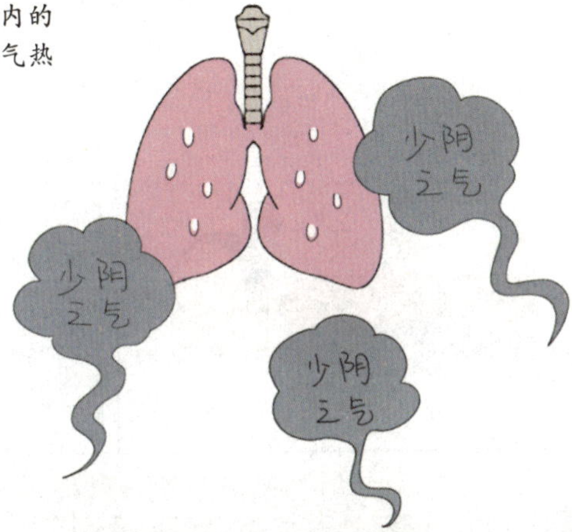

【原文】肺主秋，手太阴阳明主治，其日庚辛；肺苦气上逆，急食苦以泄之。

——《素问·脏气法时论》

肺脏主秋金之气，秋季以手太阴经和手阳明经这两条经脉作为主治时间，脾脏与大肠旺日为庚辛。

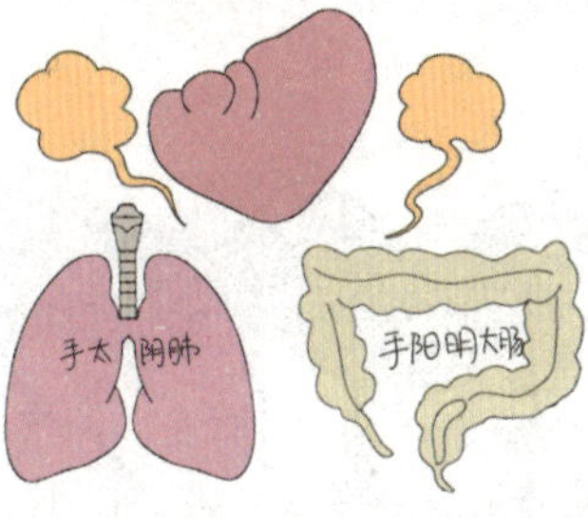

肺脏容易发生肺气上逆，应服用苦泄药宣泄上逆之气。

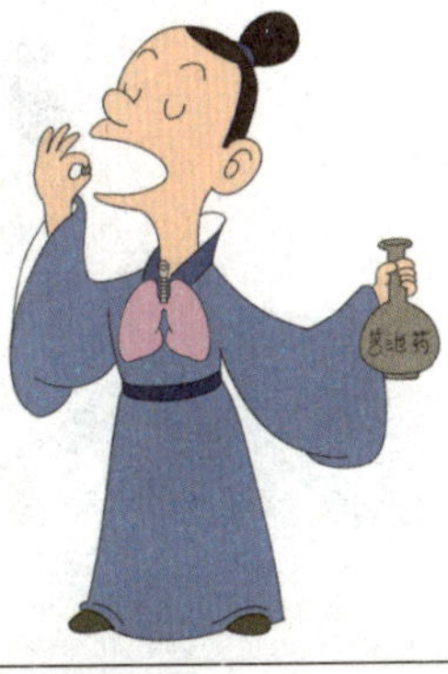

10. 七月易发病症

【原文】七月万物阳气皆伤，故腰痛也。

——《素问·脉解》

七月万物阳气被抑制后开始下降。

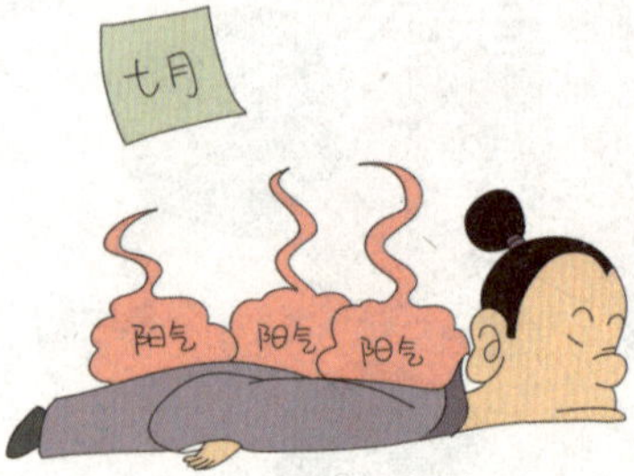

人体的阳气减损，所以易发生腰痛。

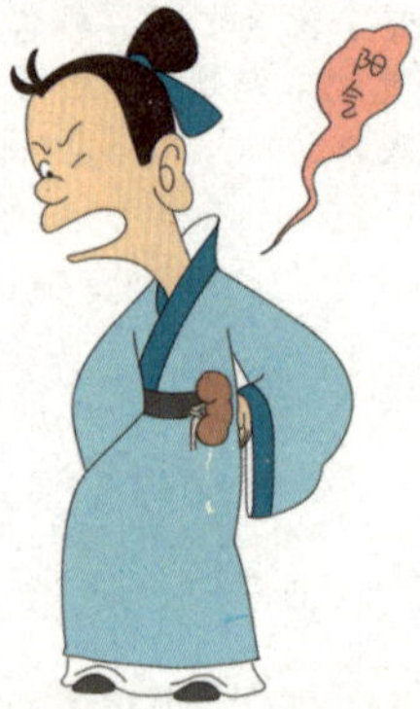

【原文】所谓呕咳上气喘者，阴气在下，阳气在上，诸阳气浮，无所依从，故呕咳上气喘也。

——《素问·脉解》

所谓出现呕吐、上气逆喘的症状。

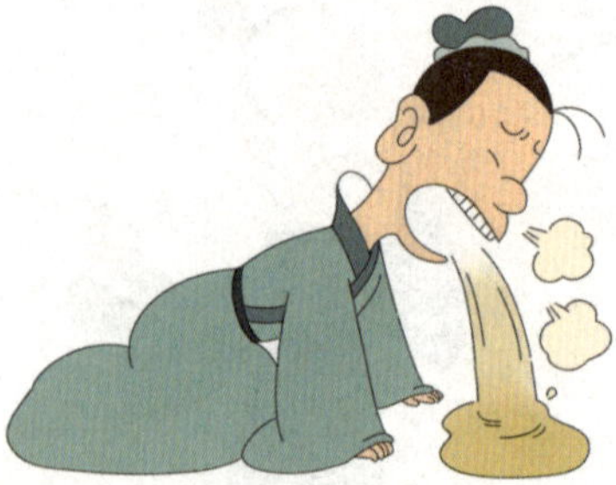

这是因为阴气盛于下，阳气无所依附，浮越在上，所以发生呕吐、咳嗽、气逆喘息。

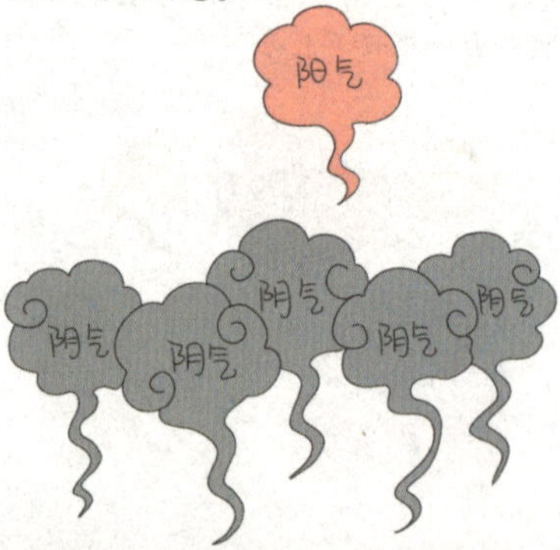

【原文】所谓邑邑不能久立久坐，起则目䀮䀮无所见者，万物阴阳不定未有主也，秋气始至，微霜始下，而方杀万物，阴阳内夺，故目䀮䀮无所见也。

——《素问·脏气法时论》

所谓感到身体不适，不能久立久坐，久坐起身就视物不清，目无所见。

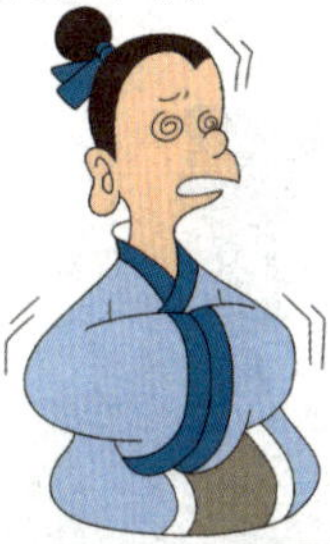

这是因为万物处于阴阳二气交替不定中，尚未稳定。

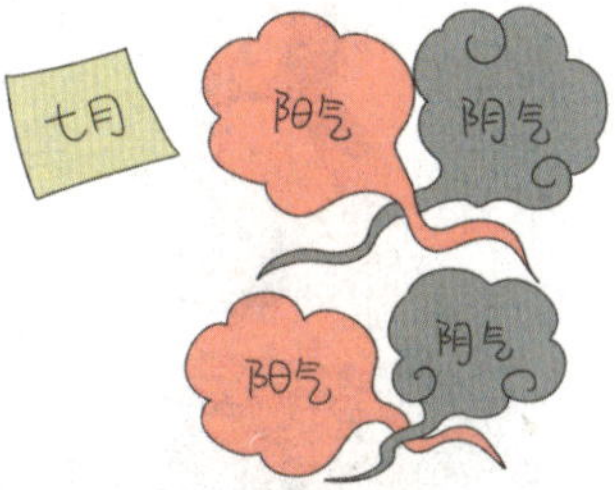

又因秋季肃杀之气已经到来，微霜下降，而克伐万物。

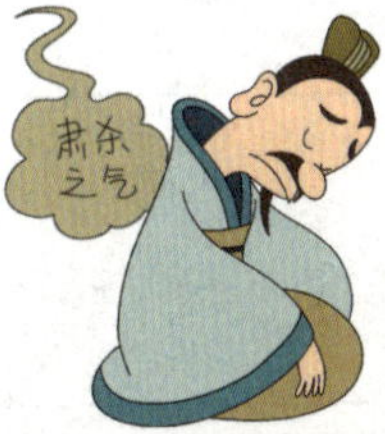

人体阴阳之气被伐而衰减，所以视物不清、目无所见。

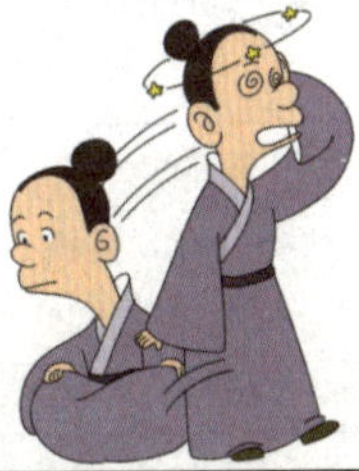

【原文】所谓少气善怒者，阳气不治，阳气不治，则阳气不得出，肝气当治而未得，故善怒，善怒者，名曰煎厥。

——《素问·脉解》

所谓少气而容易发怒，是因为少阳之气不能正常疏泄。

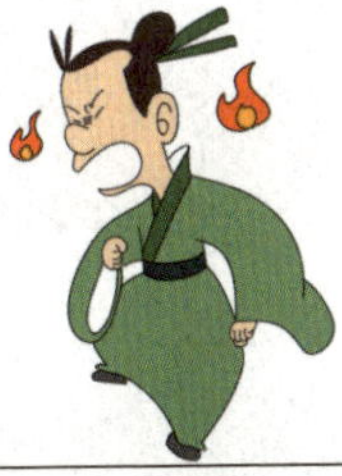

少阳之气郁滞在内，肝气郁结不疏，所以容易发怒，这种“易怒”病症称为“煎厥”。

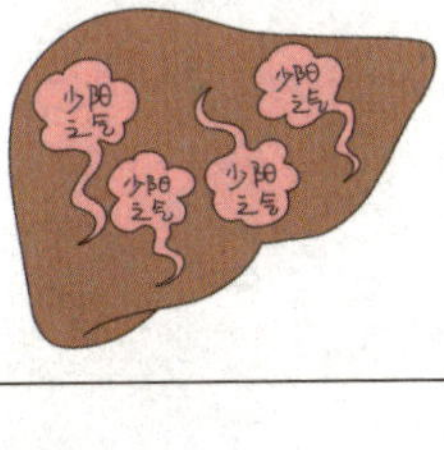

【原文】所谓恐如人将捕之者，秋气万物未有毕去，阴气少，阳气入，阴阳相薄，故恐也。

——《素问·脉解》

所谓内心恐惧不安，如同担心被人抓捕一样。

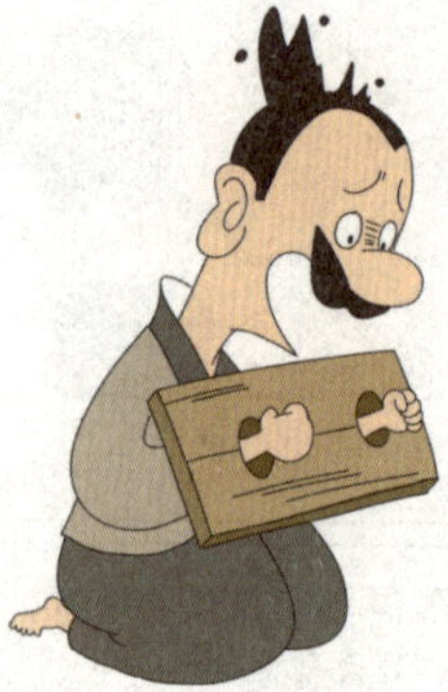

这是因为秋天万物还没有完全，阴气初生，阳气入内，阴阳相搏，所以恐惧不安。

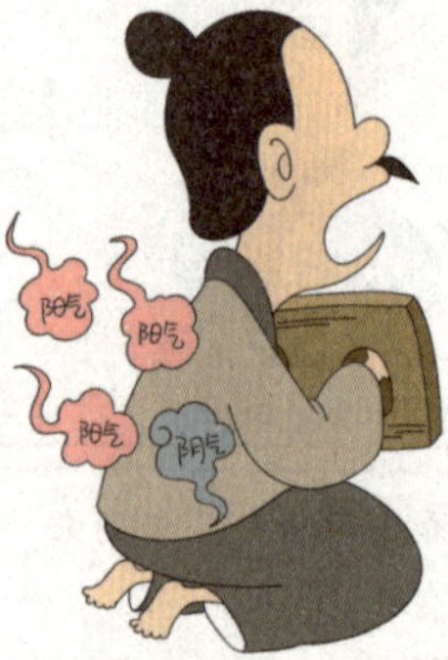

【原文】所谓恶闻食臭者，胃无气，故恶闻食臭也。

——《素问·脉解》

所谓特别厌恶闻到食物气味。

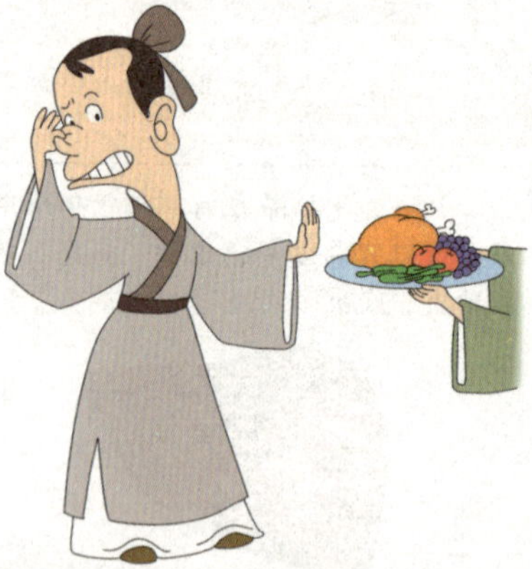

这是因为胃气不足，所以厌闻食物的气味。

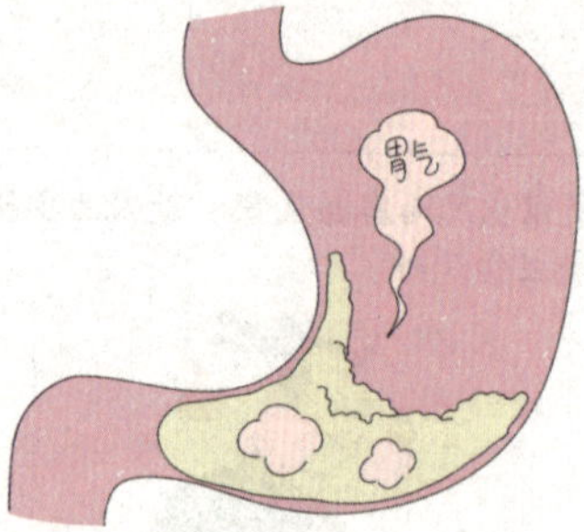

【原文】所谓面黑如地色者，秋气内夺，故变于色也。

——《素问·脉解》

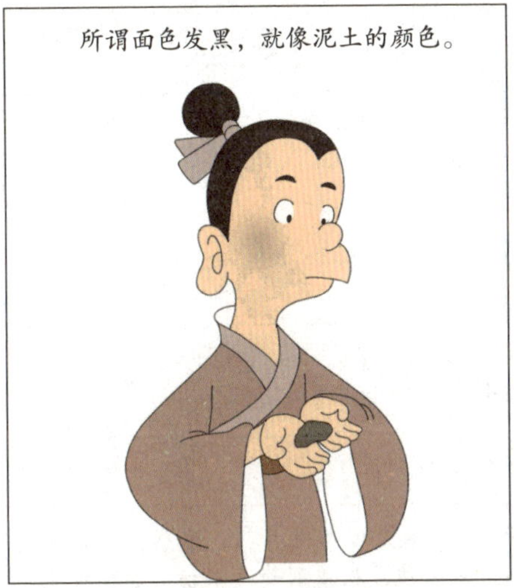
所谓面色发黑，就像泥土的颜色。

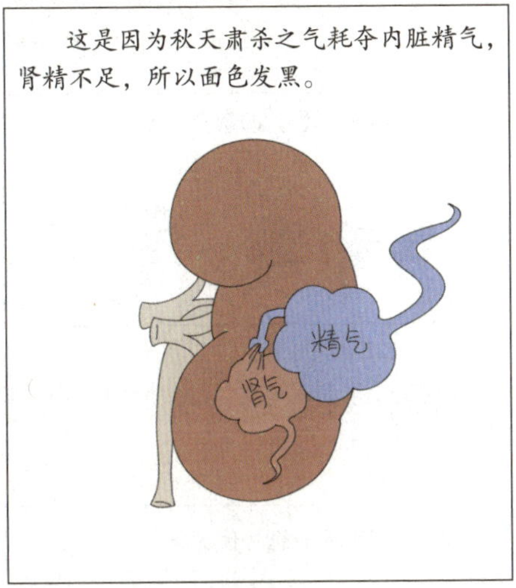

【原文】所谓咳则有血者，阳脉伤也，阳气未盛于上而脉满，满则咳，故血见于鼻也。

——《素问·脉解》

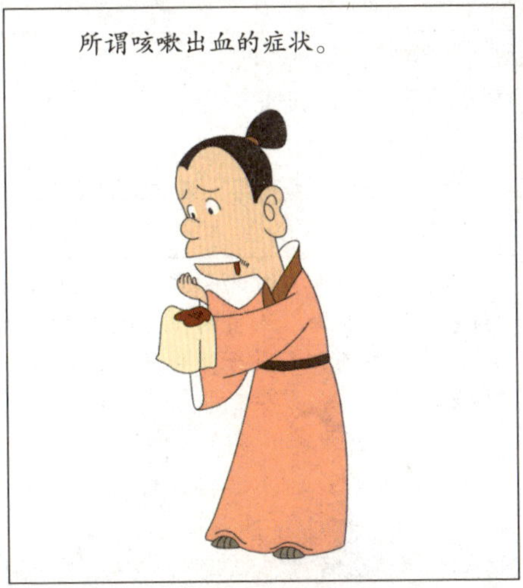
所谓咳嗽出血的症状。

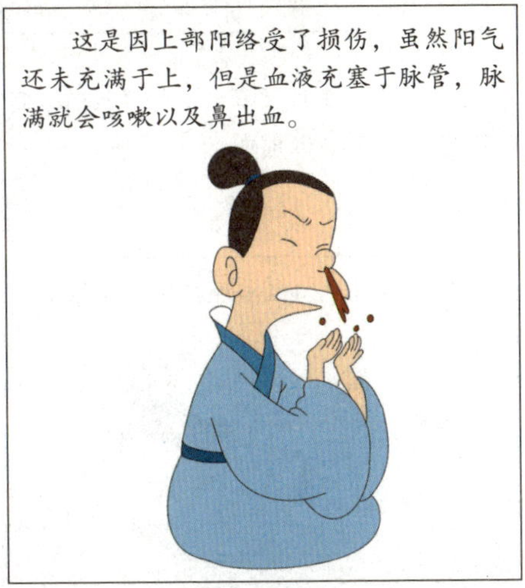
这是因上部阳络受了损伤，虽然阳气还未充满于上，但是血液充塞于脉管，脉满就会咳嗽以及鼻出血。

11. 九月易发病症

【原文】九月阳气尽而阴气盛，故心胁痛也。

——《素问·脉解》

九月阳气将尽，而阴气始盛。

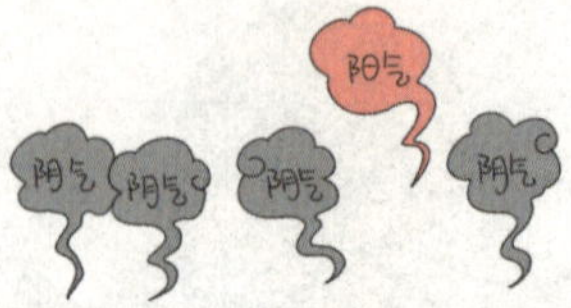

邪气循经而病，所以心和胁肋部出现疼痛的症状。

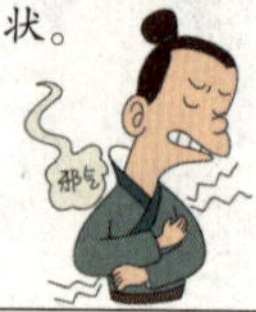

【原文】所谓不可反侧者，阴气藏物也，物藏则不动，故不可反侧也。

——《素问·脉解》

所谓睡卧时不能转侧身体。

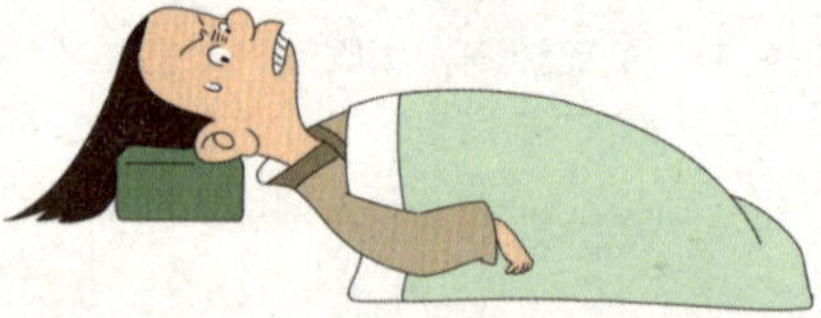

这是因为九月阴气渐盛，万物开始收藏，收藏则静而不动，少阳经气应之，所以不能转侧。

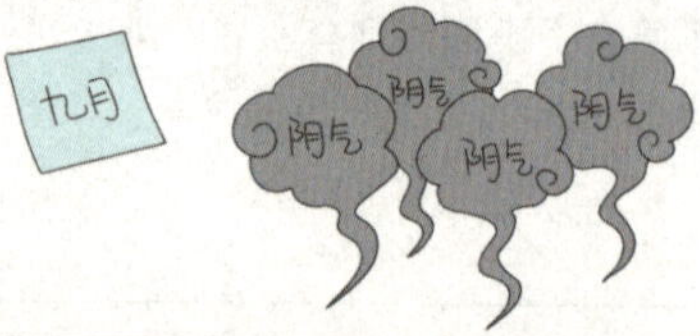

【原文】所谓甚则跃者，九月万物尽衰，草木毕落而堕，则气去阳而之阴，气盛而阳之下长，故谓跃。

——《素问·脏气法时论》

所谓手少阳经出现病变，容易发生跌倒。

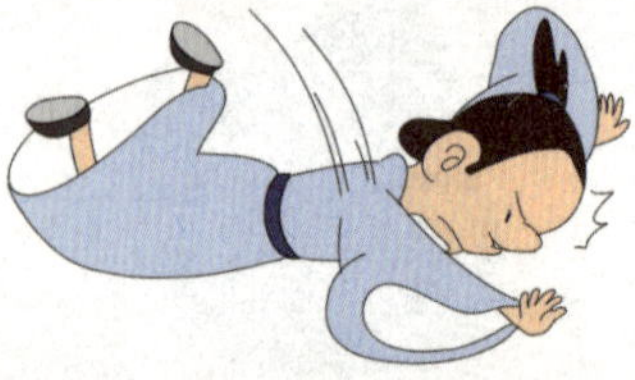

这是因为九月万物都在衰败，草木凋零，树叶坠地，人身的阳气也由表入里，阴气盛而阳气趋于下部活动，所以容易跌倒。

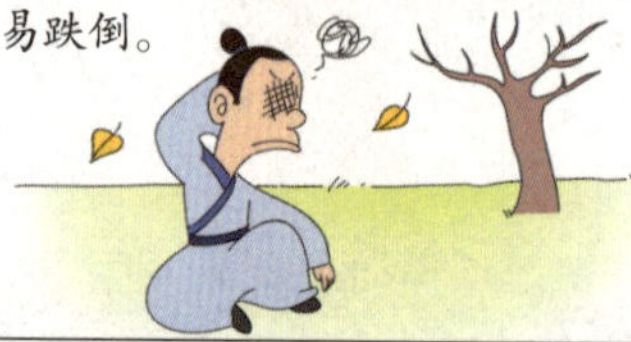

12. 冬季养生原则

【原文】冬三月，此谓闭藏。水冰地坼，无扰乎阳。早卧晚起，必待日光。使志若伏若匿，若有私意。若已有得，去寒就温。

——《素问·四气调神大论》

冬季的三个月（即农历的十、十一、腊月）是万物生机潜伏闭藏的季节。冬天河水结冰，大地冻裂，此时节不能扰动阳气。

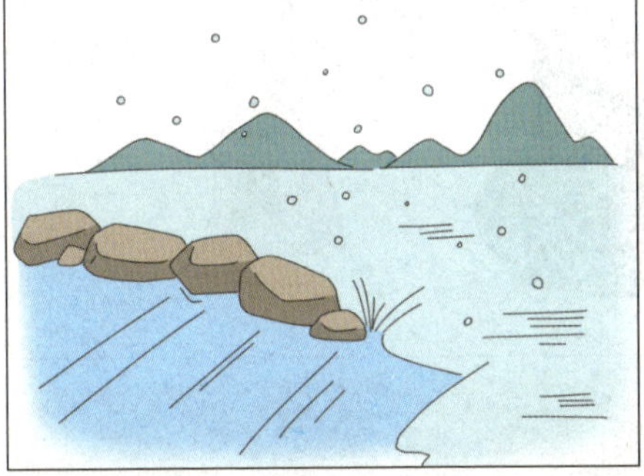

冬季要早睡晚起，一定等到太阳升起再起床。使意志如私心收藏，好像心里很充实。若已经得到满足，还要避开寒凉，保持温暖。

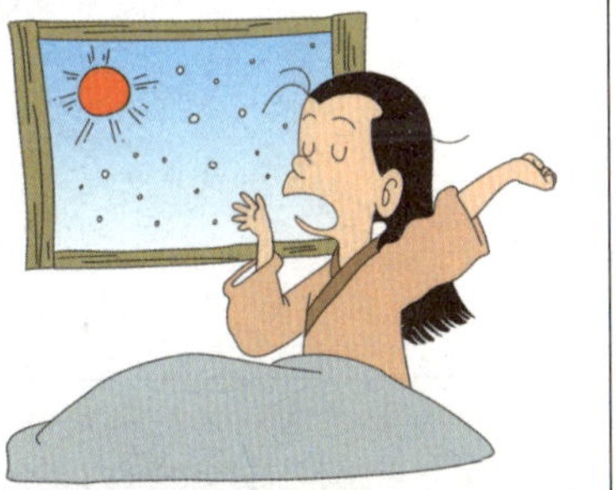

【原文】无泄皮肤，使气亟夺。此冬气之应，养藏之道也。逆之则伤肾。

——《素问·四气调神大论》

不要让皮肤开张出汗，以免阳气不断耗伤。

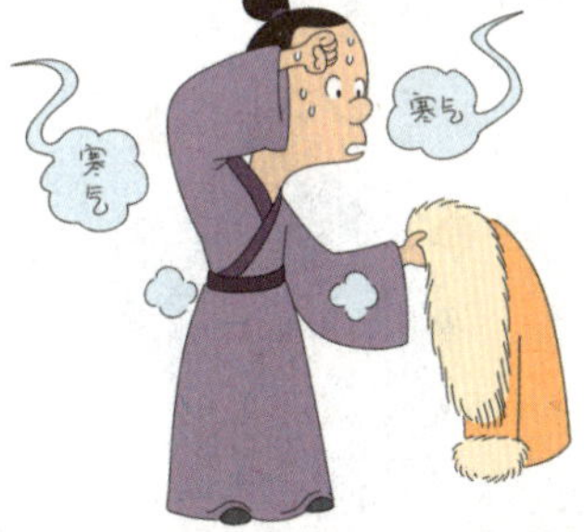

这与“冬藏”之气相应，是保藏的方法。如果违背了这个道理，就要损伤肾气。

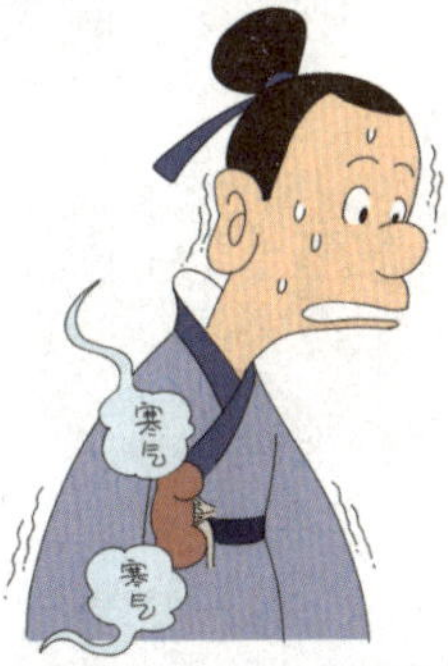

13. 冬季要注重肾脏的保养

【原文】逆冬气，则太阴不藏，肾气独沉。

——《素问·四气调神大论》

违背了冬季之气，人体内的太阴之气就不能潜藏，会导致肾气衰弱。

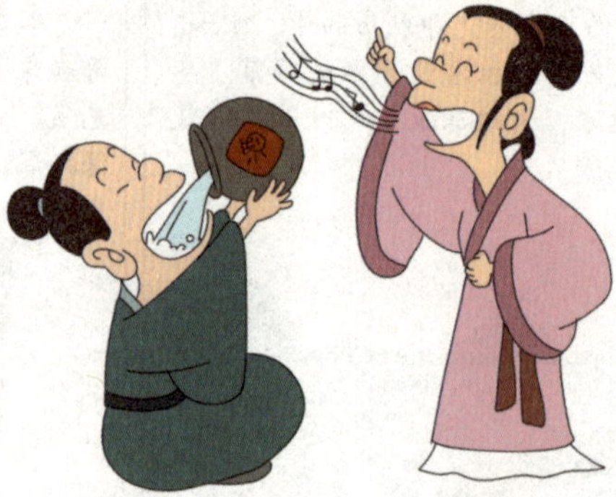

【原文】肾主冬，足少阴太阳主治，其日壬癸；肾苦燥，急食辛以润之。

——《素问·脏气法时论》

肾主冬水之气，冬季就以足少阴经和足太阳经这两条经脉作为主治时间，肾与膀胱的旺日为壬癸。

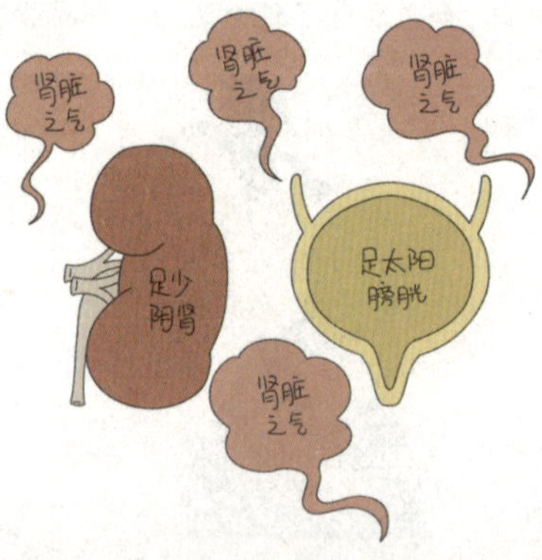

肾脏容易出现干燥的症状，应该服用辛味药使机体润泽。

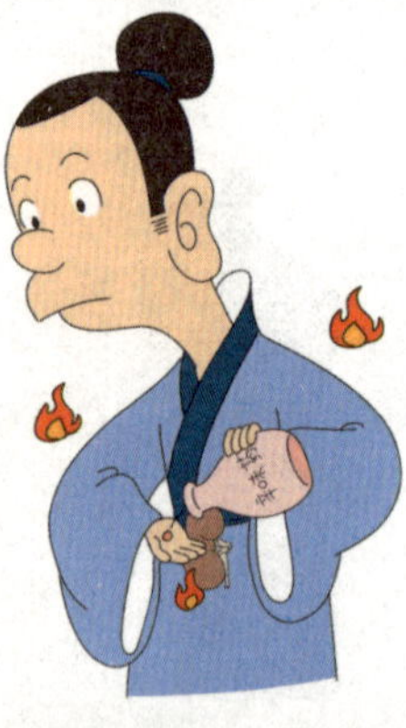

14. 十一月易发病症

【原文】十一月万物气皆藏于中，故曰病胀。

——《素问·脉解》

十一月正是万物收藏、阴气最盛的时候。

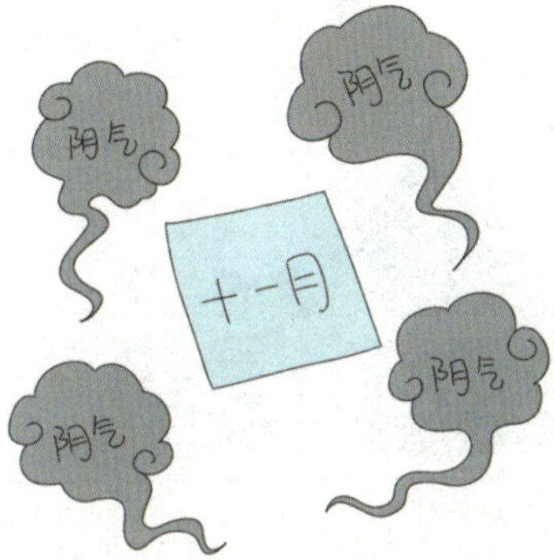

如果阴邪循脾经入腹潜藏，就会发生腹部胀满。

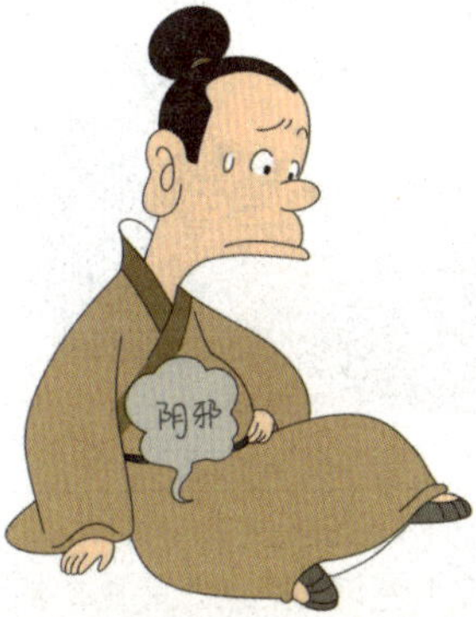

【原文】所谓上走心为噫者，阴盛而上走于阳明，阳明络属心，故曰上走心为噫也。

——《素问·脉解》

所谓阴气上犯心经，就出现嗳气。

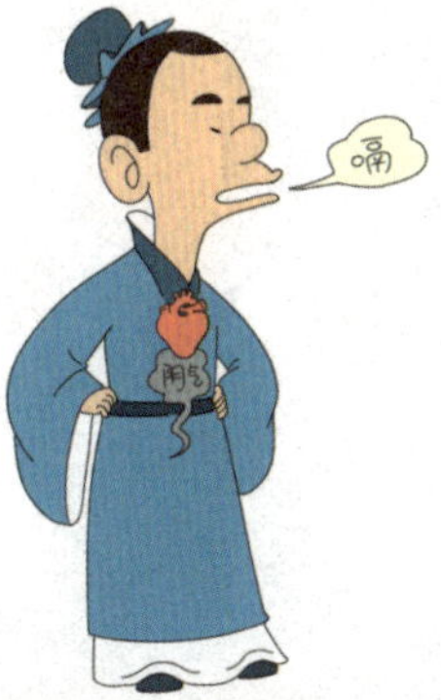

这是因为阴邪盛，阴邪向上侵入足阳明经，足阳明经的经别属于心，所以阴气上犯心经就会产生嗳气。

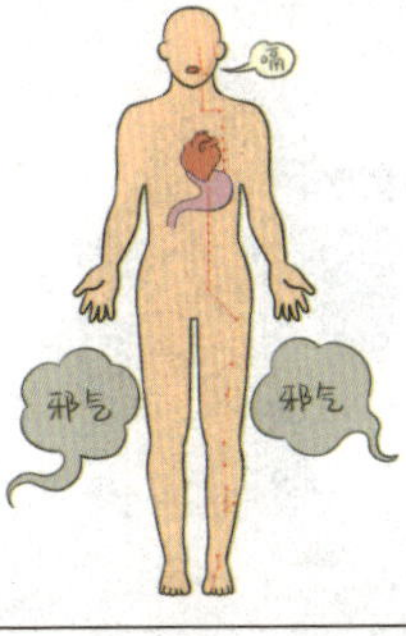

【原文】所谓食则呕者，物盛满而上溢，故呕也。

——《素问 · 脉解》

所谓进食后就会呕吐。

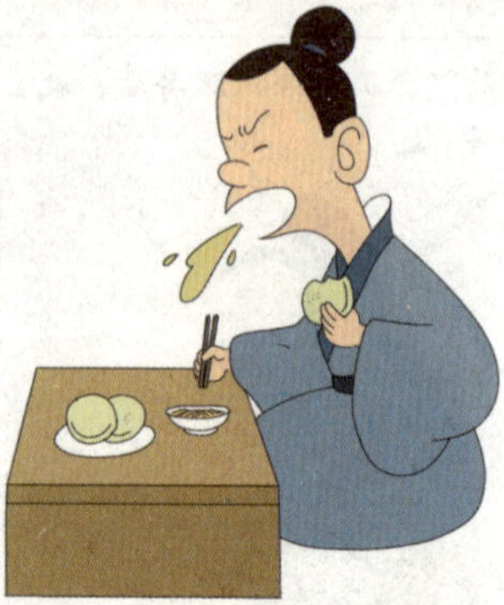

这是因为进食过多，胃中盛满，不能消化而向上泛溢，因而发生呕吐。

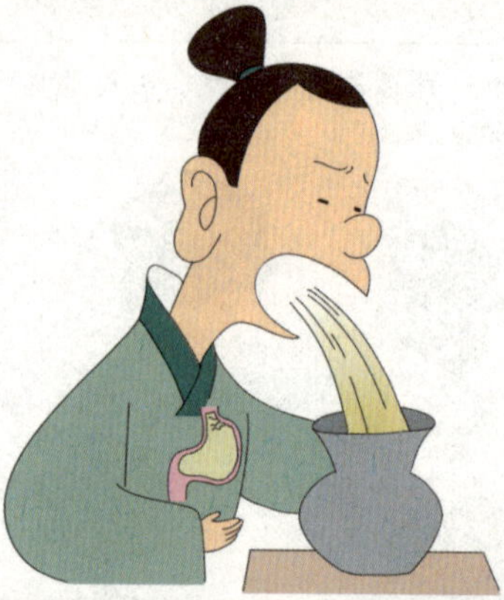

【原文】所谓得后与气，则快然如衰者，十一月阴气下衰，而阳气且出，故曰得后与气则快然如衰也。

——《素问 · 脉解》

所谓排便和排气以后，就觉得腹部畅快，胀满减轻。

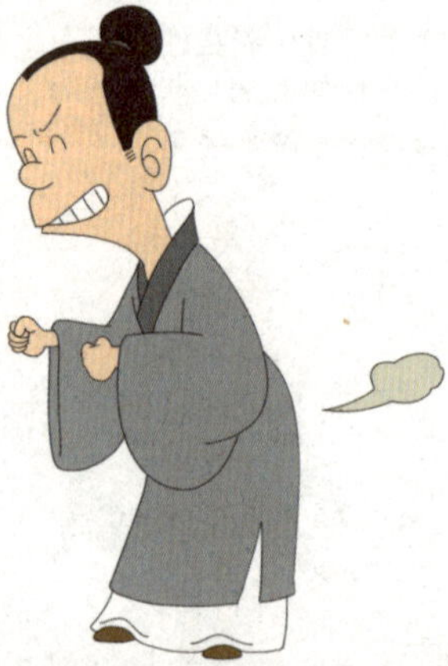

这是因为十一月阴气由盛转衰，阳气将要发动，腹中阴邪随着粪便与矢气得以下行，所以病人“得后与气”，就觉得舒服，好像病情减轻了似的。

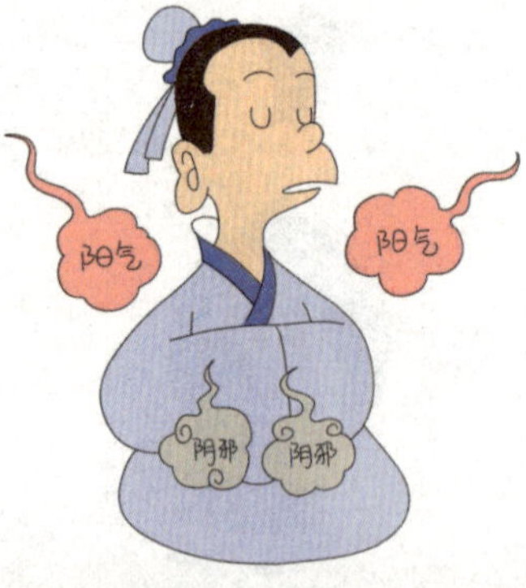

15. 脸部比四肢抗冻的缘故

【原文】黄帝问于岐伯曰：首面与身形也，属骨连筋，同血合于气耳。天寒则裂地凌冰，其卒寒，或手足懈惰，然而其面不衣，何也？

——《灵枢 · 邪气脏腑病形》

人的头面和全身形体，都是由筋骨支撑、气血滋养的。

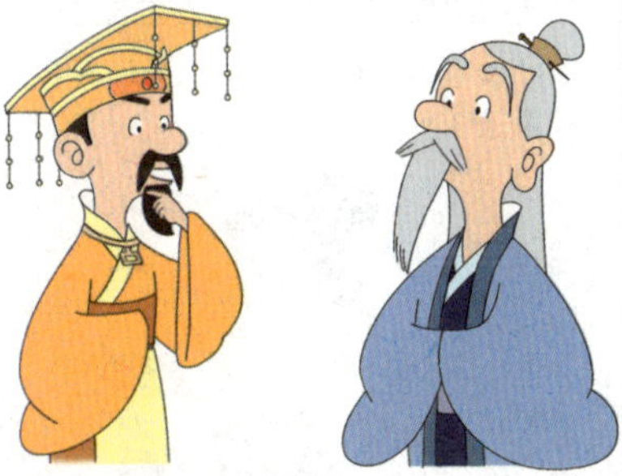

当天气寒冷的时候，大地冻裂，滴水成冰，如果突然感受到寒气，人的手足就瑟缩不伸、麻木不灵，可是面部却不用衣物御寒，这是什么缘故？

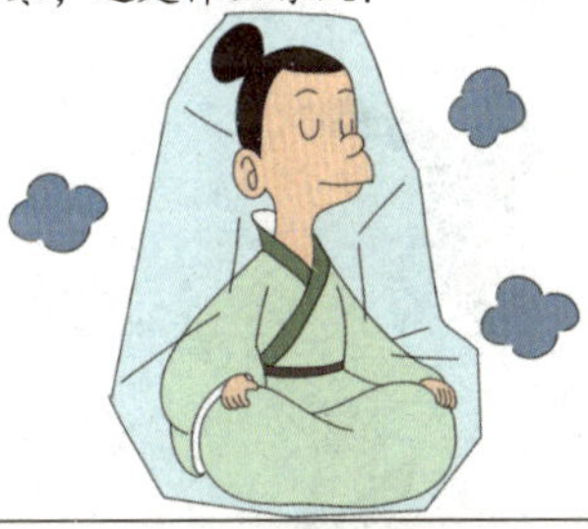

【原文】岐伯答曰：十二经脉，三百六十五络，其血气皆上于面而走空窍，其精阳气上走于目而为睛，其别气走于耳而为听，其宗气上出于鼻而为臭，其浊气出于胃走唇舌而为味。

——《灵枢 · 邪气脏腑病形》

人体有十二经脉和三百六十五络，所有气血都上行达到头面部。

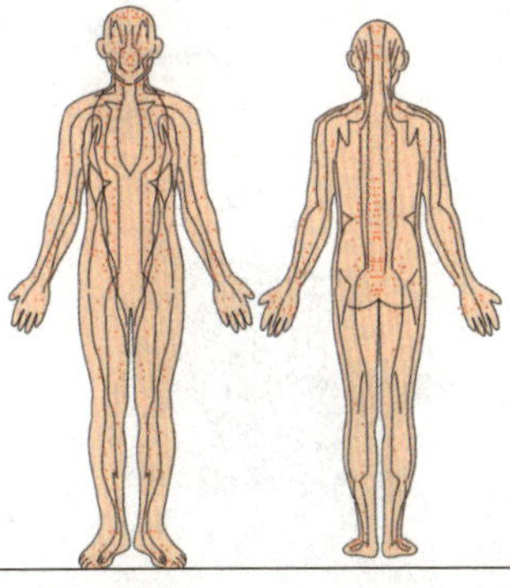

到达头面部的气血又分别流入各个孔窍。

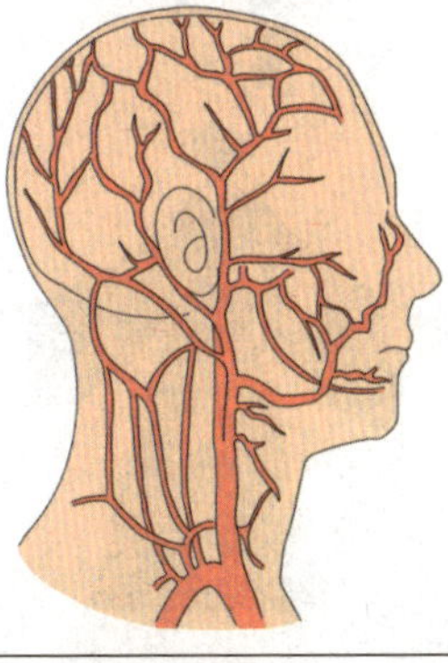

即精阳之气上注于目，使眼睛能看。

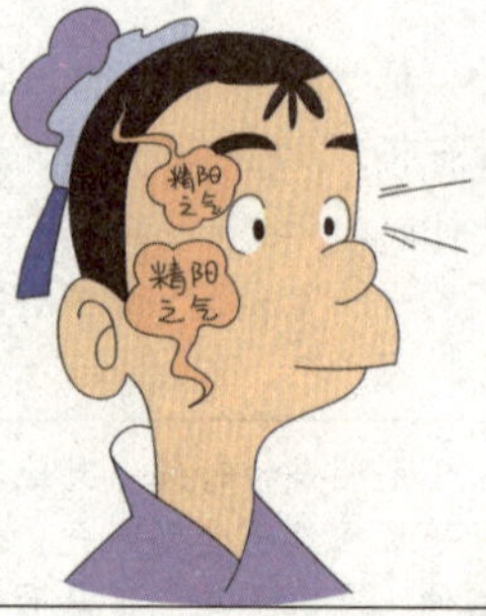

旁行的经气上达于耳，使耳能听。

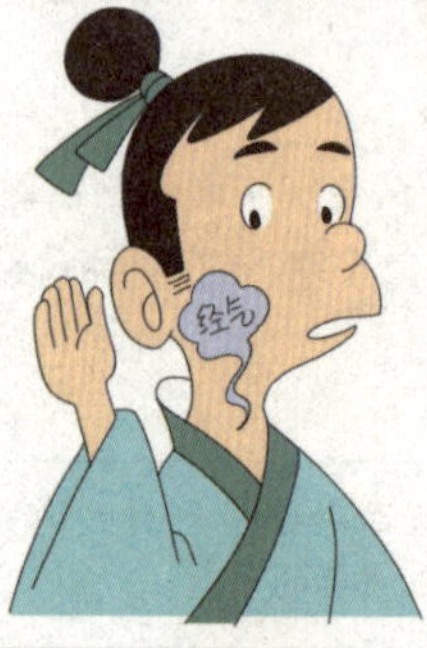

宗气上出于鼻，使鼻能嗅。

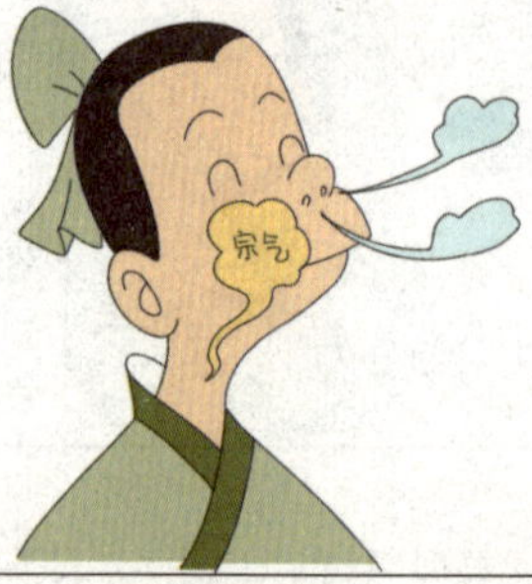

由胃生出来的谷气，上走唇舌，使唇舌有味觉。

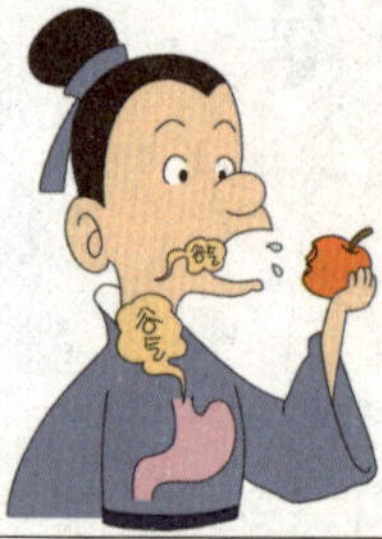

【原文】其气之津液皆上熏于面，而皮又厚，其肉坚，故热甚，寒不能胜之也。

——《灵枢·邪气脏腑病形》

人体各种气所化的津液都上行熏蒸于面部。

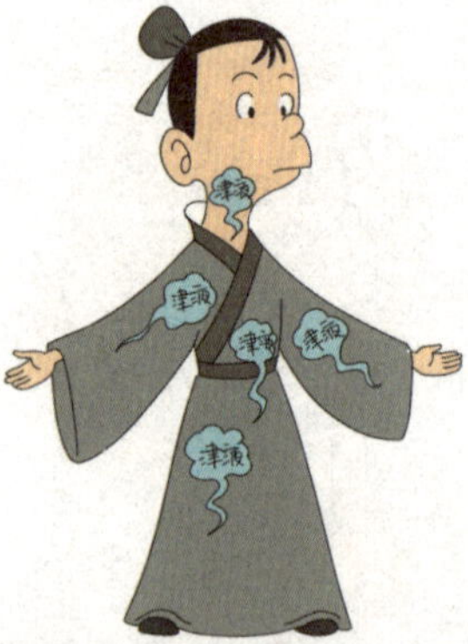

面部的皮肤又厚，肌肉坚实。所以脸部的阳热已极，就是天气极其寒冷也能适应。

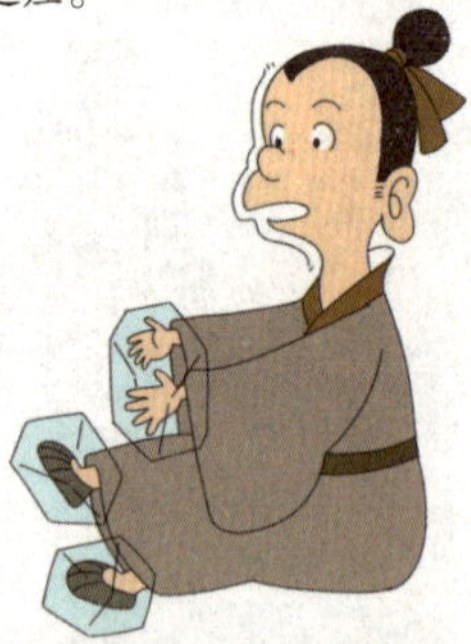

16. 百病与“四时之气”的关系

【原文】黄帝曰：……夫百病者，多以旦慧昼安，夕加夜甚，何也？

岐伯曰：四时之气使然。

——《灵枢·顺气一日分为四时》

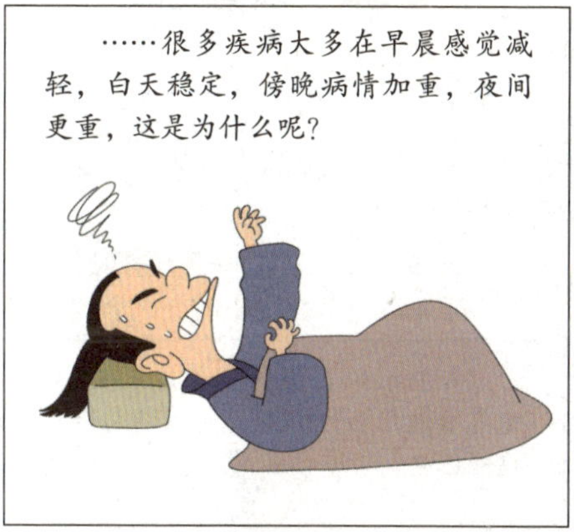

……很多疾病大多在早晨感觉减轻，白天稳定，傍晚病情加重，夜间更重，这是为什么呢？

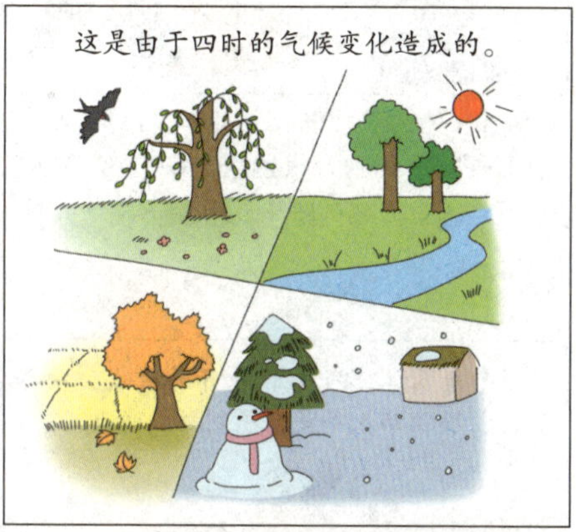

这是由于四时的气候变化造成的。

【原文】黄帝曰：愿闻四时之气。

岐伯曰：春生夏长，秋收冬藏，是气之常也，人亦应之。以一日分为四时，朝则为春，日中为夏，日入为秋，夜半为冬。

——《灵枢·顺气一日分为四时》

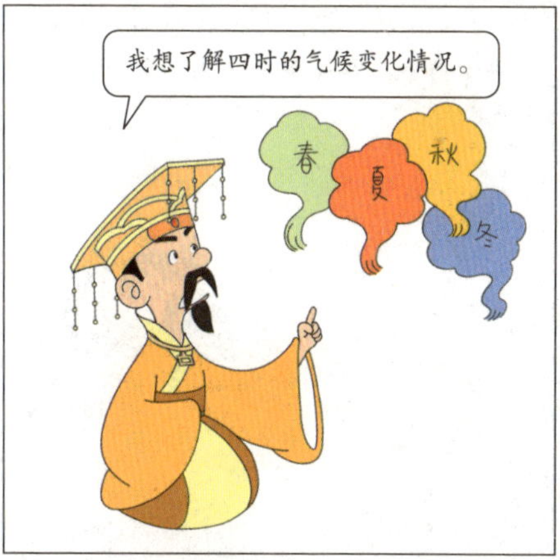

我想了解四时的气候变化情况。
春
夏
秋
冬

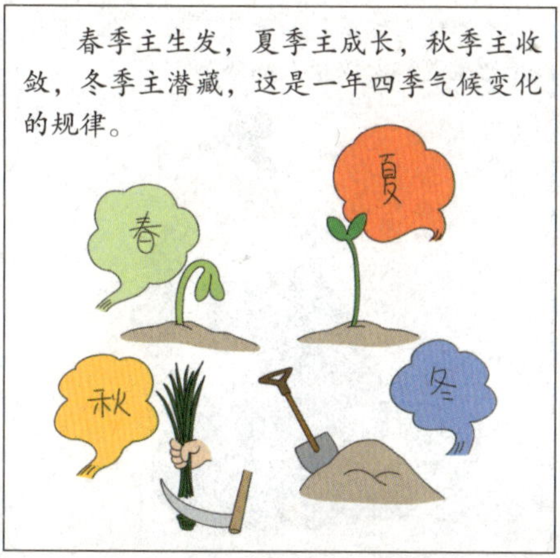

春季主生发，夏季主成长，秋季主收敛，冬季主潜藏，这是一年四季气候变化的规律。
春
夏
秋
冬

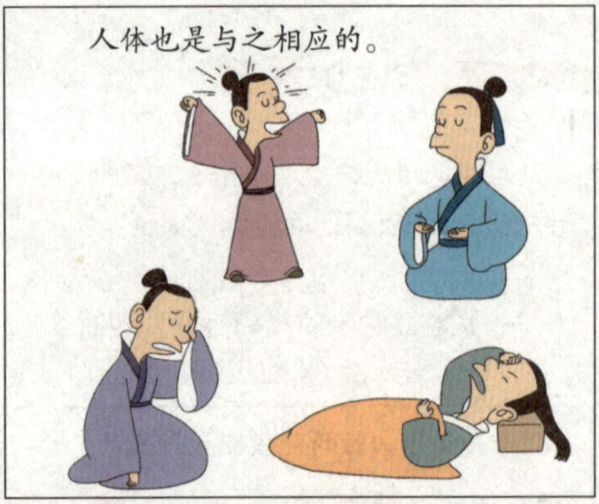
人体也是与之相应的。

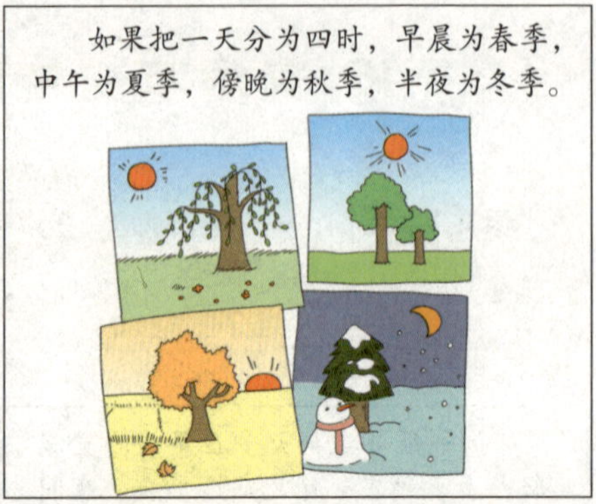
如果把一天分为四时，早晨为春季，中午为夏季，傍晚为秋季，半夜为冬季。

【原文】朝则人气始生，病气衰，故旦慧；日中人气长，长则胜邪，故安；夕则人气始衰，邪气始生，故加；夜半人气入藏，邪气独居于身，故甚也。

——《灵枢·顺气一日分为四时》

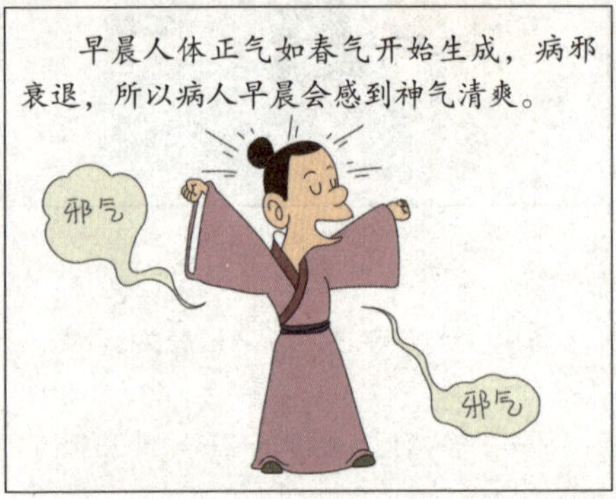
早晨人体正气如春气开始生成，病邪衰退，所以病人早晨会感到神气清爽。
邪气
邪气

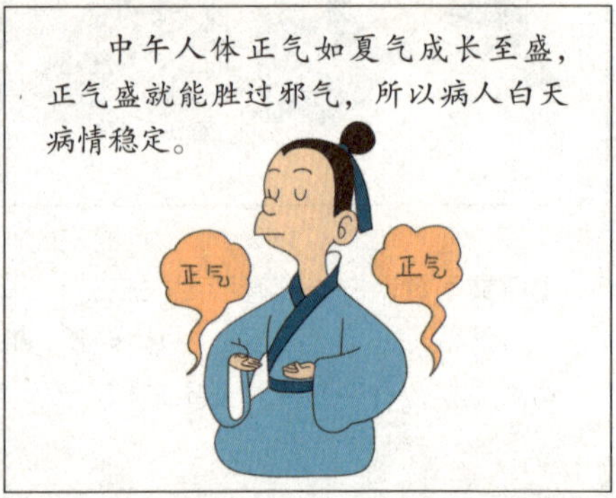
中午人体正气如夏气成长至盛，正气盛就能胜过邪气，所以病人白天病情稳定。
正气
正气

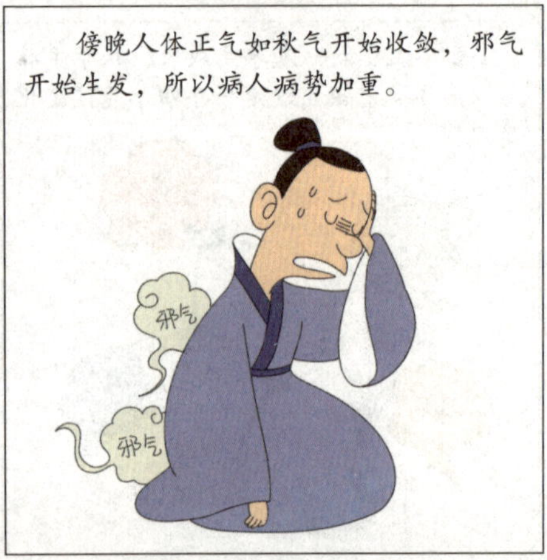
傍晚人体正气如秋气开始收敛，邪气开始生发，所以病人病势加重。
邪气
邪气

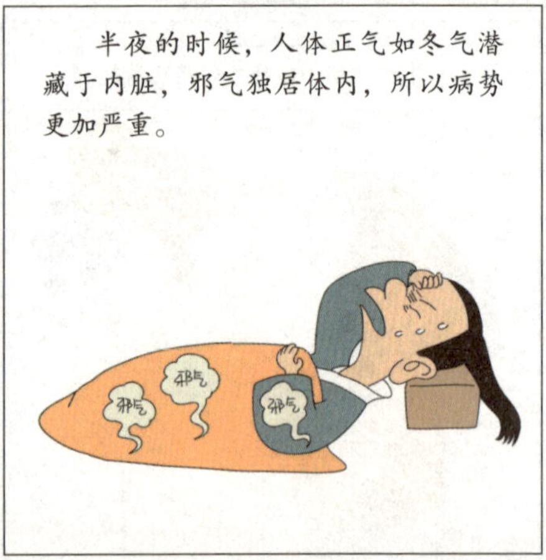

17. 四季常见疾病

【原文】夫四时之气，各不同形。百病之起，皆有所生。

——《灵枢·四时气》

一年四季的气候变化，性质各不相同。

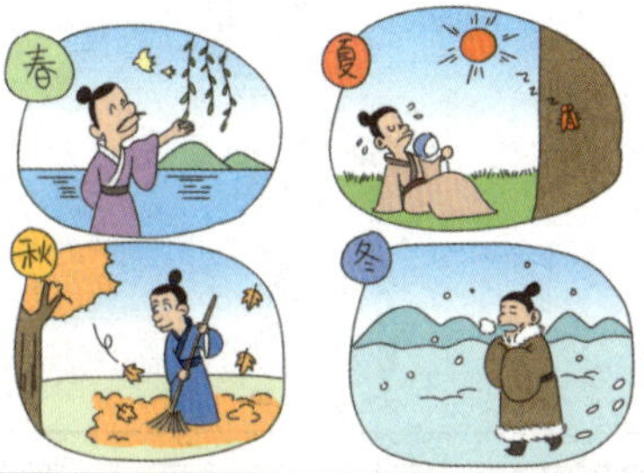

百病的起始，都受气候的影响而发生。

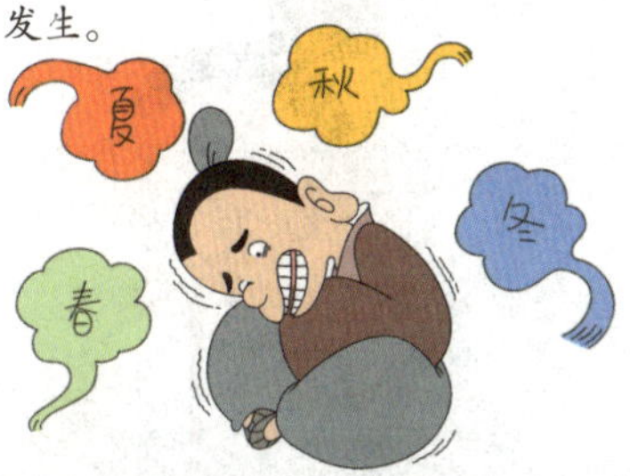

【原文】春气者病在头，夏气者病在脏，秋气者病在肩背，冬气者病在四支。

——《素问·金匮真言论》

春气为病，多在头部。

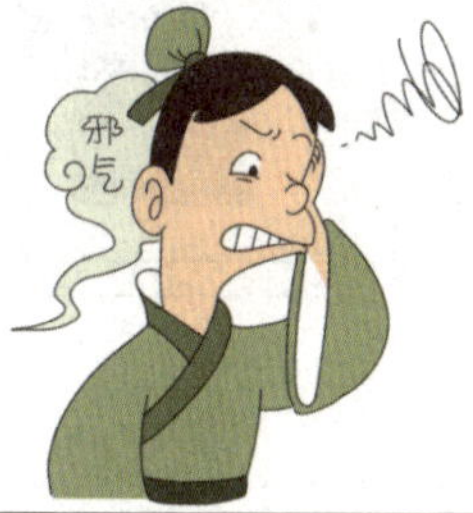

夏气为病，多在心。

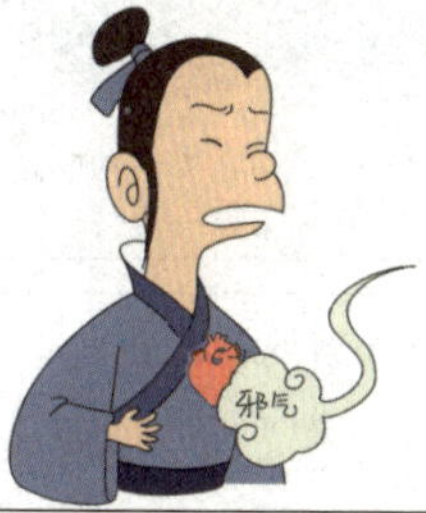

秋气为病，多在肩背。

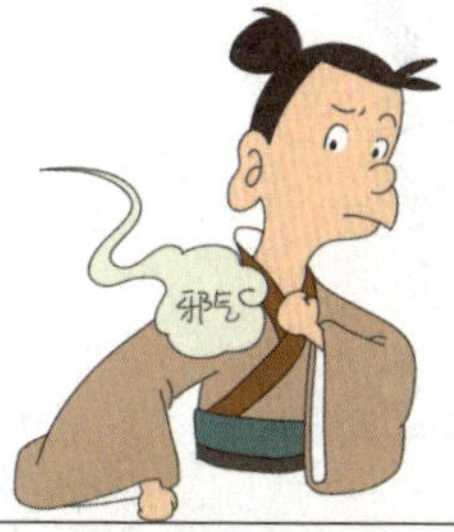

冬气为病，多在四肢。

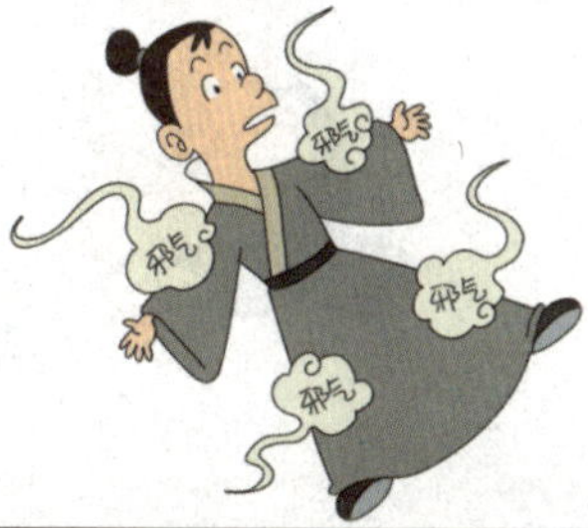

【原文】春善病鼽衄，仲夏善病胸胁，长夏善病洞泄寒中，秋善病风疟，冬善病痹厥。

——《素问·金匮真言论》

春季多生鼻流清涕和鼻出血。

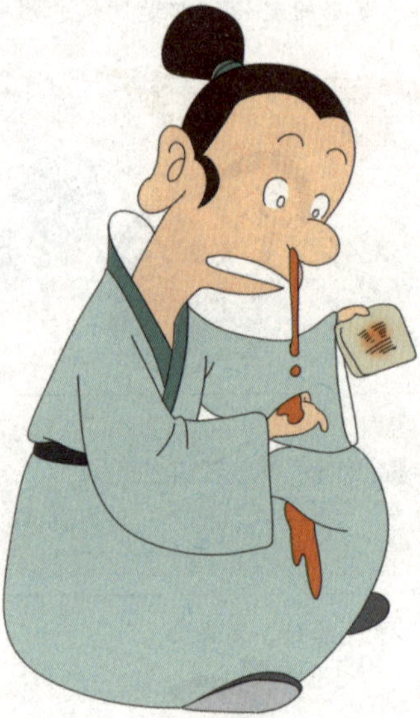

夏季多发生胸胁方面的疾病，长夏多生里寒洞泻病。

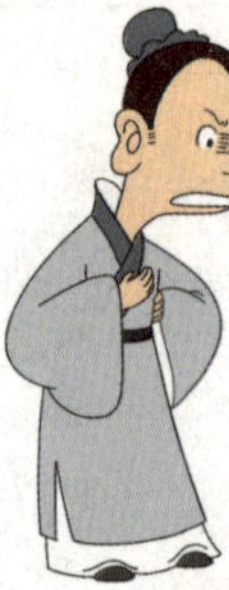

秋季多发生风疟病。

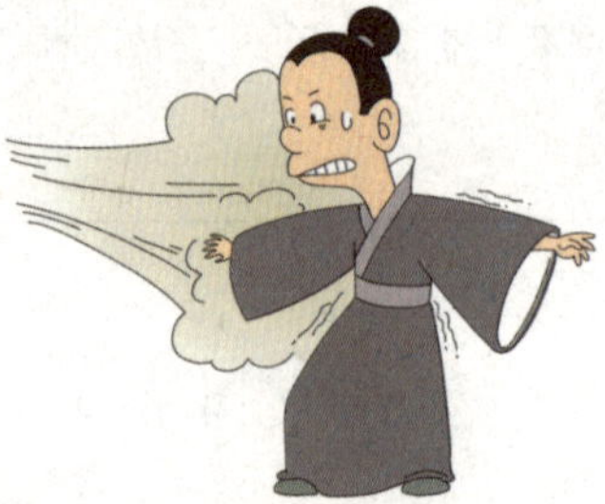

冬季多生痹病和厥病。

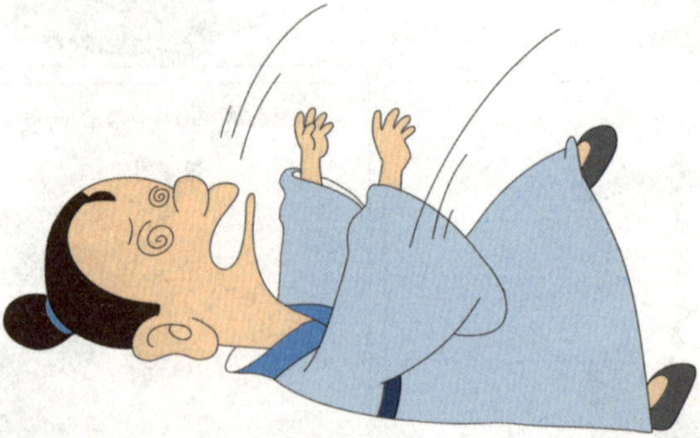

【原文】冬不按跷，春不鼽衄，春不病颈项，仲夏不病胸胁，长夏不病洞泄寒中，秋不病风疟，冬不病痹厥，飧泄而汗出也。

——《素问·金匮真言论》

冬天不做剧烈运动去扰动潜伏的阳气，春季就不会发生鼻流清涕和鼻出血，以及颈项部位的疾病。

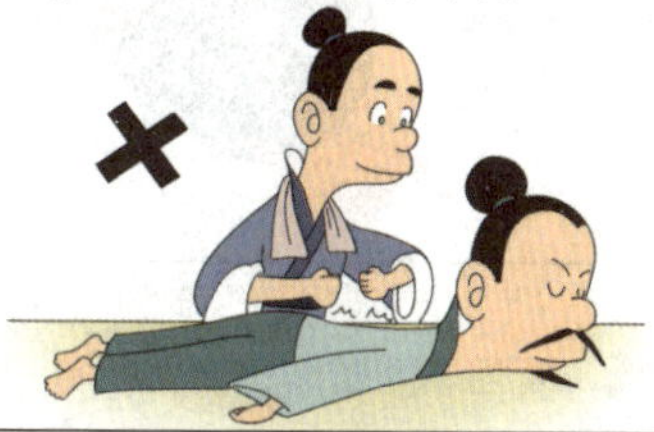

仲夏就不会发生胸胁部位的疾病，长夏就不会发生寒洞泄病。

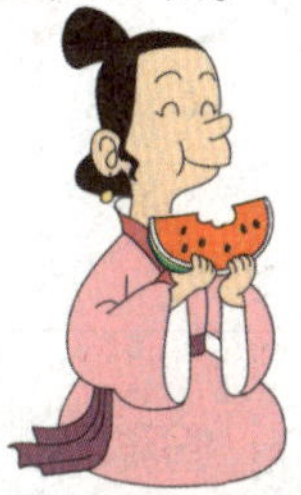

秋天就不会发生风疟病。

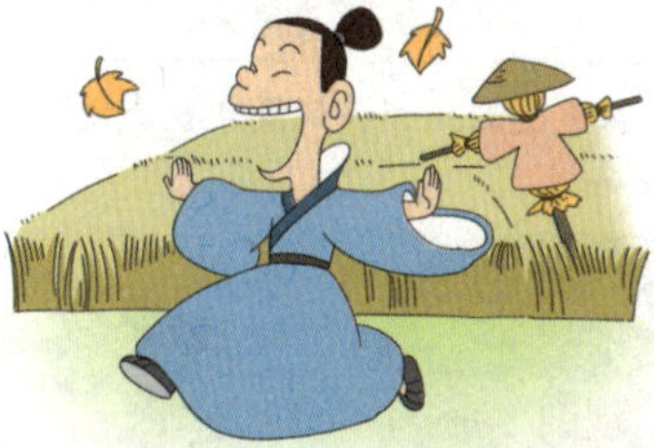

冬天也就不会发生痹病、厥病、完谷不化的腹泻以及汗出过多的病。

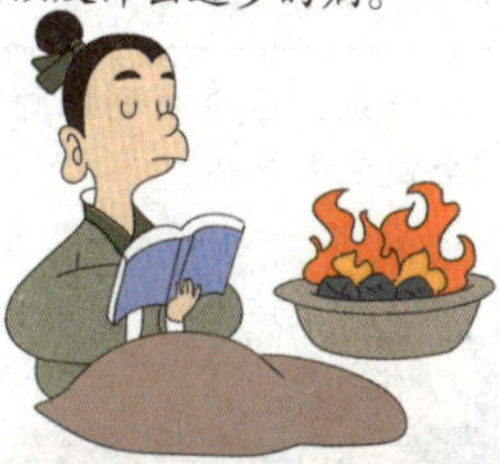

【原文】四时之变，寒暑之胜，重阴必阳，重阳必阴，故阴主寒，阳主热，故寒甚则热，热甚则寒。故曰：寒生热，热生寒，此阴阳之变也。

——《灵枢·论疾诊尺》

一年四季的气候变化，寒与暑的往复交替，其规律是阴盛到了极点必然转化变阳。

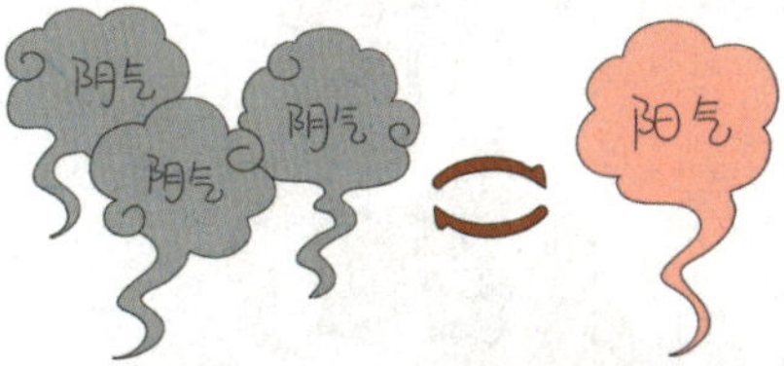

阳盛到了极点必然转变为阴。

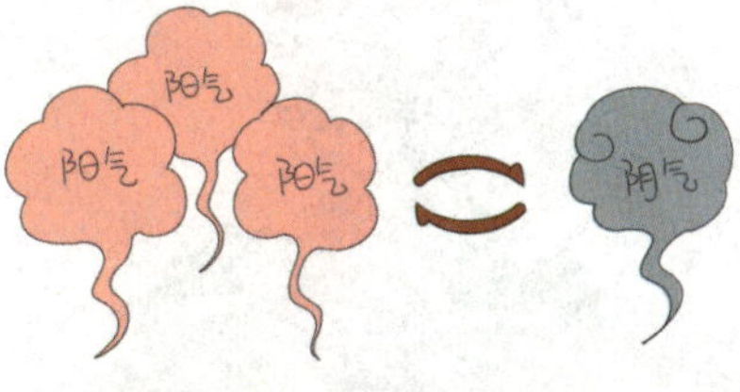

由于阴性是主寒的，阳性是主热的，因而寒到极点就会转热，热到极点就会转寒。

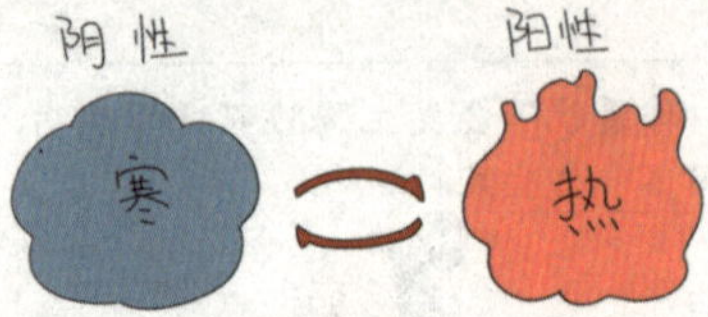

所以说：“寒能生热，热能生寒。这是阴阳相对变化的道理。”

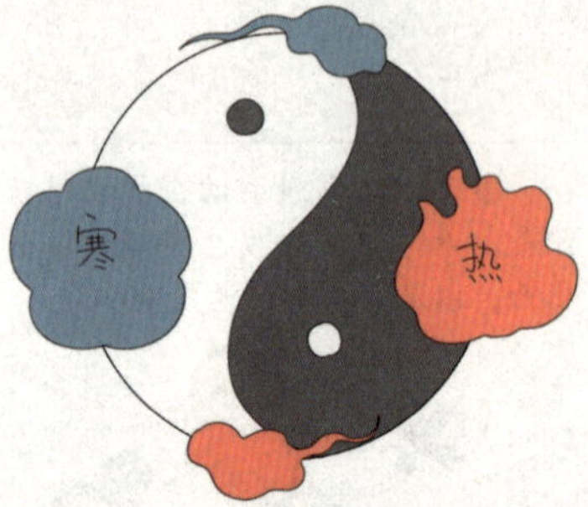

【原文】故曰：冬伤于寒，春生瘅热；春伤于风，夏生飧泄肠澼；夏伤于暑，秋生痎疟；秋伤于湿，冬生咳嗽。是谓四时之序也。

——《灵枢·论疾诊尺》

所以说，冬季受到寒邪，到了春季就会发生温热病。

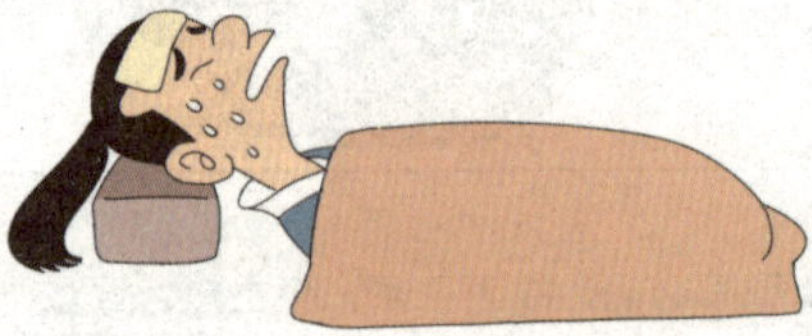

春季受到风邪，到夏季就会发生泄泻、痢疾病。

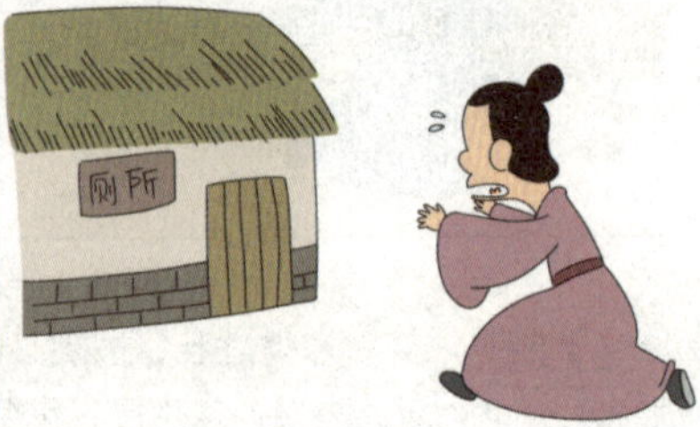

夏季被暑邪所伤，到秋季就容易发生疟疾。

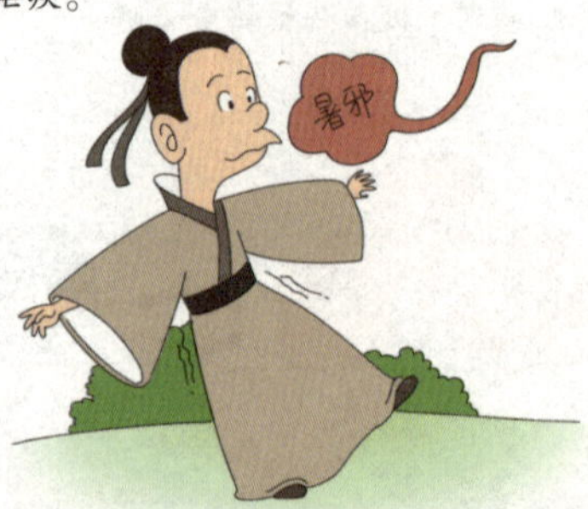

秋季受了湿邪，到冬季就会发生咳嗽。这是因为四时气候不同而影响人体生病的规律。

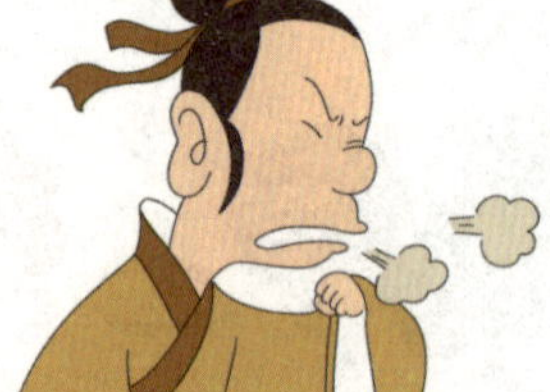

18. 四季风邪对身体的危害

【原文】春温风，夏阳风，秋凉风，冬寒风。凡此四时之风者，其所病各不同形。

——《灵枢 · 论勇》

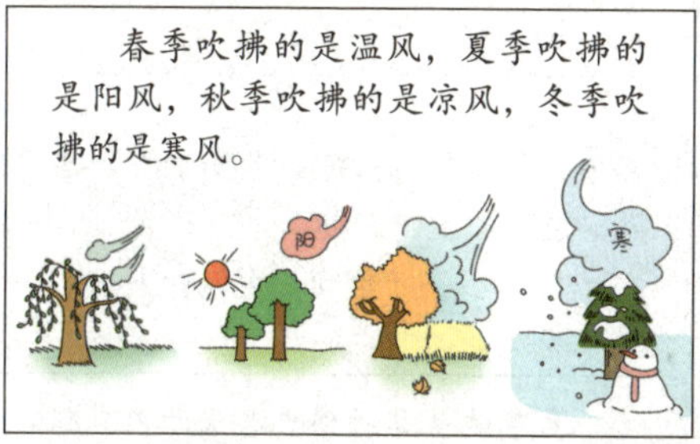
春季吹拂的是温风，夏季吹拂的是阳风，秋季吹拂的是凉风，冬季吹拂的是寒风。
阳
寒

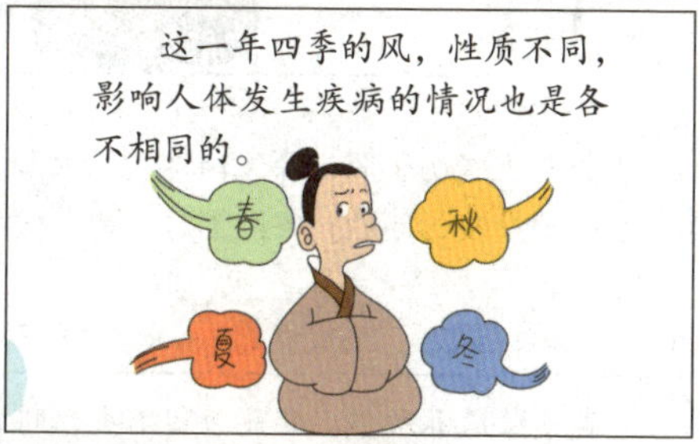
这一年四季的风，性质不同，影响人体发生疾病的情况也是各不相同的。
春
秋
夏
冬

【原文】黄帝曰：四时之风，病人如何？

少俞曰：黄色薄皮弱肉者，不胜春之虚风；白色薄皮弱肉者，不胜夏之虚风；青色薄皮弱肉者，不胜秋之虚风；赤色薄皮弱肉者，不胜冬之虚风也。

——《灵枢 · 论勇》

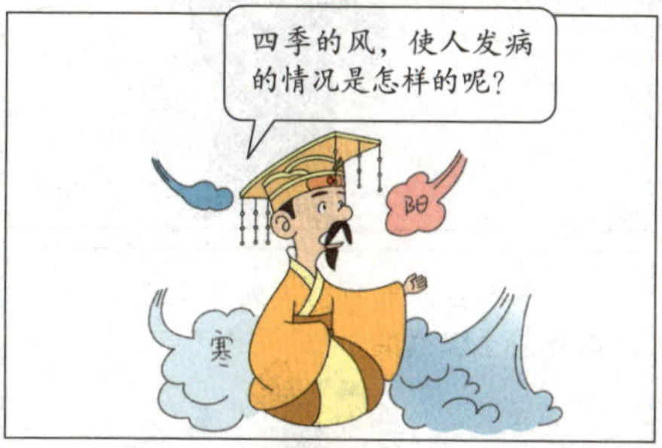
四季的风，使人发病的情况是怎样的呢？
阳
寒

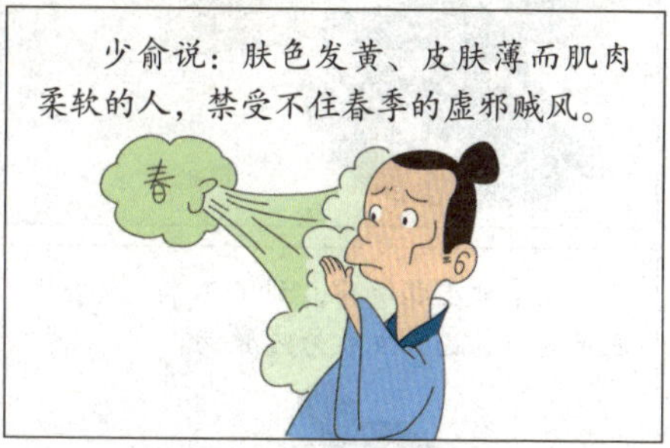
少俞说：肤色发黄、皮肤薄而肌肉柔软的人，禁受不住春季的虚邪贼风。
春

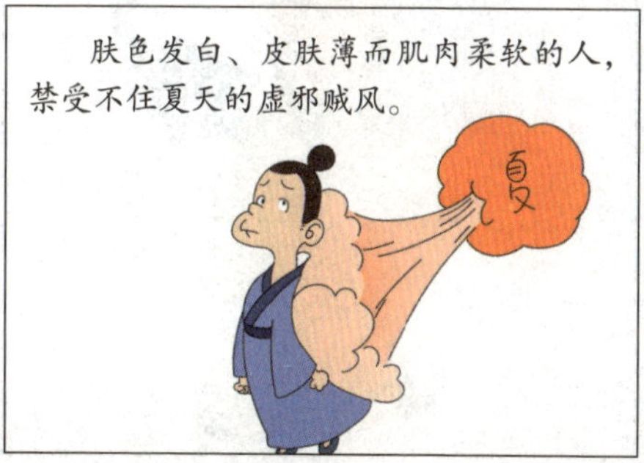
肤色发白、皮肤薄而肌肉柔软的人，禁受不住夏天的虚邪贼风。
夏

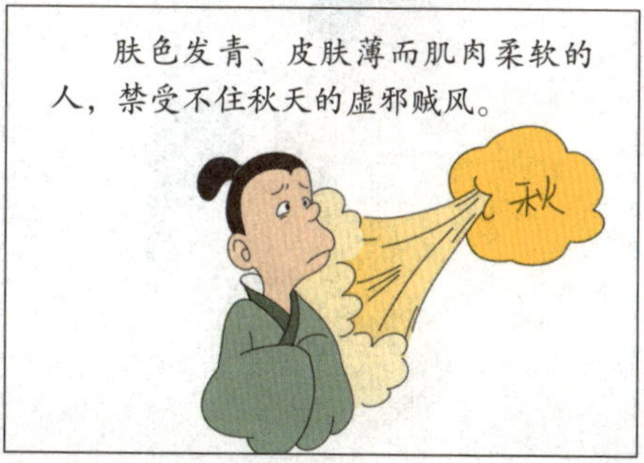
肤色发青、皮肤薄而肌肉柔软的人，禁受不住秋天的虚邪贼风。
秋

肤色发红、皮肤薄而肌肉柔软的人，禁受不住冬天的虚邪贼风。

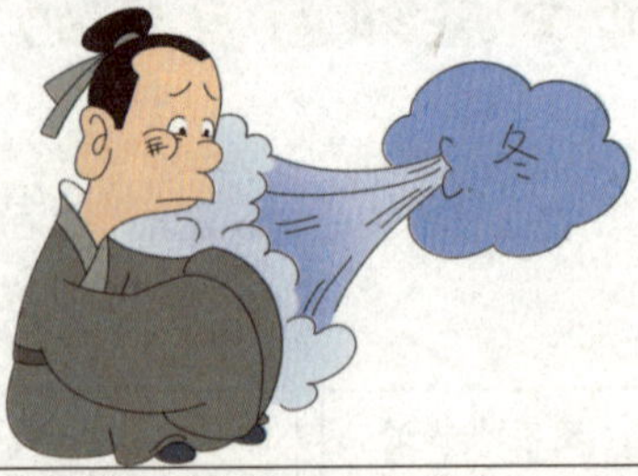

【原文】春伤于风，邪气留连，乃为洞泄；夏伤于暑，秋为痎疟；秋伤于湿，冬逆而咳，发为痿厥；冬伤于寒，春必病温。四时之气，更伤五脏。

——《素问·生气通天论》

春季被风邪所伤，邪气滞留不去，到了夏季就会生洞泄病。

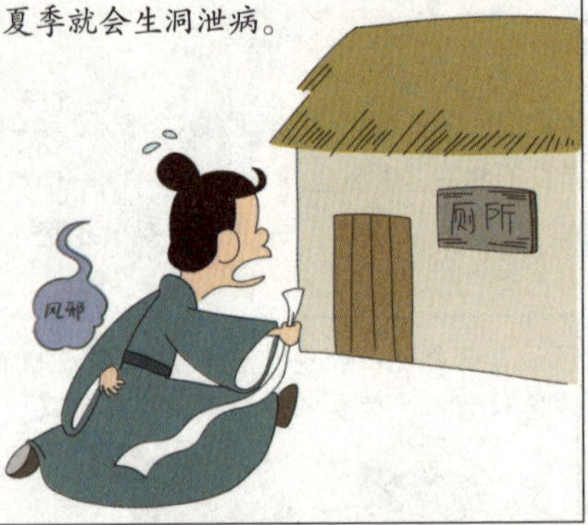

夏季被暑邪所伤，潜伏于内，到了秋季就会发生疟疾。

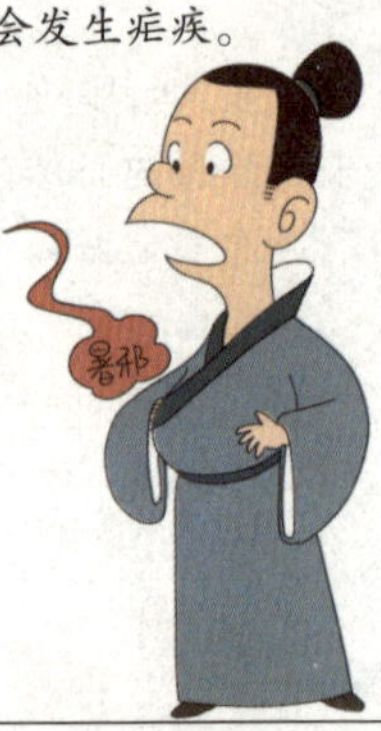

秋季被湿邪所伤，到了冬季，就会气逆而痰咳，进而发展为痿厥病。

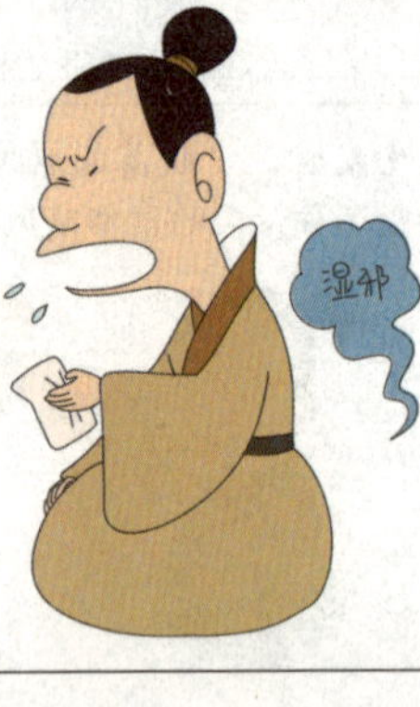

冬季被寒邪所伤，到了来年春季，必然发生温热病。

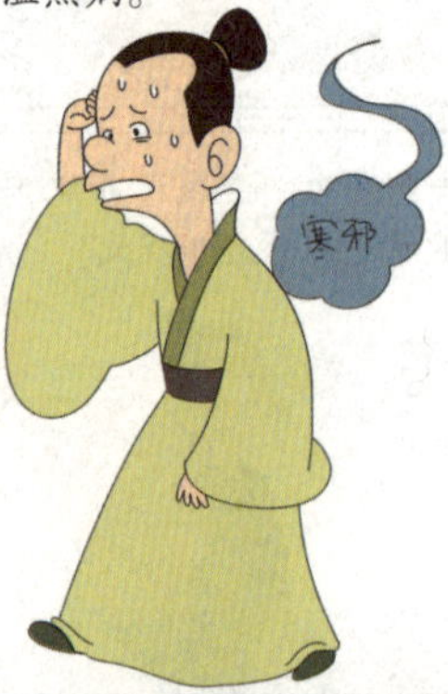

风、暑、湿、寒，这些四季的邪气，会交替伤害人的五脏。

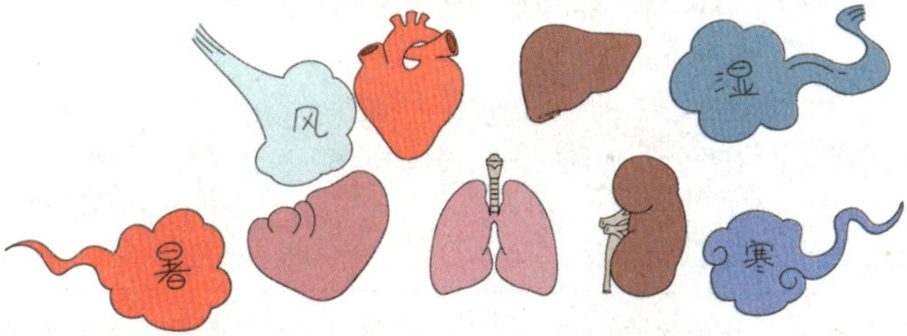

【原文】春，气在毛；夏，气在皮肤；秋，气在分肉；冬，气在筋骨。

——《灵枢·终始》

春季，邪气伤人的毫毛。

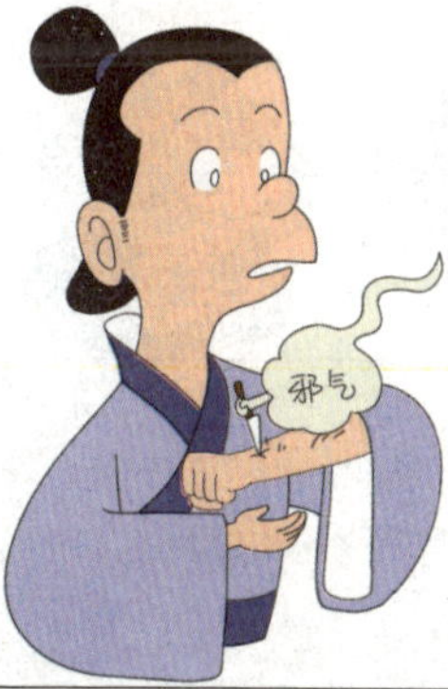

夏季，邪气伤人的皮肤。

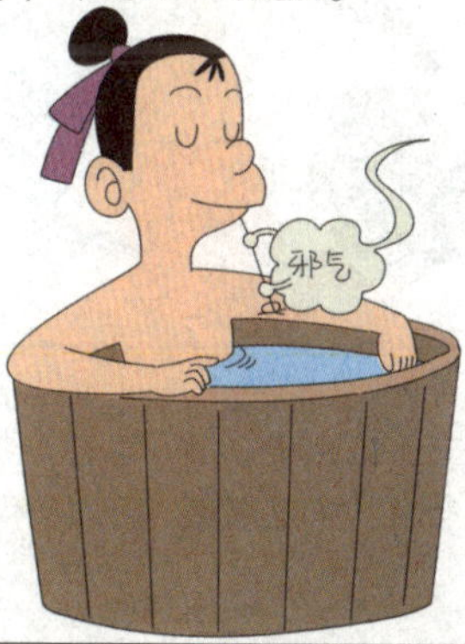

秋季，邪气伤人的分肉。

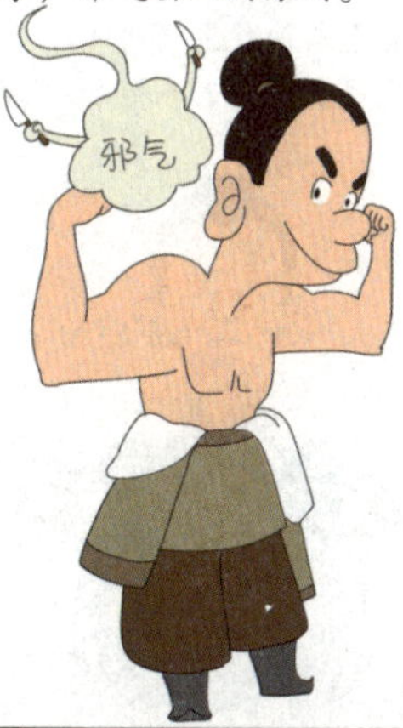

冬季，邪气伤人的筋骨。

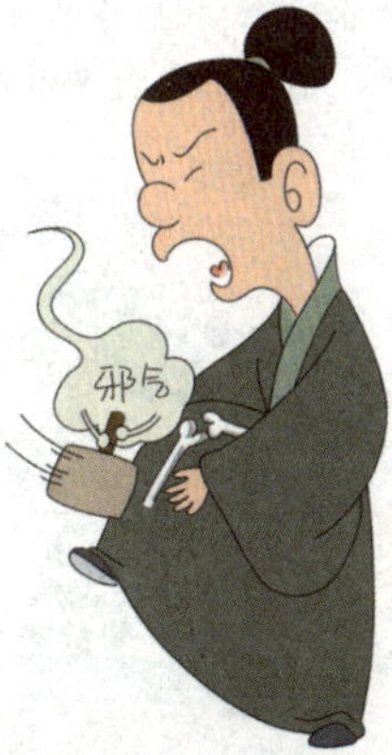

19. 四季养生与阴阳变化

【原文】五行有序，四时有分，相顺则治，相逆则乱。

——《灵枢·五乱》

金、木、水、火、土五行的相生相克有一定的顺序，春、夏、秋、冬四时气候的变化有季节的分别。

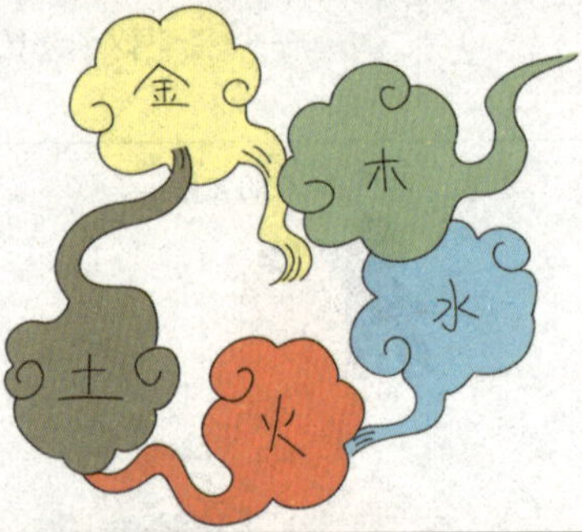

经脉的运行与五行、四时的规律相顺应，就能保持正常的活动，与它们相违背就会运行紊乱。

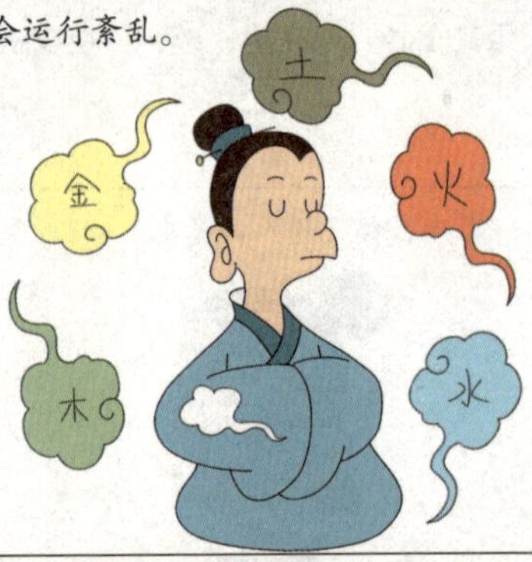

【原文】经脉十二者，以应十二月。十二月者，分为四时。四时者，春秋冬夏，其气各异。营卫相随，阴阳已和，清浊不相干，如是则顺之而治。

——《灵枢·五乱》

人体的十二经脉对应一年的十二个月。一年中的十二个月分为四季，即春、夏、秋、冬，这四个季节的气候各不相同。

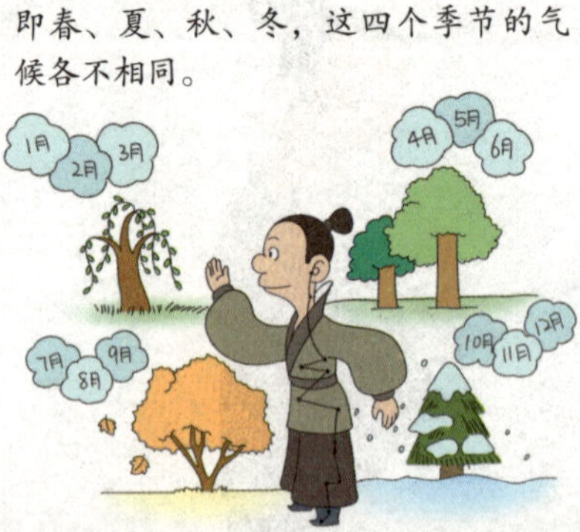

人体的营气和卫气是内外相随、阴阳调和的，清气与浊气互不干扰，这样，经脉与四季气候相顺应，人体就可以保持健康了。

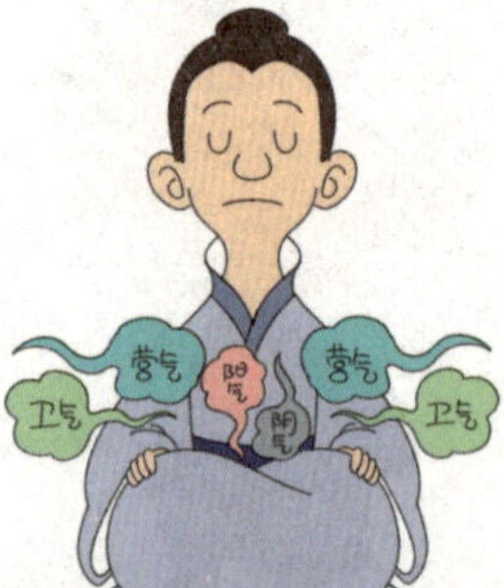

【原文】夫四时阴阳者，万物之根本也。所以圣人春夏养阳，秋冬养阴，以从其根。逆其根，则伐其本，坏其真矣。

——《素问·四气调神大论》

四季阴阳的变化，是万物生长收藏的根本。

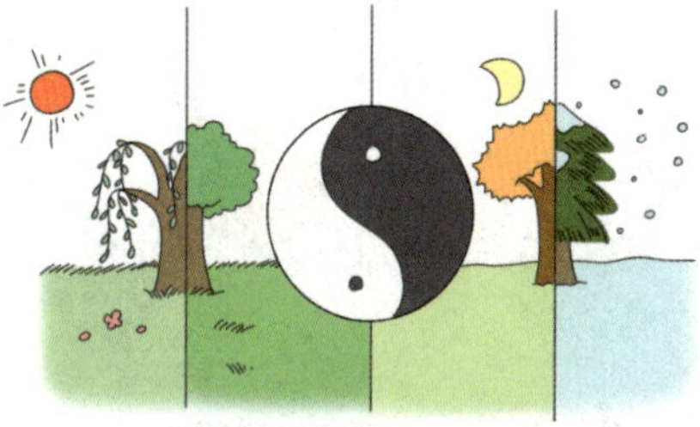

所以圣人在春夏保养阳气（心脏）。

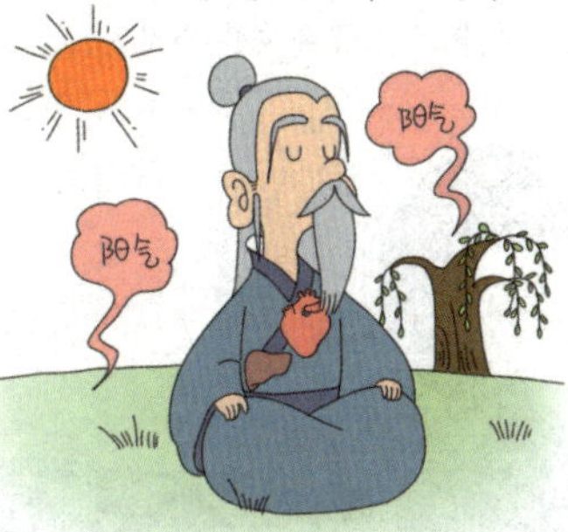

在秋冬季节保养阴气（肺肾），以适应养生的根本原则。

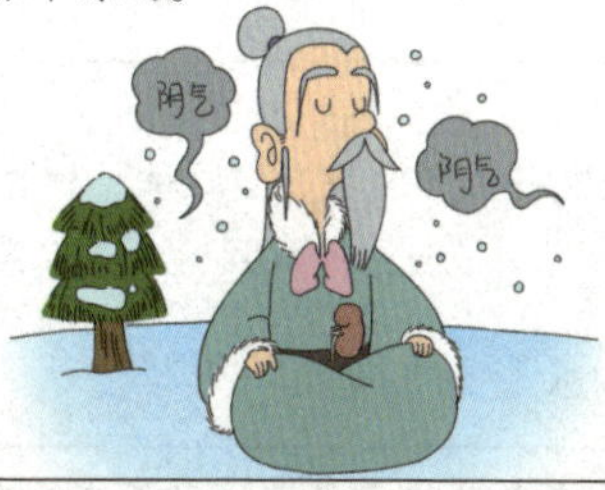

如果违背了这一根本原则，就会摧残本元，损坏身体。

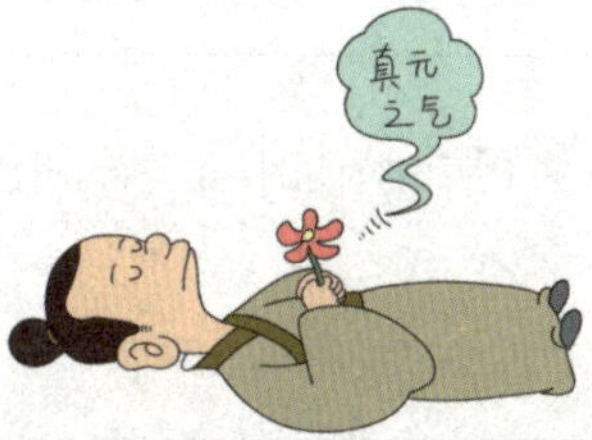

【原文】故阴阳四时者，万物之终始也，死生之本也。逆之则灾害生，从之则苛疾不起。是谓得道。

——《素问·四气调神大论》

阴阳四时的变化，是万物生长收藏的由来、死生的本源。

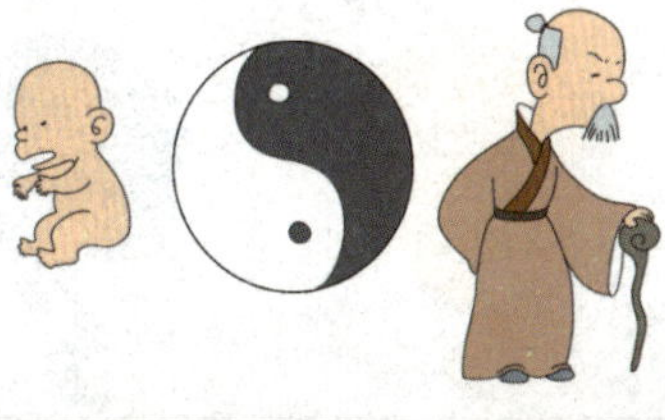

违背了它，就会发生灾害；顺从了它，就不会得重病。这样才可以说掌握了养生规律。

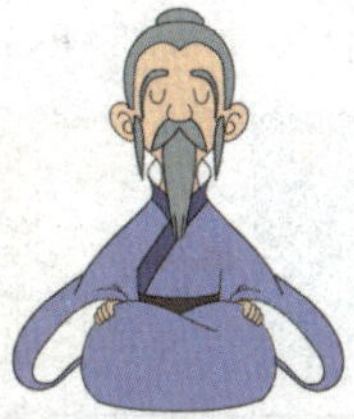

【原文】从阴阳则生，逆之则死，从之则治，逆之则乱。反顺为逆，是谓内格。

——《素问·四气调神大论》

顺从阴阳变化的规律，就能生存，违背了就会死亡；顺从这一规律，就会安定，违背了，就会发生祸乱。

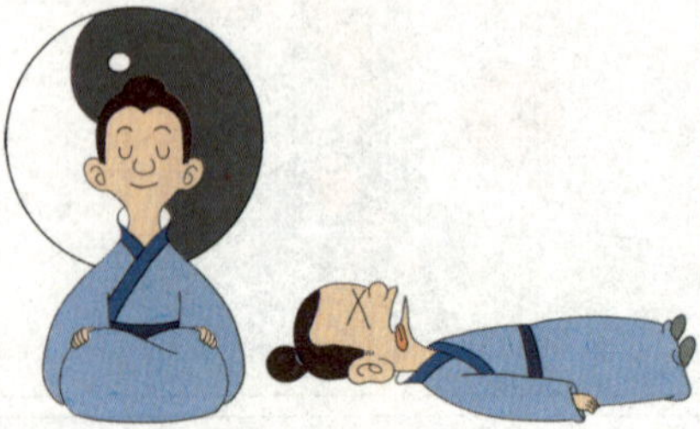

如果不顺从阴阳四季的变化，就会产生机体与自然环境不相适应的“内格”之病。

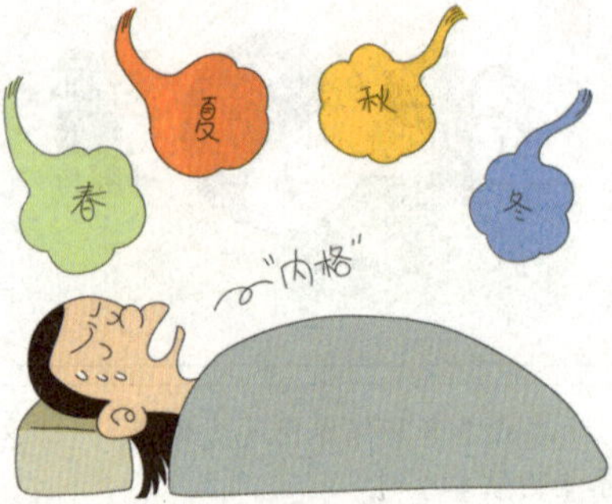

【原文】所谓得四时之胜者，春胜长夏，长夏胜冬，冬胜夏，夏胜秋，秋胜春。

——《素问·金匮真言论》

人们所说的一年中的四个季节有相克的情况，即某个季节出现了克制它的季节气候，这就是所谓的“四时之胜”。

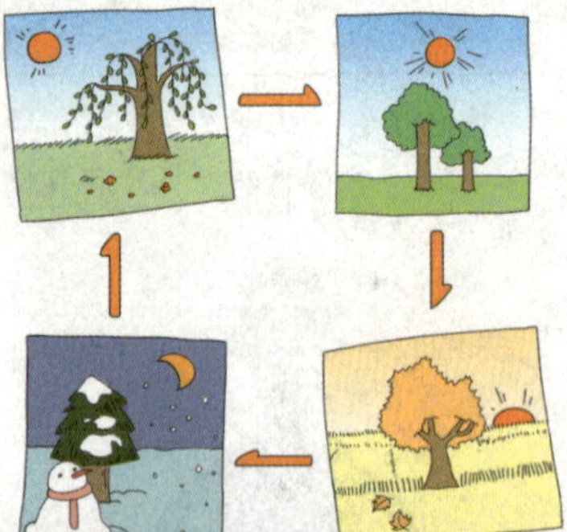

春气能胜长夏气，长夏气能胜冬气，冬气能胜夏气，夏气能胜秋气，秋气能胜春气。

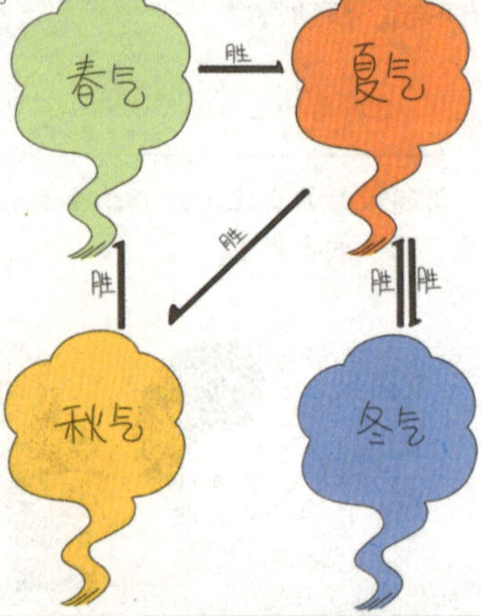

20. 时令气候与养生

【原文】春气西行，夏气北行，秋气东行，冬气南行。故春气始于下，秋气始于上，夏气始于中，冬气始于标。

——《素问·六元正纪大论》

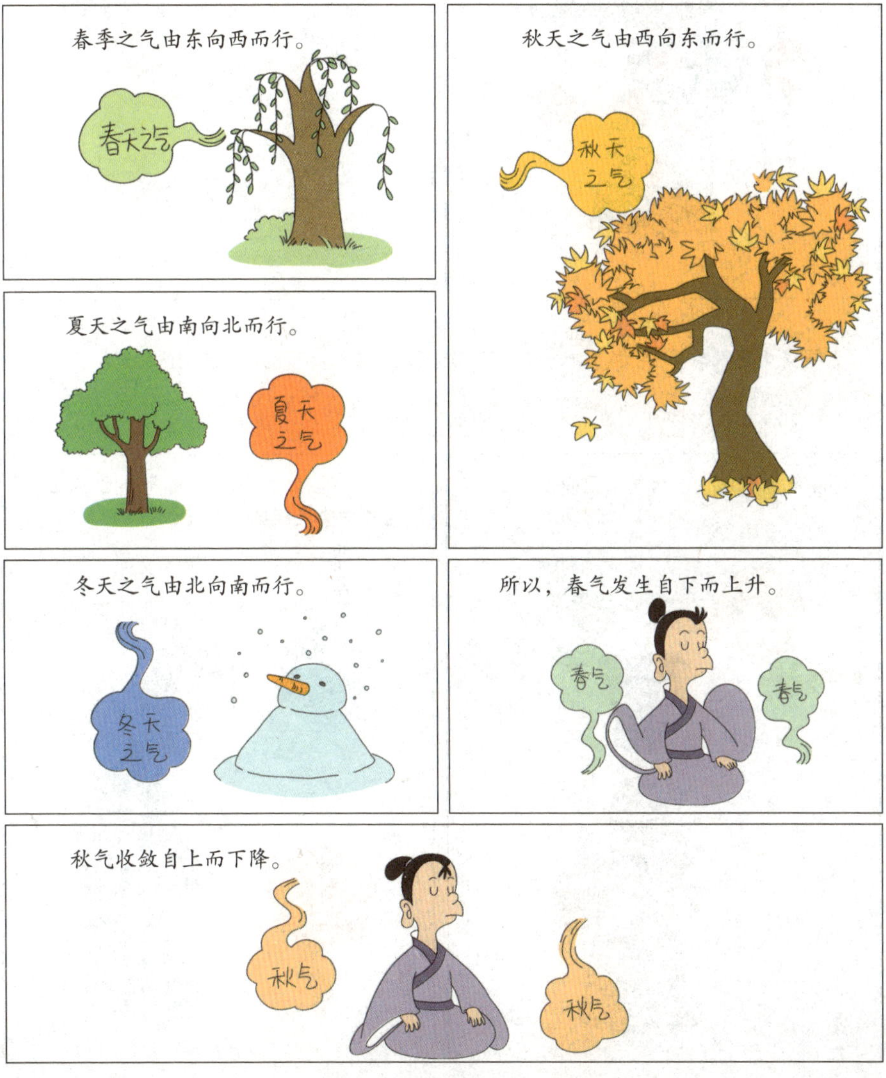
春季之气由东向西而行。
春天之气
夏天之气由南向北而行。
夏天之气
秋天之气由西向东而行。
秋天之气
冬天之气由北向南而行。
冬天之气
所以，春气发生自下而上升。
春气
春气
秋气收敛自上而下降。
秋气
秋气

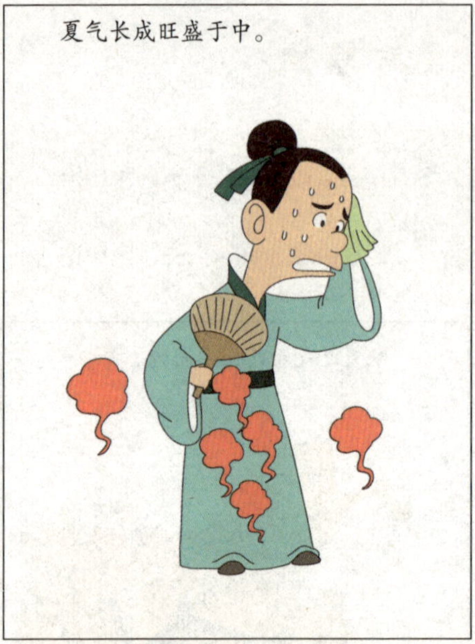
夏气长成旺盛于中。

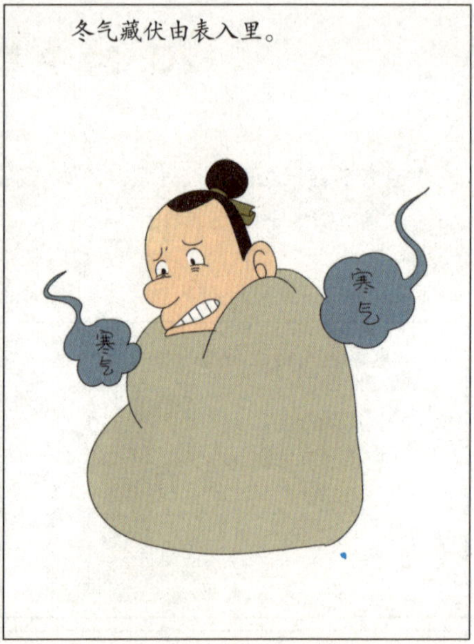
冬气藏伏由表入里。
寒气
寒气

【原文】春气始于左，秋气始于右，冬气始于后，夏气始于前。此四时正化之常。

——《素问·六元正纪大论》

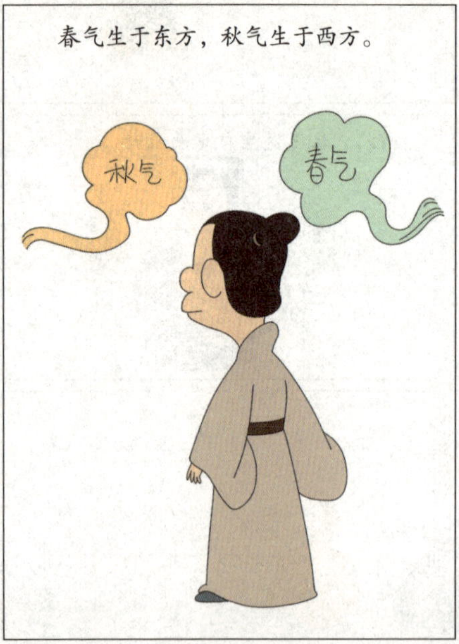
春气生于东方，秋气生于西方。
秋气
春气

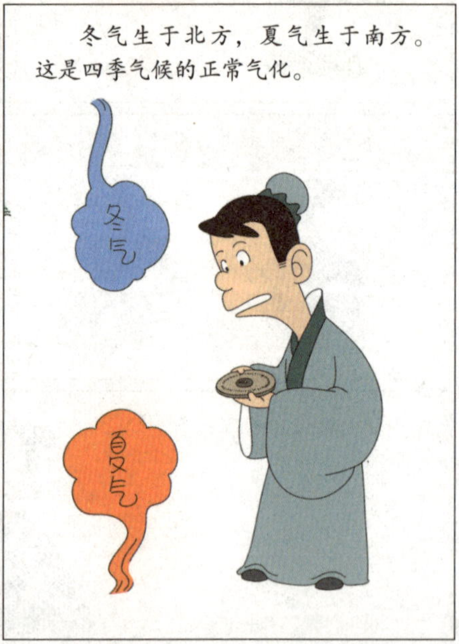
冬气生于北方，夏气生于南方。这是四季气候的正常气化。
冬气
夏气

【原文】不远热则热至，不远寒则寒至。

——《素问·六元正纪大论》

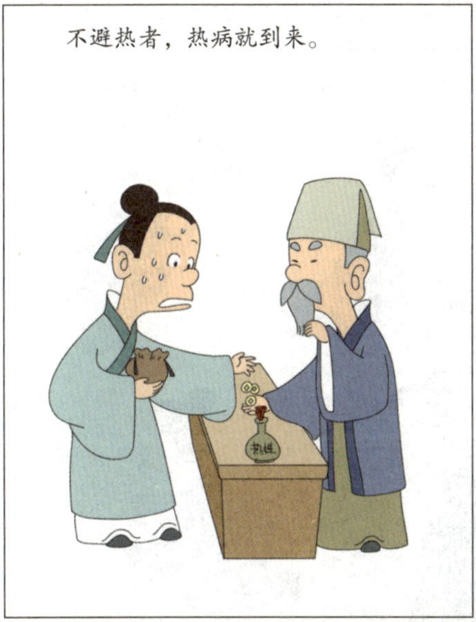
不避热者，热病就到来。
热性

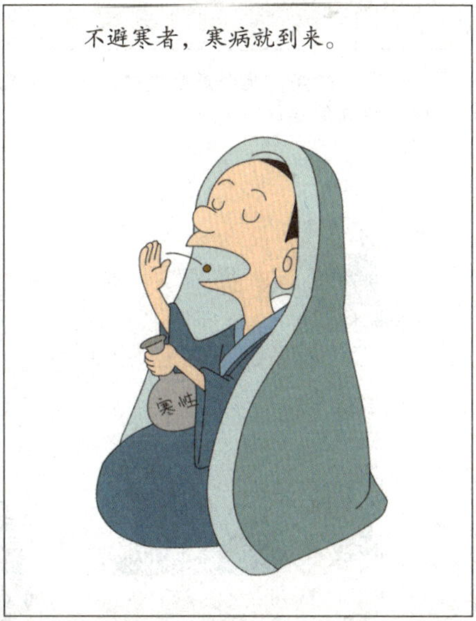
不避寒者，寒病就到来。
寒性

【原文】寒至则坚否腹满，痛急下利之病生矣。

——《素问·六元正纪大论》

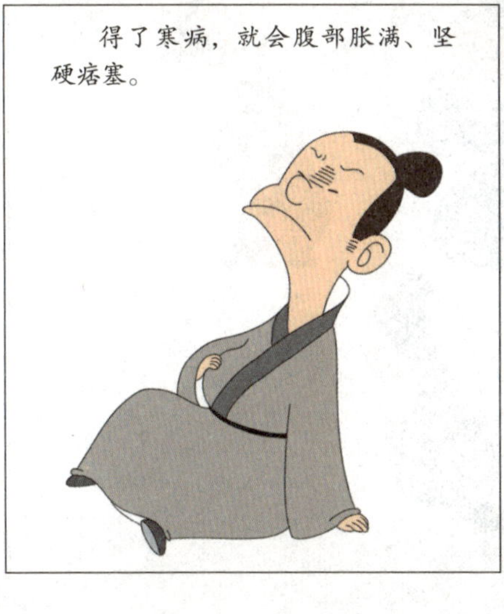
得了寒病，就会腹部胀满、坚硬痞塞。

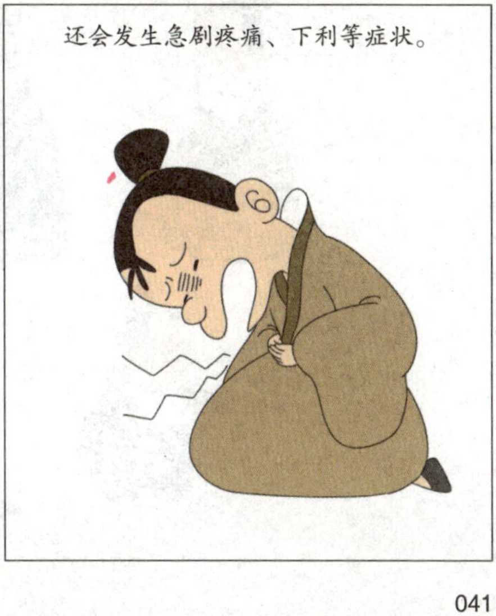
还会发生急剧疼痛、下利等症状。

【原文】热至则身热，吐下霍乱，痈疽疮疡，瞀郁注下，瞤瘛肿胀，呕，鼽衄头痛，骨节变，肉痛，血溢血泄，淋闭之病生矣。

——《素问·六元正纪大论》

得了热病，就会产生发热、吐泻霍乱、痈疽疮疡、烦闷郁冒、泄泻、抽搐、肿胀、呕吐等病证。

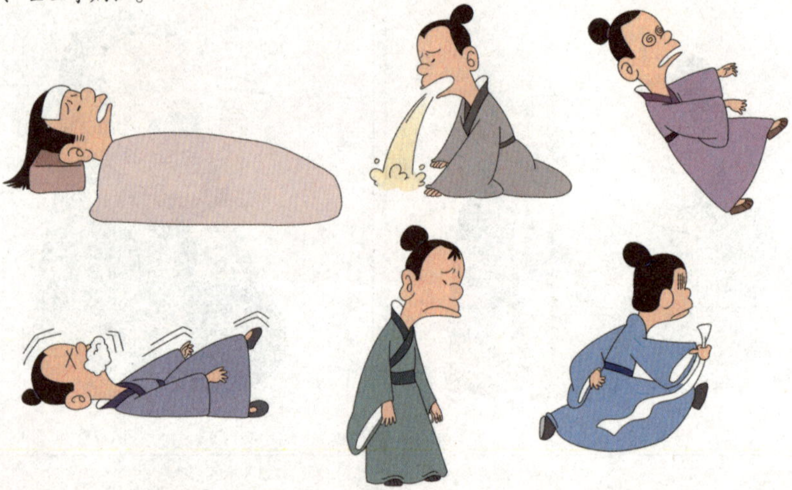

还会发生鼻塞流涕、鼻子出血、头痛、骨节改变、肌肉疼痛、吐血、便血、二便不通等病证。

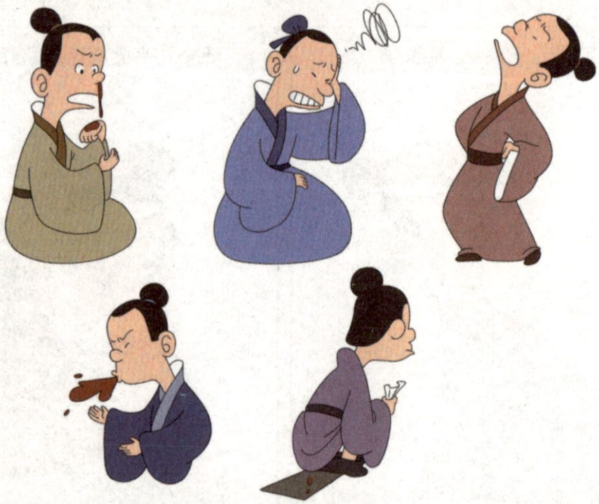

第二章

跟着《黄帝内经》学治疗

夫为医者，在读医书耳。读而不能为医者，有矣；未有不读而能为医者也。不读医书，又非世业，杀人尤毒于梃刃。是故古人有言曰：为人子而不读医书，犹为不孝也。

——《灵枢·序》

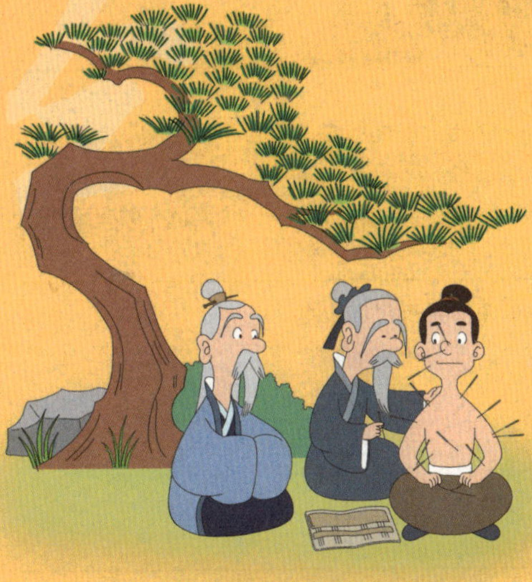

1. 良好的医患关系利于养生

【原文】病为本，工为标；标本不得，邪气不服。此之谓也。

——《素问·汤液醪醴论》

病人为本，医生为标，二者必须相互配合。

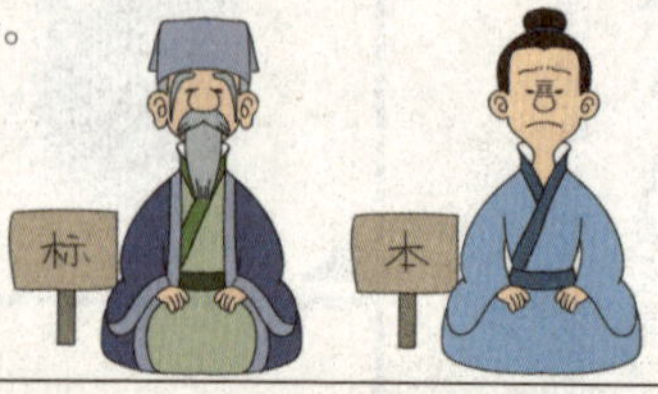

如果病人和医生不能相互配合，病邪就不能祛除。说的就是这个道理。

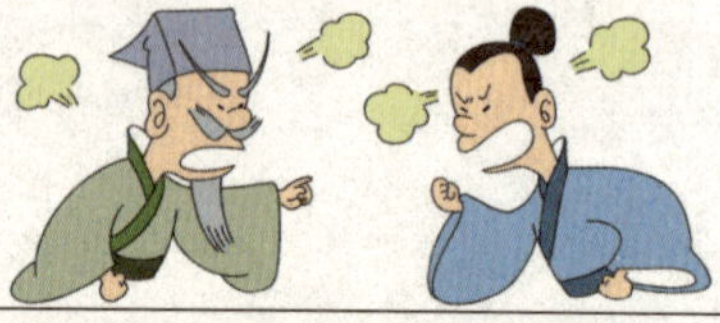

【原文】色脉者，上帝之所贵也，先师之所传也。

——《素问·移精变气论》

在“望闻问切”的“望”与“切”的诊法上，医生对病人的面色和脉搏的诊察，是上古帝王所重视、先师所传授的。

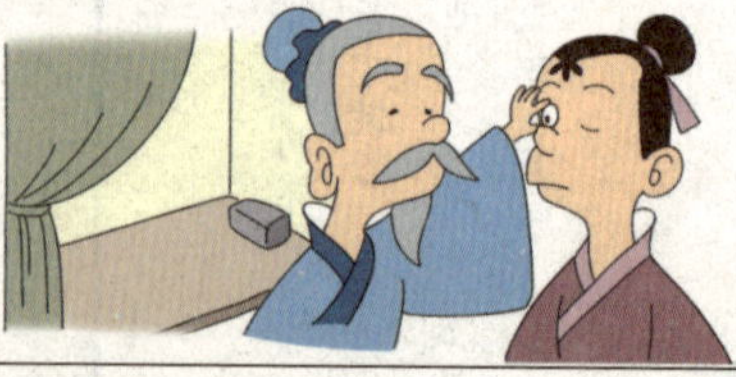

【原文】欲知其要，则色脉是矣……此上帝之所贵，以合于神明也。所以远死而近生。

——《素问·移精变气论》

医生要想了解诊病的要领，就必须研究面色与脉搏。

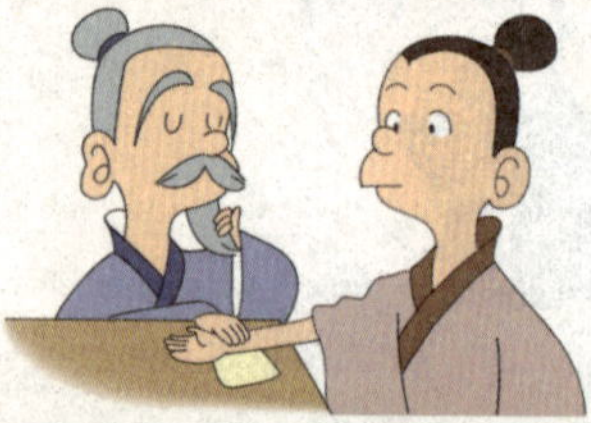

这是上古帝王所珍视的，因为这是合于神明的。

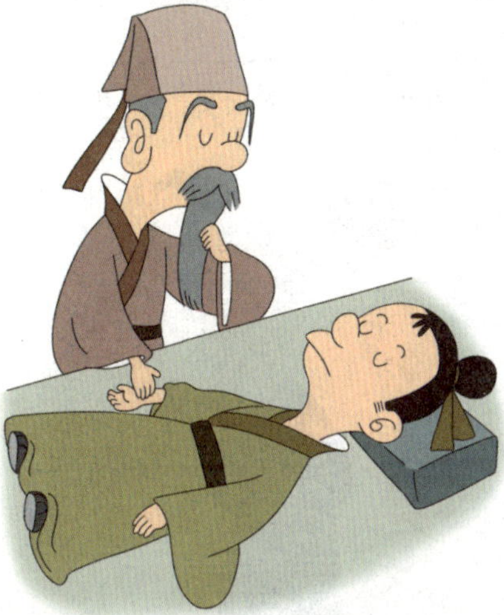

作为医生，掌握了这样的诊法，就可以延缓死亡，保障生命安全。

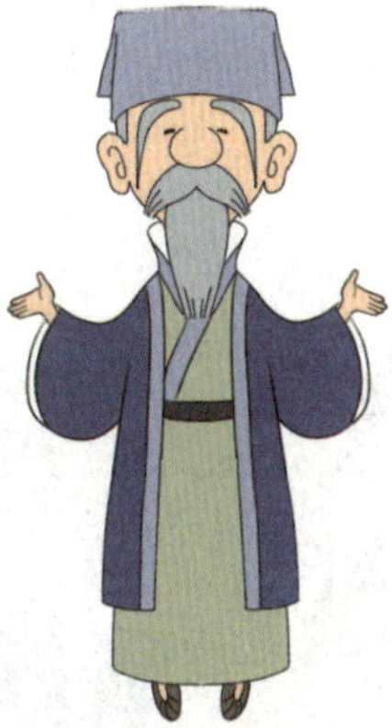

【原文】闭户塞牖，系之病者，数问其情，以从其意。得神者昌，失神者亡。

——《素问·移精变气论》

关好门窗，向病人详细地询问病情，让病人愿意如实地说出得病的真实情况。

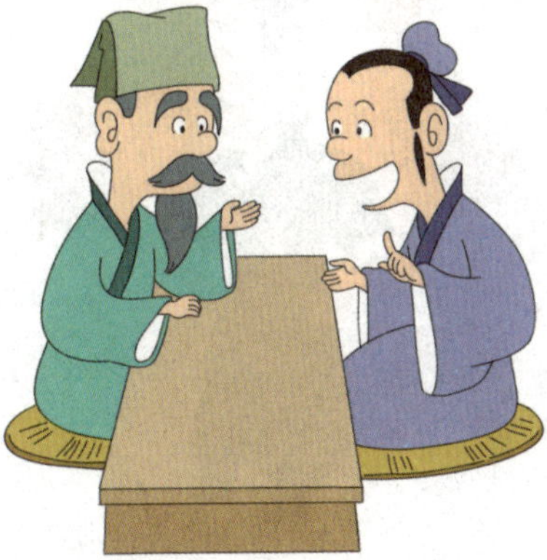

经过问诊并结合诊察面色和脉搏的情况，即可给出诊断：如果患者面色光亮、脉息平和，这叫“得神”，预后良好；如果病人面色无华、脉不应时，这叫“失神”，预后不佳。

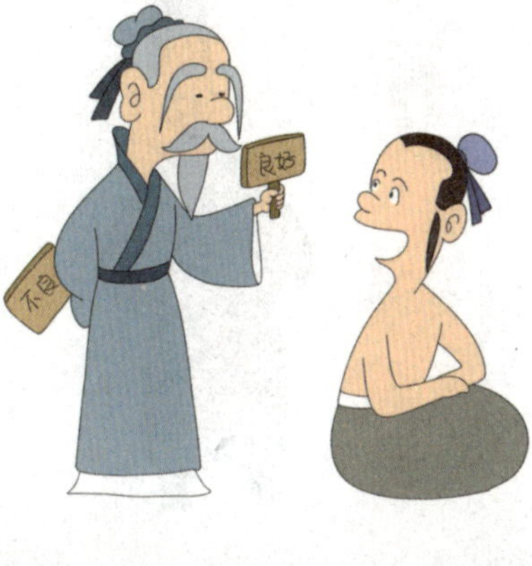

【原文】夫从容之谓也。夫年长则求之于腑，年少则求之于经，年壮则求之于脏。

——《素问·示从容论》

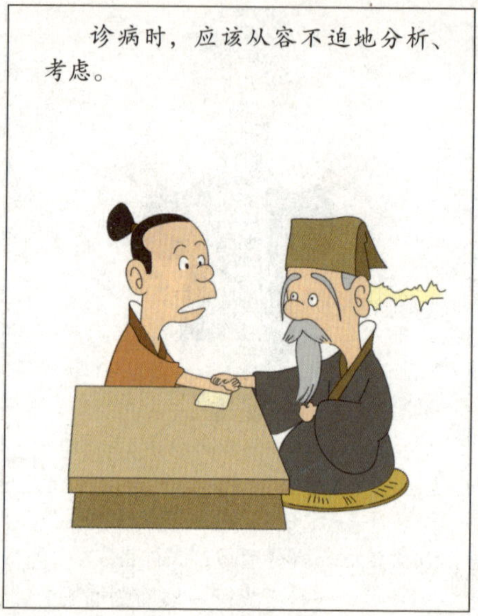

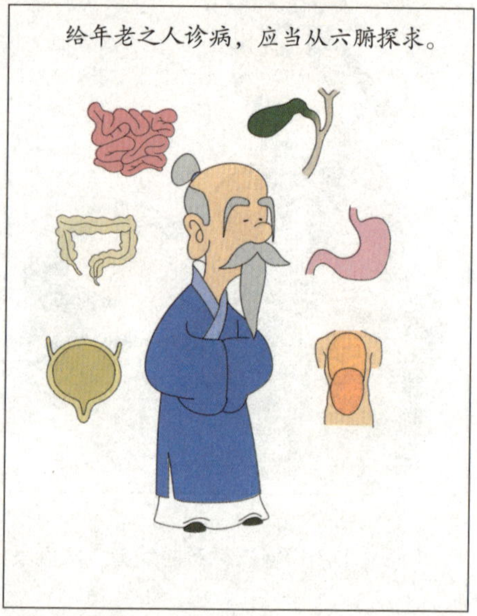

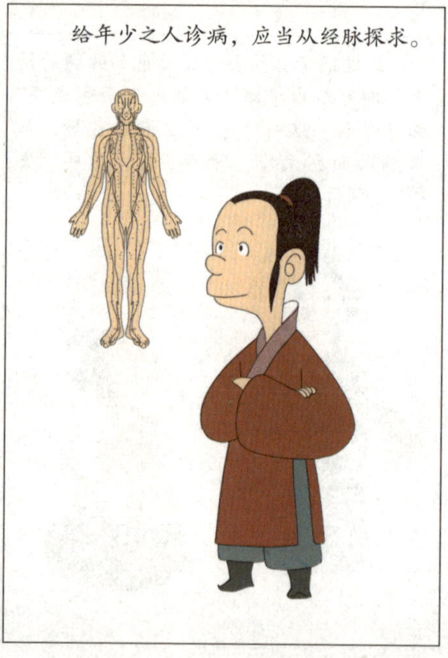

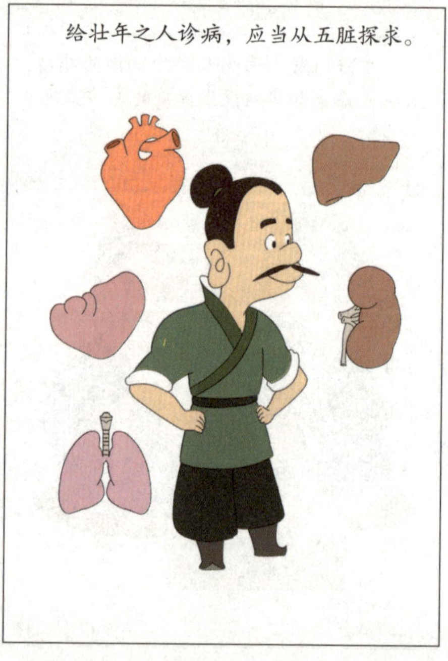

2. 外感致病的传变次序

【原文】虚邪之中人也，始于皮肤，皮肤缓则腠理开，开则邪从毛发入，入则抵深，深则毛发立。毛发立则淅然，故皮肤痛。

——《灵枢·百病始生》

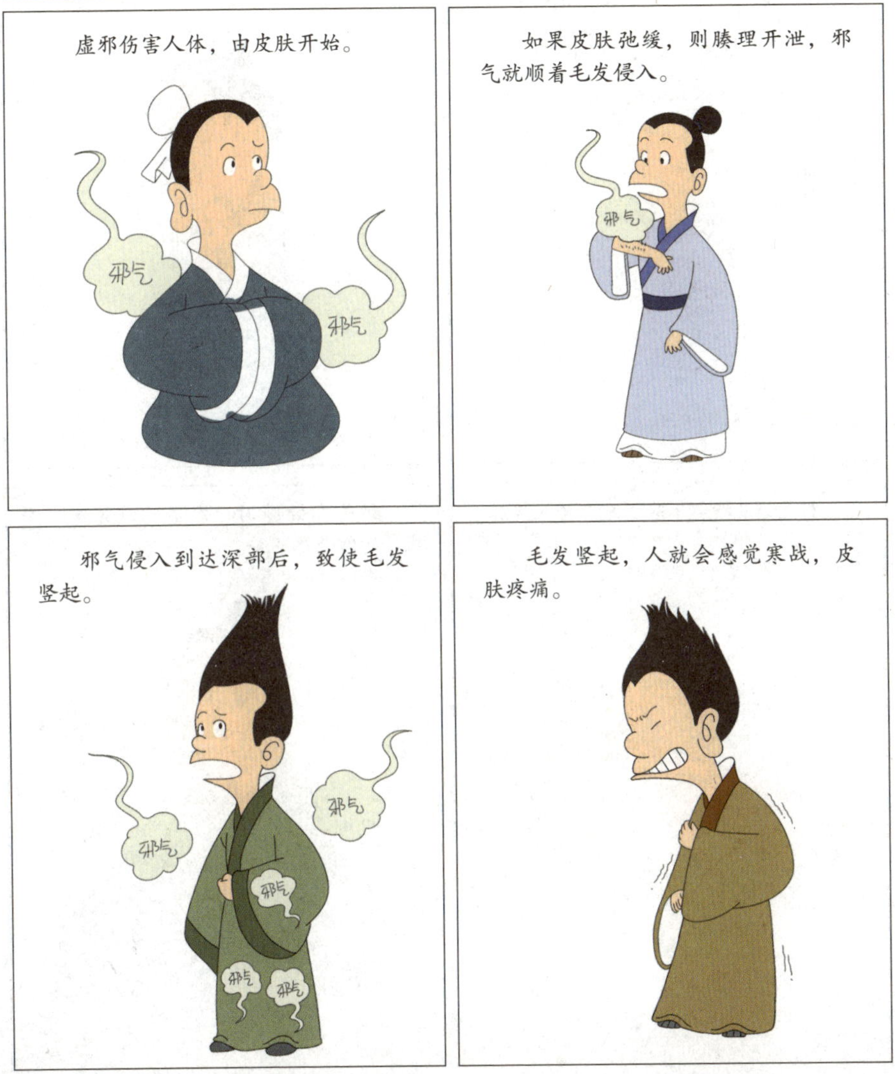
虚邪伤害人体，由皮肤开始。
邪气
邪气
如果皮肤弛缓，则腠理开泄，邪气就顺着毛发侵入。
邪气
邪气侵入到达深部后，致使毛发竖起。
邪气
邪气
邪气
邪气
邪气
毛发竖起，人就会感觉寒战，皮肤疼痛。

【原文】留而不去，则传舍于络脉。在络之时，痛于肌肉，其痛之时息，大经乃代。留而不去，传舍于经。在经之时，洒淅喜惊。

——《灵枢·百病始生》

邪气留而不除，就会转而传入络脉。

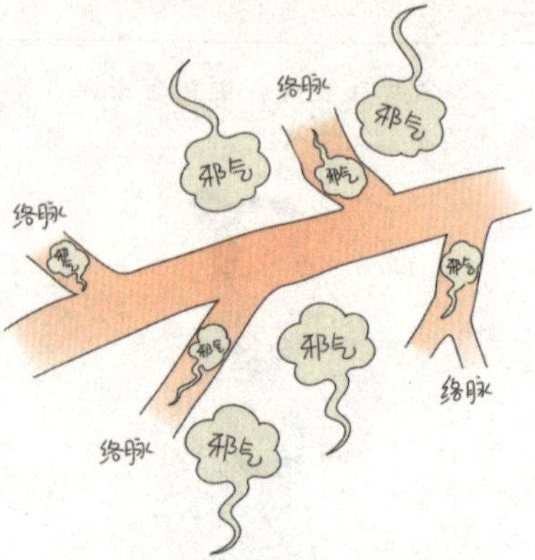

邪气传入络脉，就会出现肌肉疼痛，如果肌肉疼痛时作时止，表明邪气已经内传，经脉就要代受其邪。

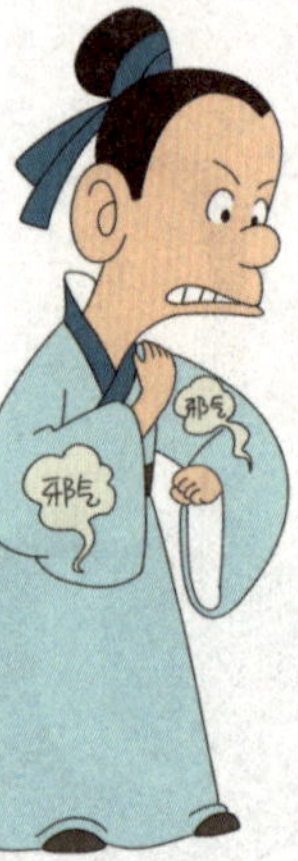

邪气如果滞留不除，就会传入经脉。

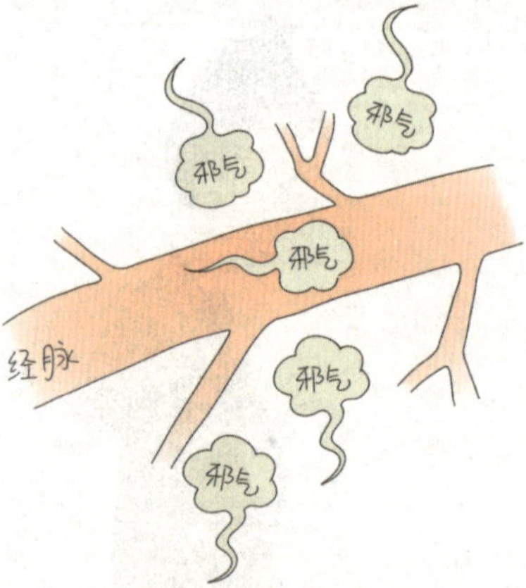

邪气在经脉时，人会出现寒栗、恶寒，时常惊恐不安。

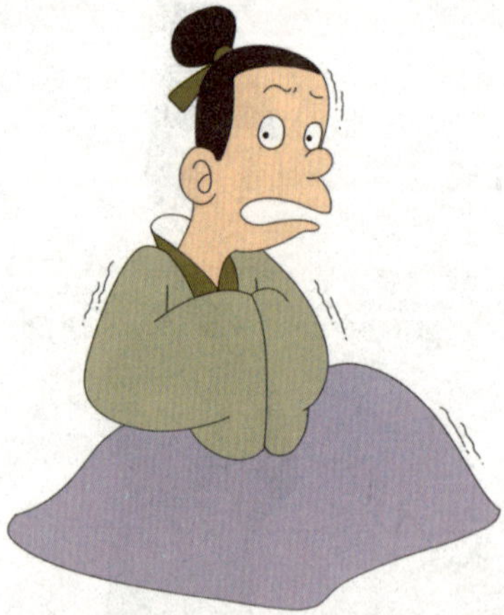

【原文】留而不去，传舍于输。在输之时，六经不通，四肢则肢节痛，腰脊乃强。留而不去，传舍于伏冲之脉。在伏冲之时，体重身痛。留而不去，传舍于肠胃。

——《灵枢·百病始生》

邪气滞留经脉而不除，就会传入输脉。

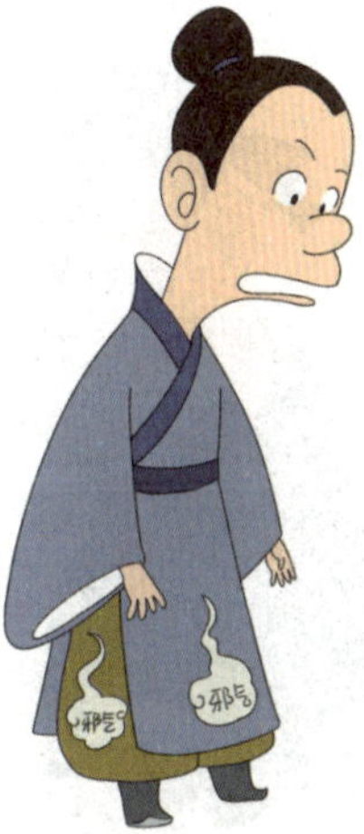

邪气在输脉时，会致使手的六经不通，四肢疼痛，腰脊不能屈伸。

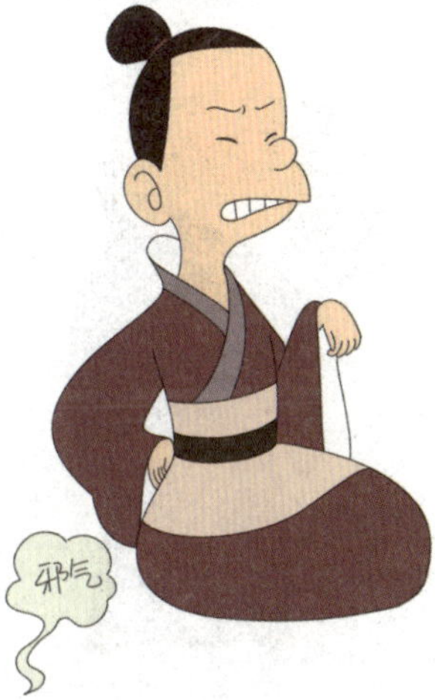

邪气如滞留输脉不除，则向内传入伏冲之脉。邪气在伏冲之脉时，病人会感觉身体沉重，浑身疼痛。

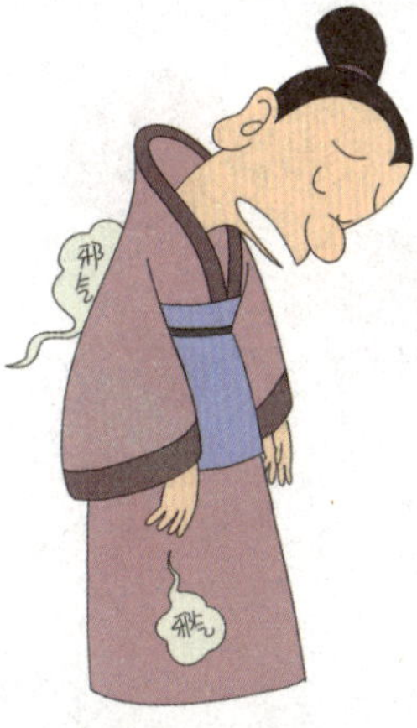

邪气如滞留伏冲之脉，就会内传于肠胃。

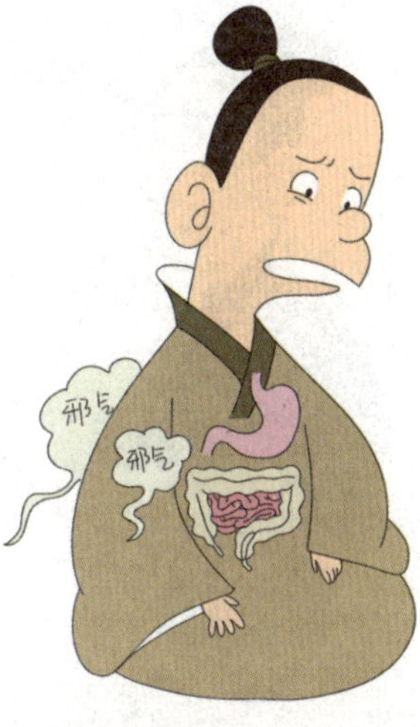

【原文】在肠胃之时，贲响腹胀。多寒则肠鸣飧泄，食不化；多热则溏出麋。留而不去，传舍于肠胃之外，募原之间，留著于脉。稽留而不去，息而成积。

——《灵枢·百病始生》

邪气滞留肠胃时，就会出现腹胀、肠鸣。

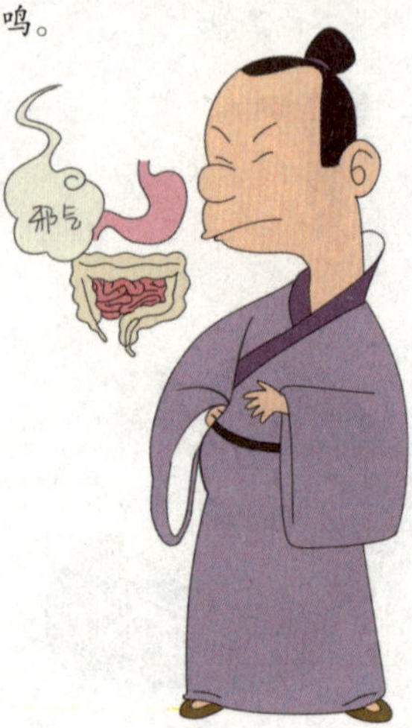

多寒就肠鸣泄泻，食物不能消化；多热就大便稀薄，甚至泄痢。

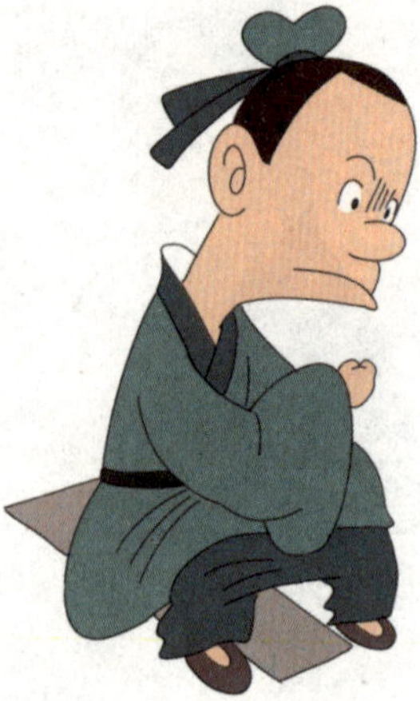

邪气在肠胃滞留不除，就会传入肠胃之外、募原之间，留著于募原血脉之中。

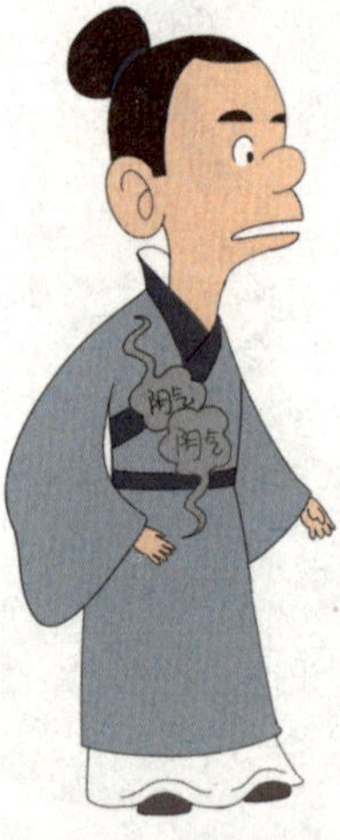

滞留不除，邪气与血气互相凝结，日久在这里聚结为积块。

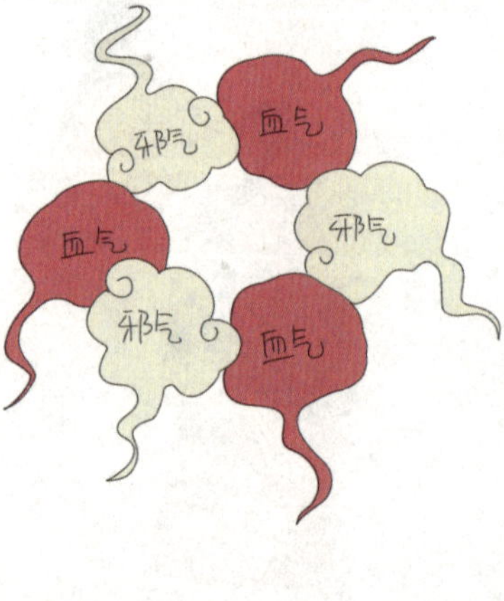

3. 疾病轻重的判断

【原文】雷公曰：病之益甚，与其方衰，如何？

黄帝曰：外内皆在焉。切其脉口滑小紧以沉者，病益甚，在中；人迎气大紧以浮者，其病益甚，在外。其脉口浮滑者，病日进；人迎沉而滑者，病日损。其脉口滑以沉者，病日进，在内；其人迎脉滑盛以浮者，其病日进，在外。

——《灵枢·五色》

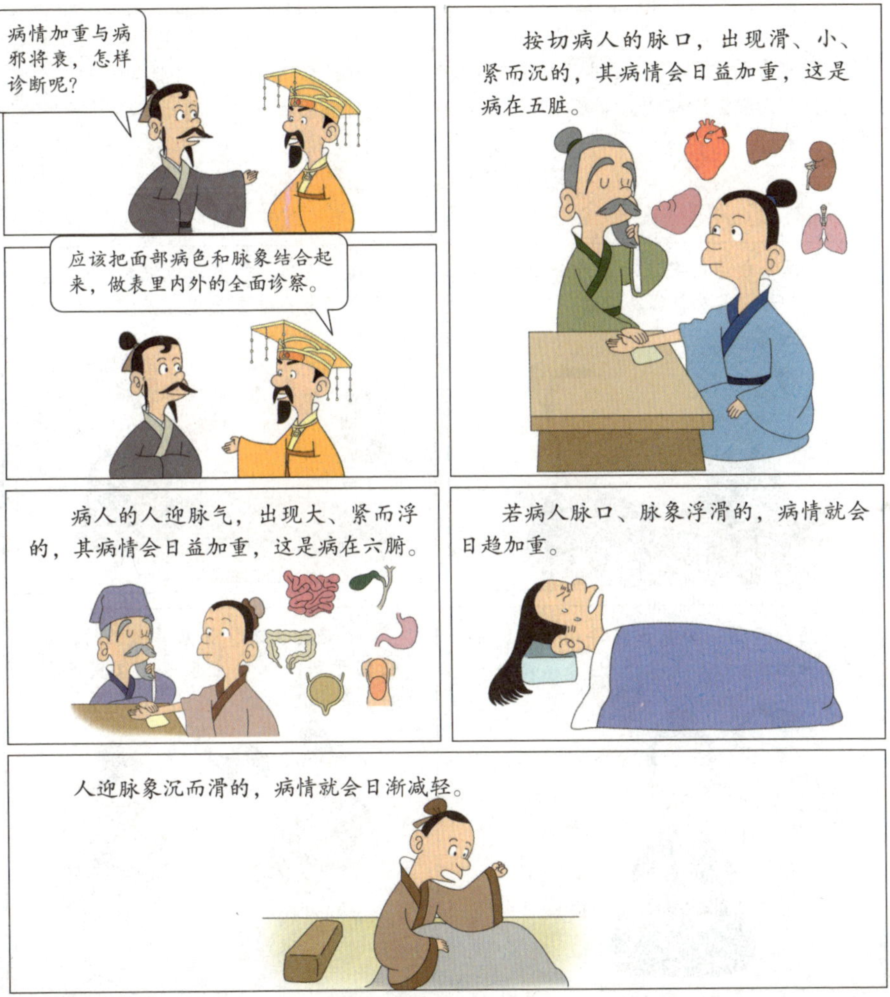

病情加重与病邪将衰，怎样诊断呢？
按切病人的脉口，出现滑、小、紧而沉的，其病情会日益加重，这是病在五脏。
应该把面部病色和脉象结合起来，做表里内外的全面诊察。
病人的人迎脉气，出现大、紧而浮的，其病情会日益加重，这是病在六腑。
若病人脉口、脉象浮滑的，病情就会日趋加重。
人迎脉象沉而滑的，病情就会日渐减轻。

如果病人脉口脉象呈现滑而沉的，病情就会日益严重，属于五脏病。

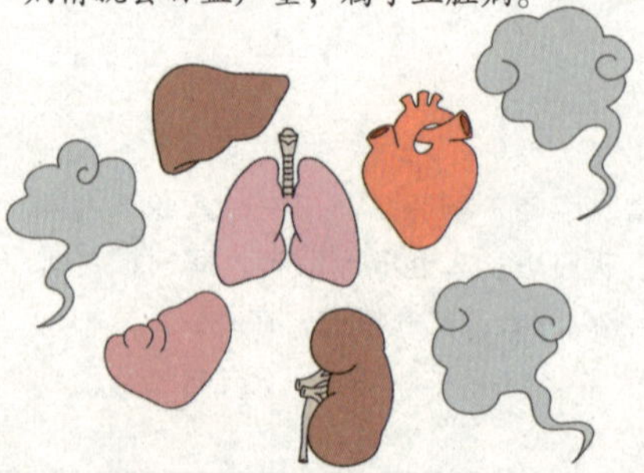

人迎脉象滑盛而浮的，病情也会日益加重，属于六腑病。

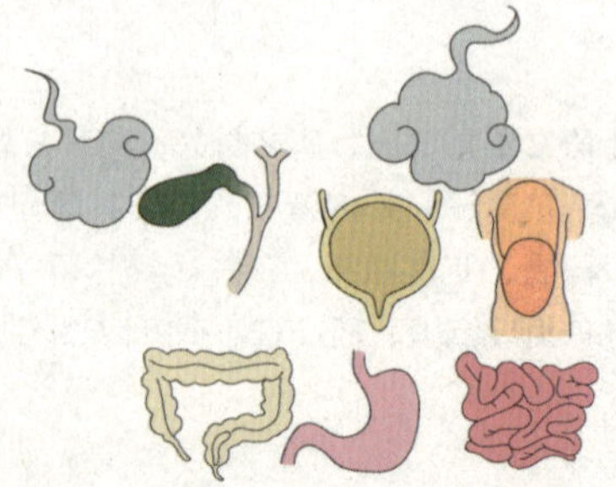

【原文】脉之浮沉及人迎与寸口气小大等者，病易已。病之在脏，沉而大者，易已，小为逆；病在腑，浮而大者，其病易已。人迎盛坚者，伤于寒；气口盛坚者，伤于食。

——《灵枢·五色》

脉象或浮或沉及人迎和脉口部的大小相等，其病就容易治愈。

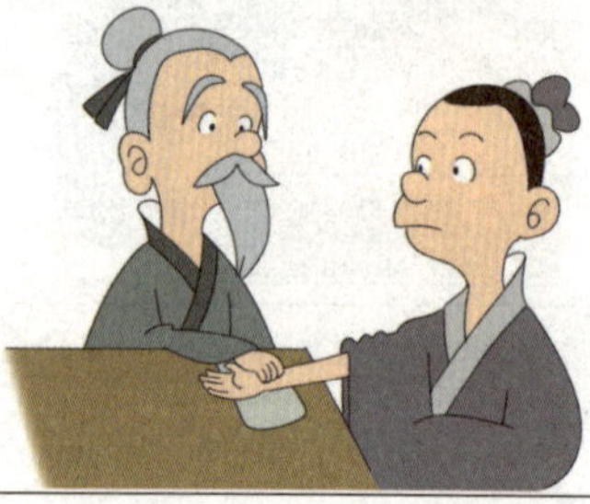

病在五脏，脉象出现沉而大的，病就容易治愈；脉象出现沉而细小的，就是逆象。

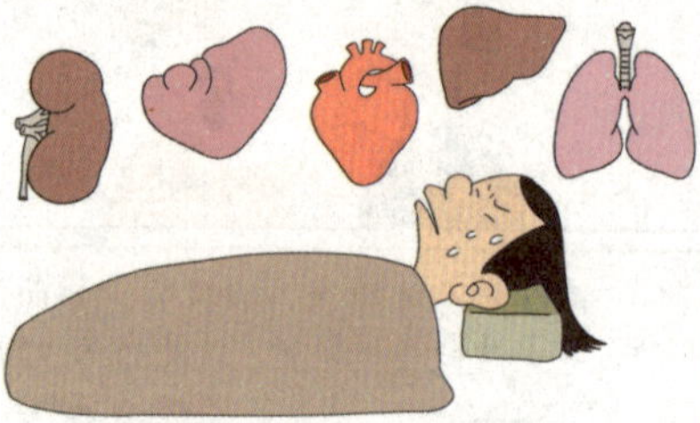

病在六腑，脉象出现浮而大的，病就容易治愈。

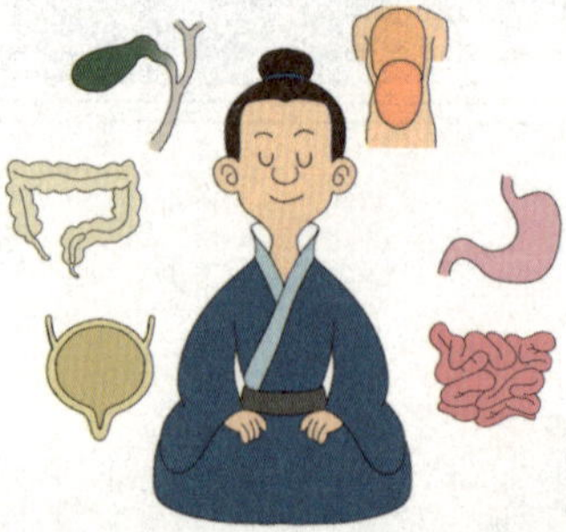

人迎脉主表，脉象盛而坚的，表明伤于寒；脉口主里，脉象盛而坚的，表明伤于食。

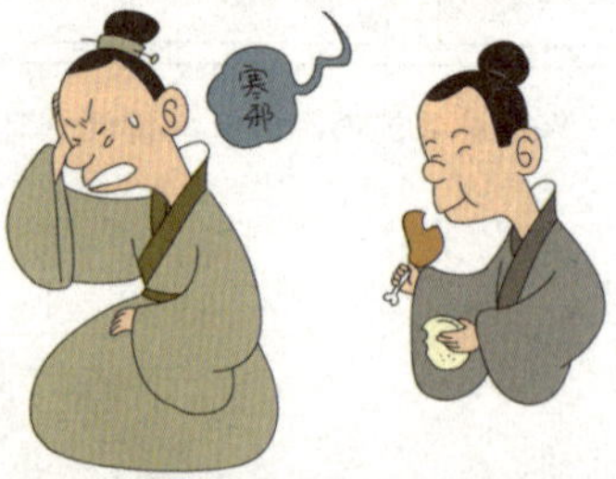

【原文】雷公曰：以色言病之间甚，奈何？

黄帝曰：其色粗以明，沉夭者为甚。其色上行者，病益甚，其色下行，如云彻散者，病方已。五色各有藏部，有外部，有内部也。

——《灵枢·五色》

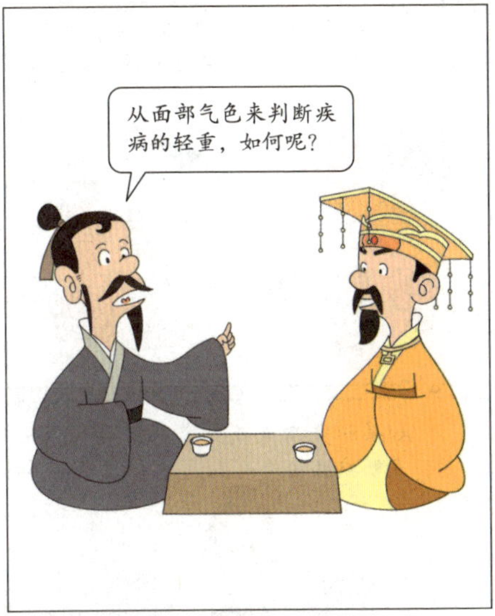
从面部气色来判断疾病的轻重，如何呢？

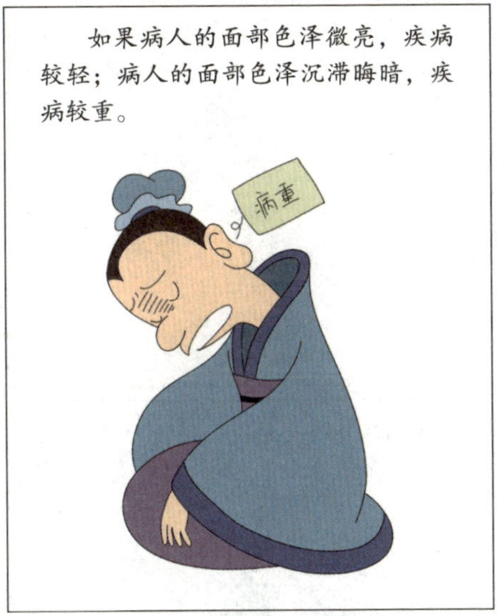
如果病人的面部色泽微亮，疾病较轻；病人的面部色泽沉滞晦暗，疾病较重。
病重

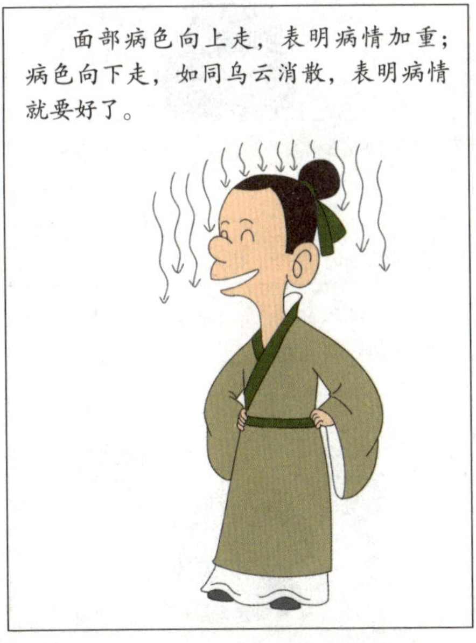
面部病色向上走，表明病情加重；病色向下走，如同乌云消散，表明病情就要好了。

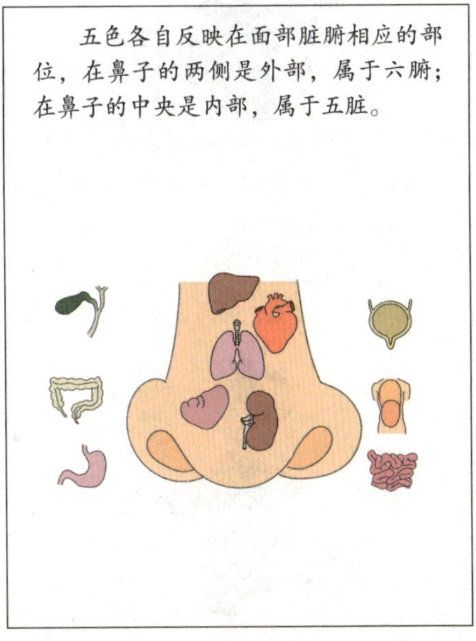

【原文】色从外部走内部者，其病从外走内；其色从内走外者，其病从内走外。病生于内者，先治其阴，后治其阳。反者益甚。其病生于阳者，先治其外，后治其内。反者益甚。其脉滑大以代而长者，病从外来。

——《灵枢·五色》

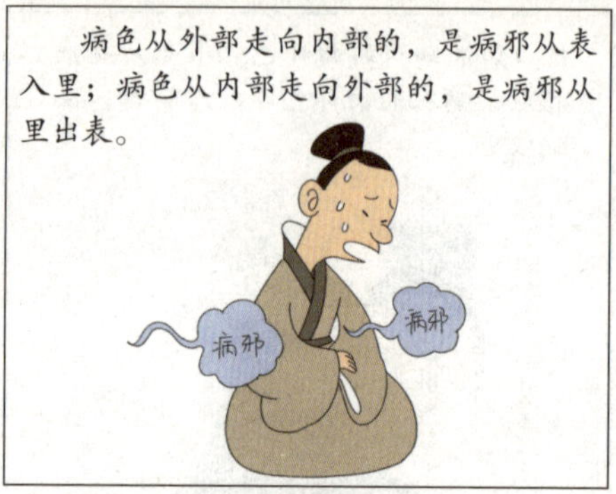
病色从外部走向内部的，是病邪从表入里；病色从内部走向外部的，是病邪从里出表。
病邪
病邪

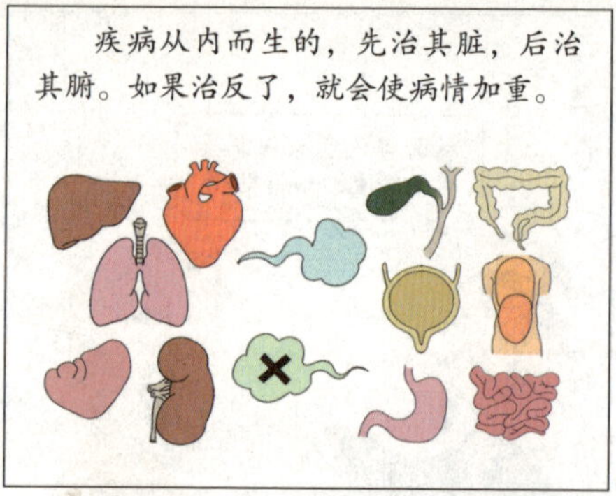

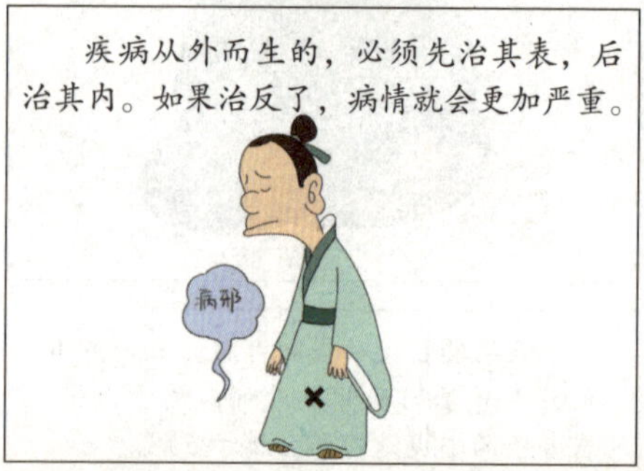
疾病从外而生的，必须先治其表，后治其内。如果治反了，病情就会更加严重。
病邪

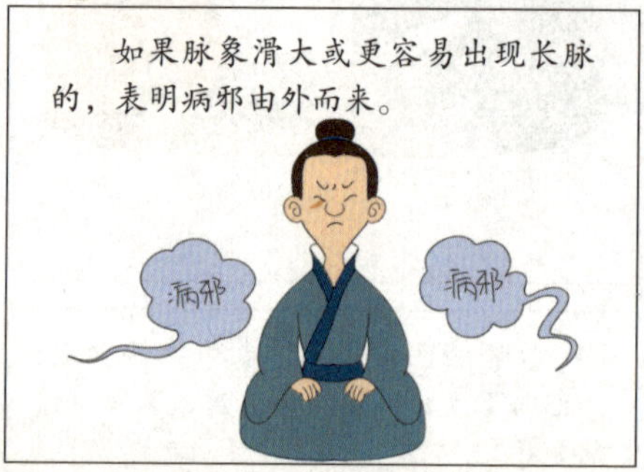
如果脉象滑大或更容易出现长脉的，表明病邪由外而来。
病邪
病邪

【原文】目有所见，志有所恶，此阳气之并也，可变而已。

——《灵枢·五色》

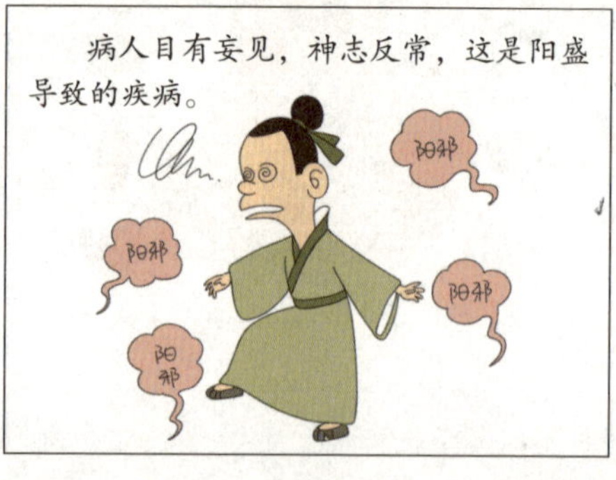
病人目有妄见，神志反常，这是阳盛导致的疾病。
阳邪
阳邪
阳邪
阳邪

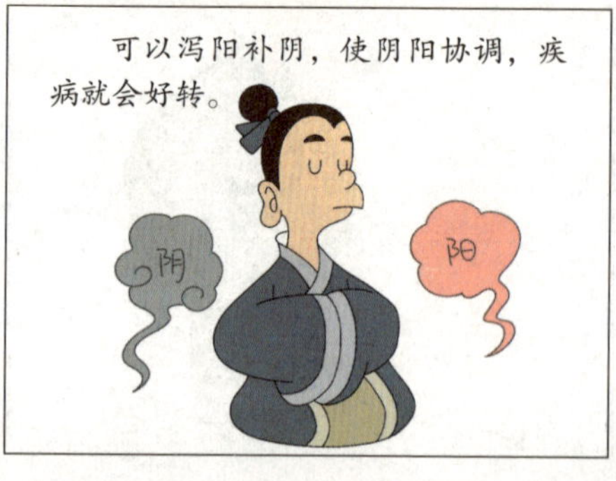
可以泻阳补阴，使阴阳协调，疾病就会好转。
阴
阳

4. 病人对药物的耐受力

【原文】黄帝曰：人之胜毒，何以知之？

少俞曰：胃厚、色黑、大骨及肥者，皆胜毒；故其瘦而薄胃者，皆不胜毒也。

——《灵枢·论痛》

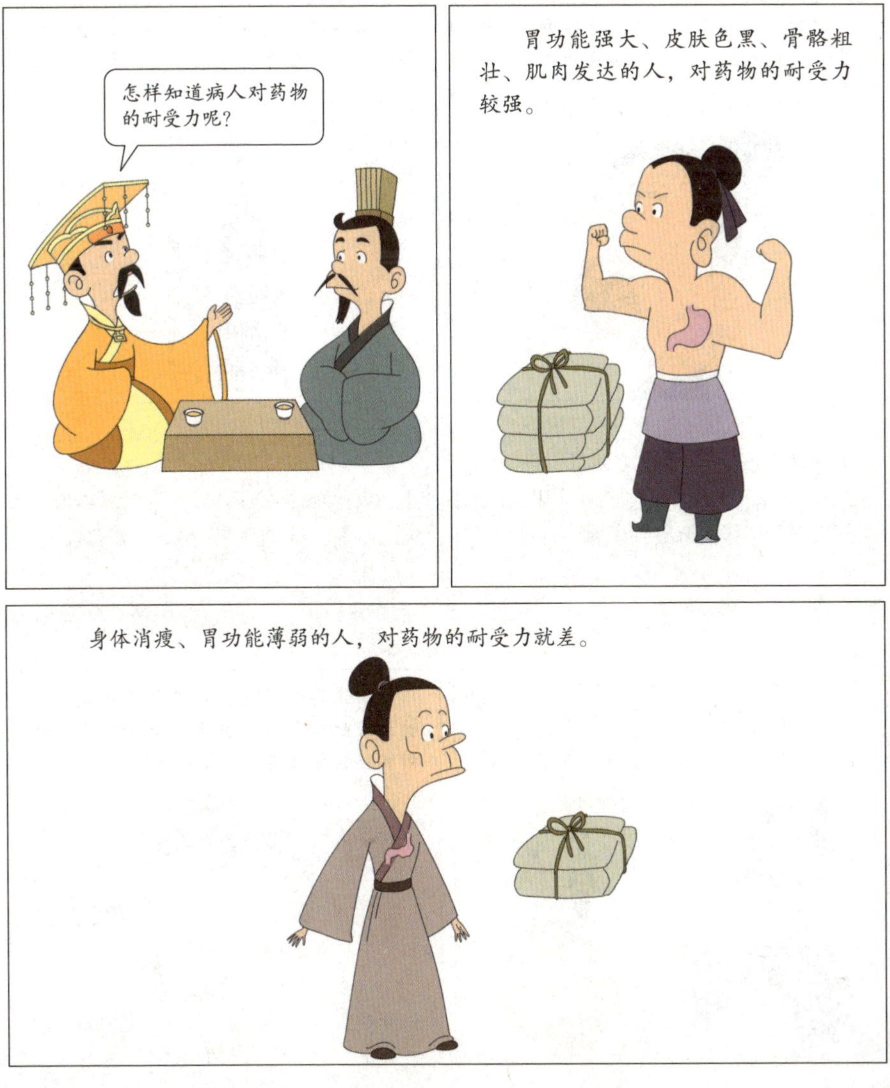

怎样知道病人对药物的耐受力呢？
胃功能强大、皮肤色黑、骨骼粗壮、肌肉发达的人，对药物的耐受力较强。
身体消瘦、胃功能薄弱的人，对药物的耐受力就差。

5. 面部色泽与疾病

【原文】明堂者，鼻也；阙者，眉间也；庭者，颜也；蕃者，颊侧也；蔽者，耳门也。其间欲方大，去之十步，皆见于外。如是者寿，必中百岁。

——《灵枢·五色》

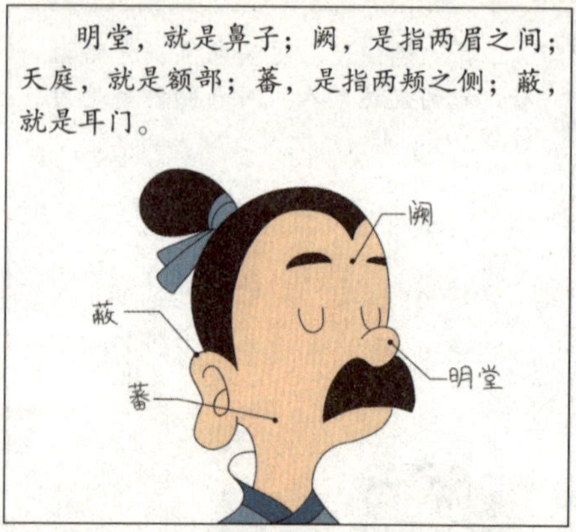

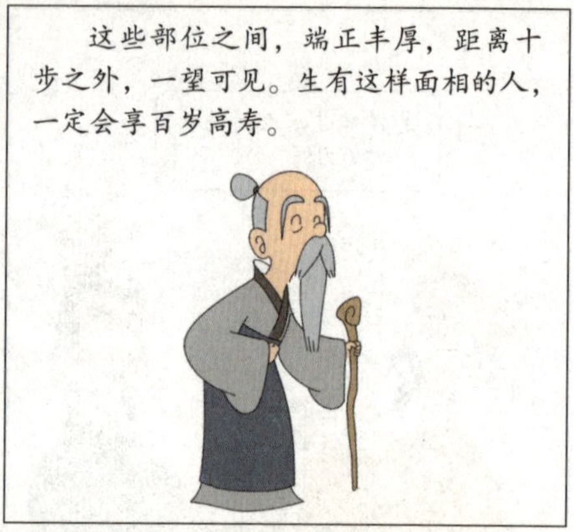
这些部位之间，端正丰厚，距离十步之外，一望可见。生有这样面相的人，一定会享百岁高寿。

【原文】雷公曰：五官之辨奈何？

黄帝曰：明堂骨高以起，平以直。五脏次于中央，六腑挟其两侧。首面上于阙庭，王宫在于下极。五脏安于胸中，真色以致，病色不见。明堂润泽以清。五官恶得无辨乎。

——《灵枢·五色》

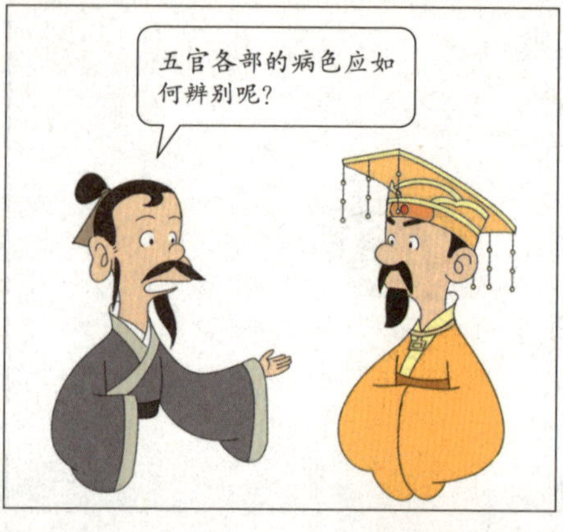
五官各部的病色应如何辨别呢？

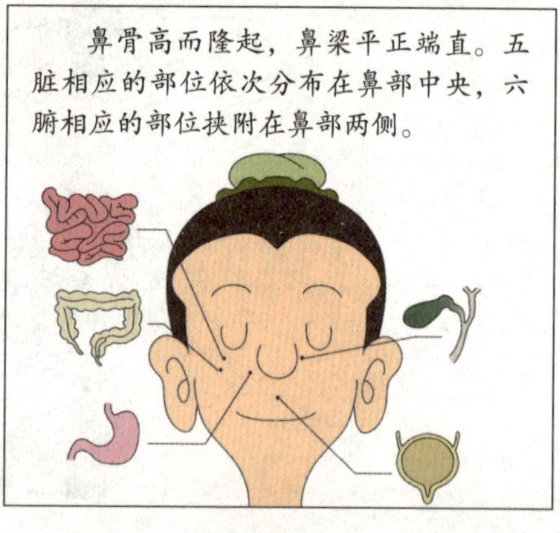
鼻骨高而隆起，鼻梁平正端直。五脏相应的部位依次分布在鼻部中央，六腑相应的部位挟附在鼻部两侧。

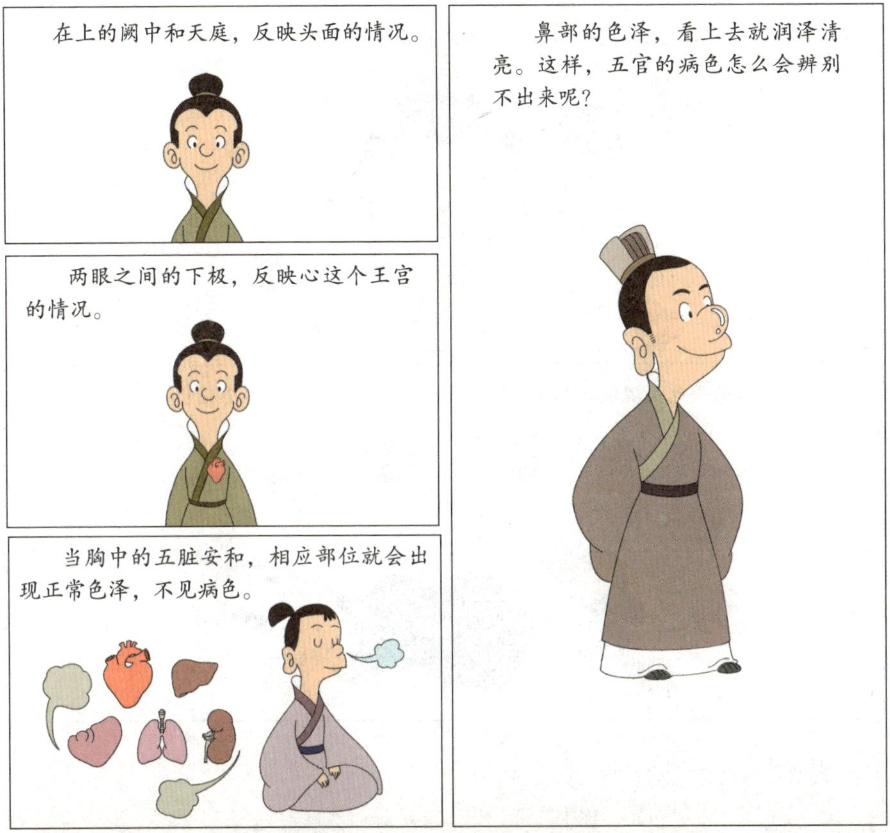
在上的阙中和天庭，反映头面的情况。
两眼之间的下极，反映心这个王宫的情况。
当胸中的五脏安和，相应部位就会出现正常色泽，不见病色。
鼻部的色泽，看上去就润泽清亮。这样，五官的病色怎么会辨别不出来呢？

【**原文**】雷公曰：其不辨者，可得闻乎？

黄帝曰：五色之见也，各出其色部。部骨陷者，必不免于病矣。其色部乘袭者，虽病甚，不死矣。

——《灵枢·五色》

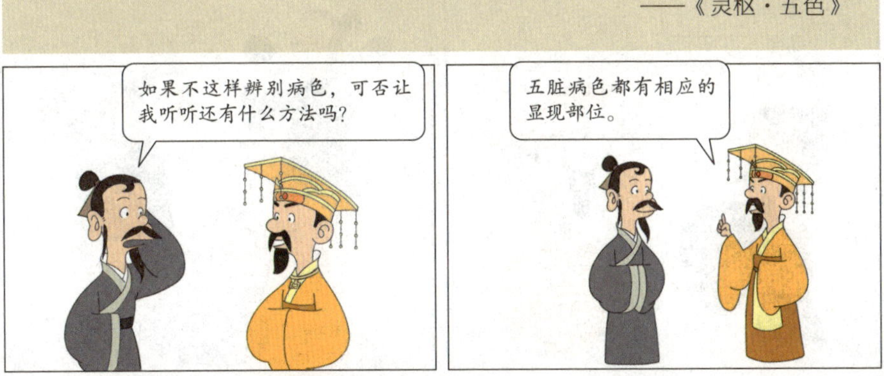
如果不这样辨别病色，可否让我听听还有什么方法吗？
五脏病色都有相应的显现部位。

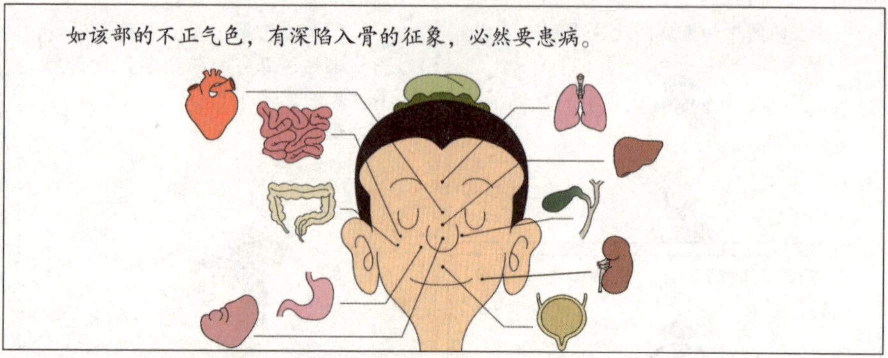

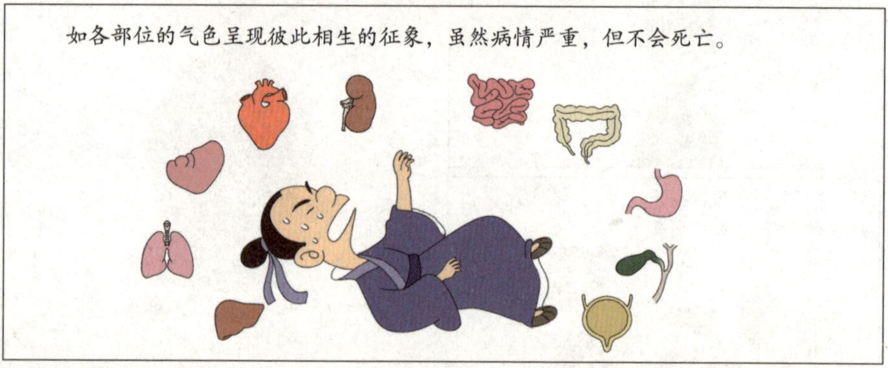

【原文】雷公曰：官五色奈何？

黄帝曰：青黑为痛，黄赤为热，白为寒。是谓五官。

——《灵枢·五色》

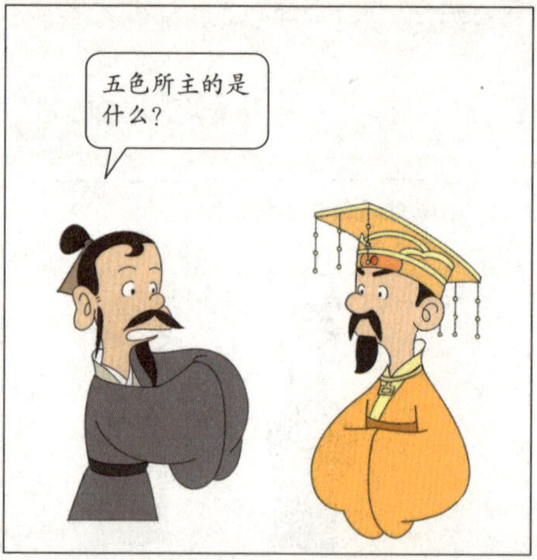
五色所主的是什么？

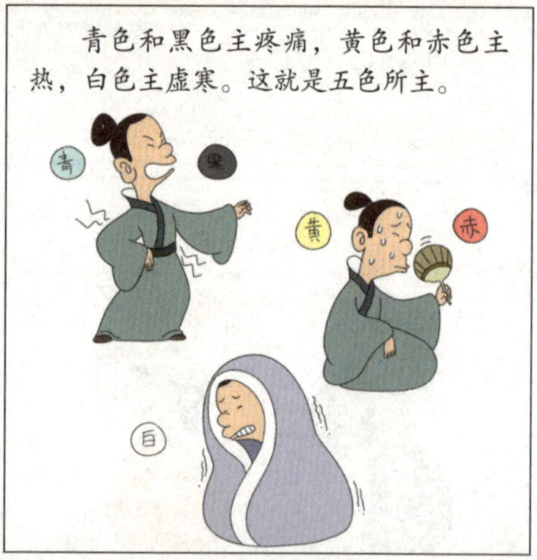
青色和黑色主疼痛，黄色和赤色主热，白色主虚寒。这就是五色所主。
青
黑
黄
赤
白

【原文】沉浊为内，浮泽为外。黄赤为风，青黑为痛，白为寒。黄而膏润为脓，赤甚者为血。痛甚为挛，寒甚为皮不仁。五色各见其部，察其浮沉，以知浅深。察其泽夭，以观成败。察其散抟，以知远近。视色上下，以知病处。

——《灵枢·五色》

面色沉滞晦暗，表明生了在里在脏的病。

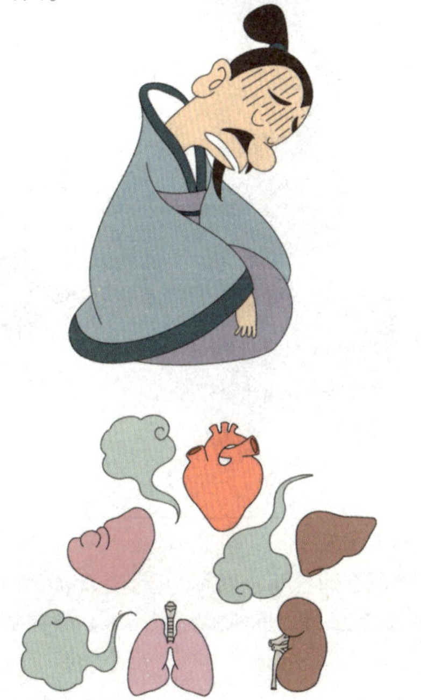

面色浅浮光亮，表明生了在外在腑的病。

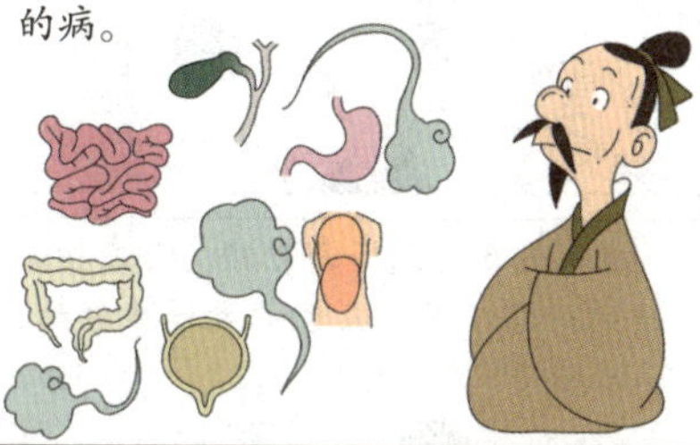

面色黄赤属于风热病，面色青黑属于痛病，面色苍白属于寒症。面色发黄而脂膏润泽表明疮疡化脓，面色深红表明是有瘀血。

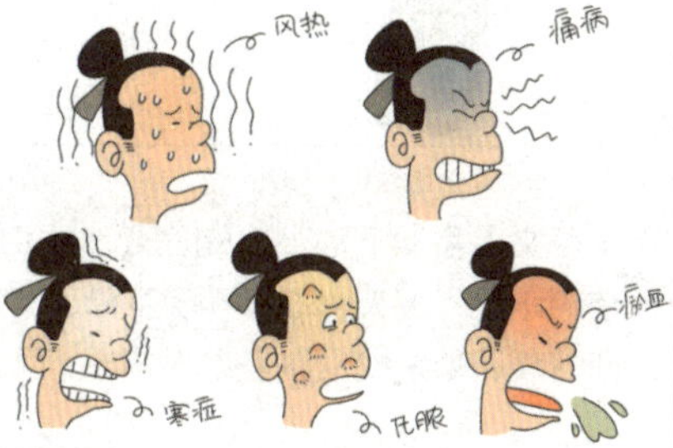

疼痛极了就会发生拘挛。

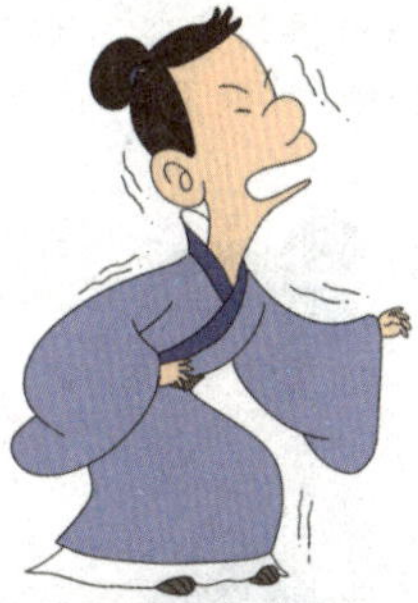

受寒过重就会皮肤麻木。

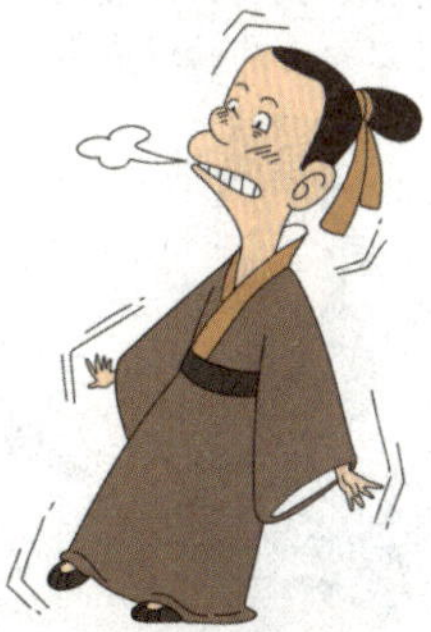

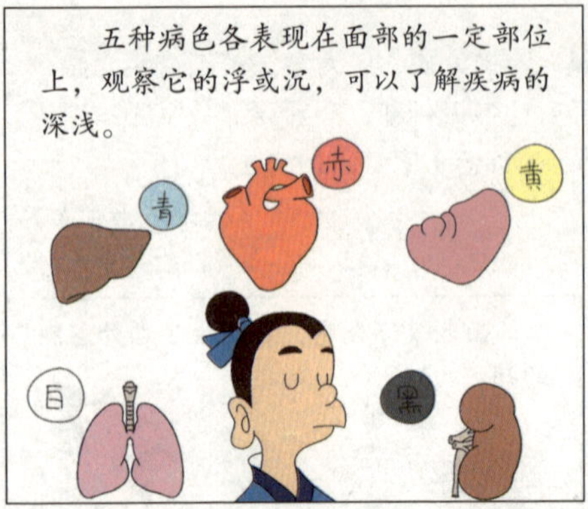

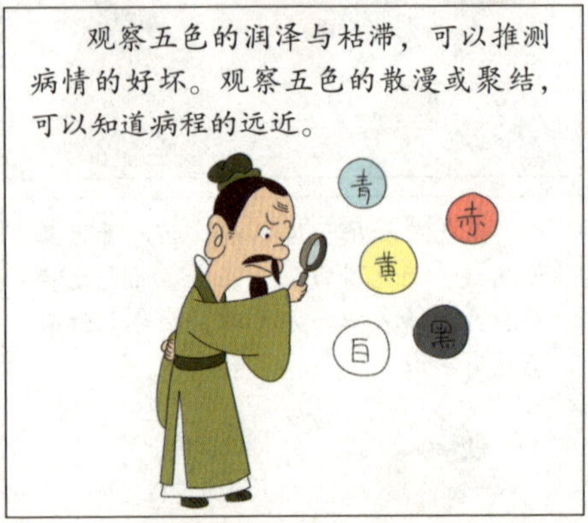
观察五色的润泽与枯滞，可以推测病情的好坏。观察五色的散漫或聚结，可以知道病程的远近。
青
赤
黄

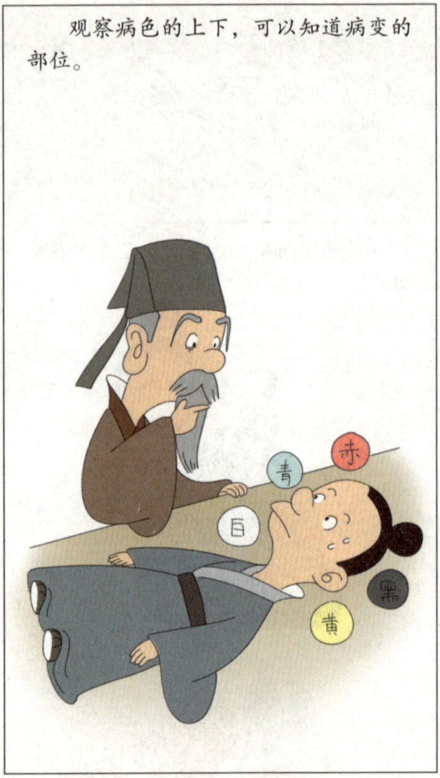
观察病色的上下，可以知道病变的部位。
青
赤
黄

【原文】积神于心，以知往今。故相气不微，不知是非。属意勿去，乃知新故。色明不粗，沉夭为甚，不明不泽，其病不甚。其色散，驹驹然，未有聚；其病散而气痛，聚未成也。

——《灵枢·五色》

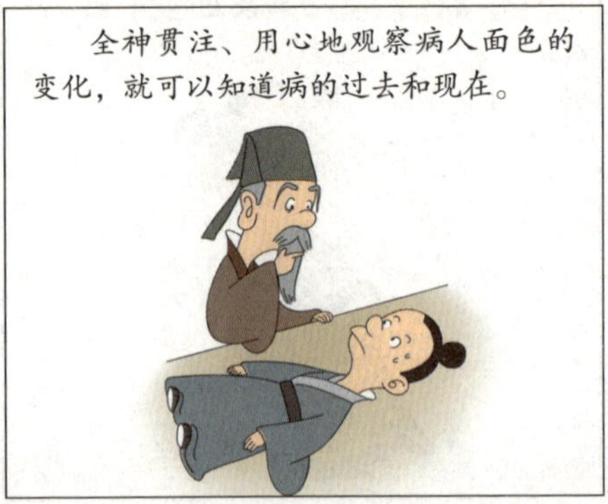

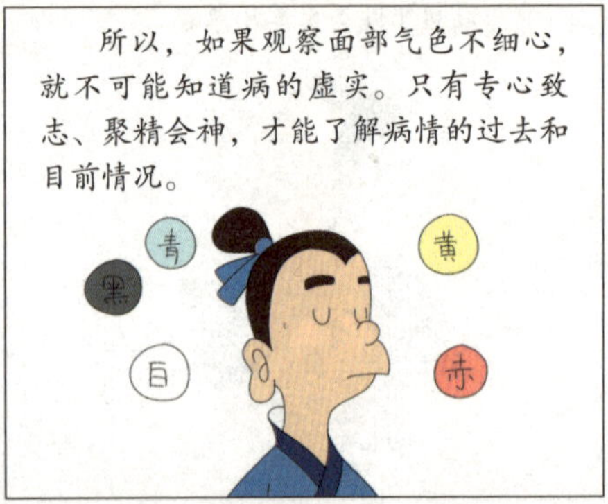
所以，如果观察面部气色不细心，就不可能知道病的虚实。只有专心致志、聚精会神，才能了解病情的过去和目前情况。
青
黄
赤

面色光亮而不粗糙，病情一般不会太重。

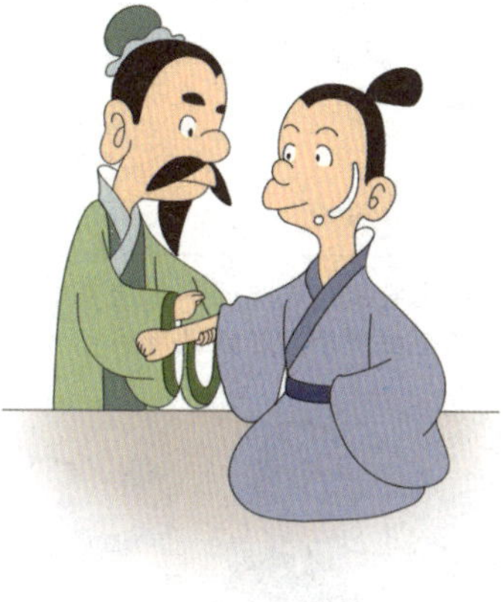

面色既不明亮，又不润泽，一副沉滞晦暗的样子，表明病情比较严重。

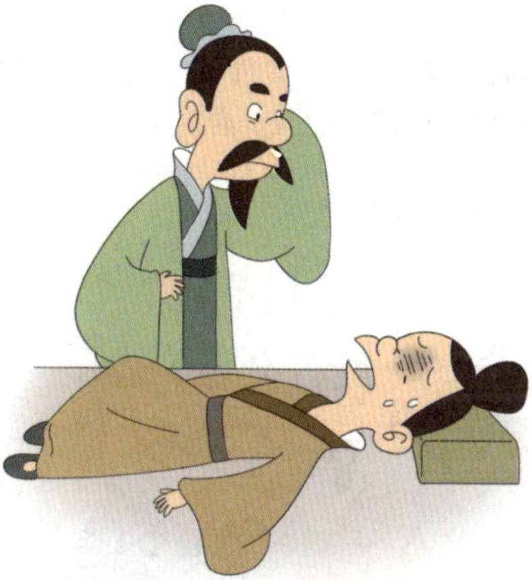

如果色散而不聚在固定部位，那么病势即将消散。

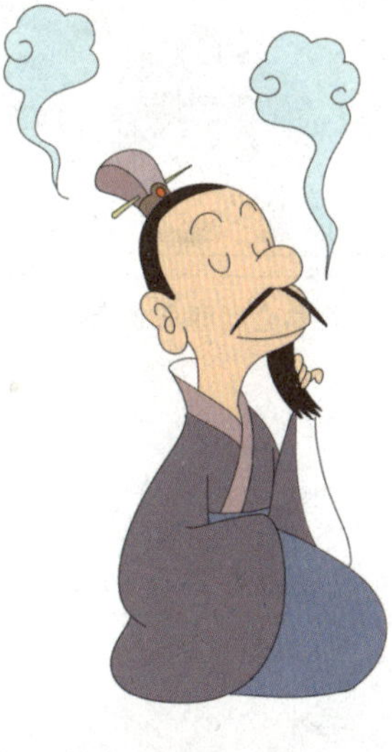

如果病色消散，仅有气痛，表明尚未形成积聚。

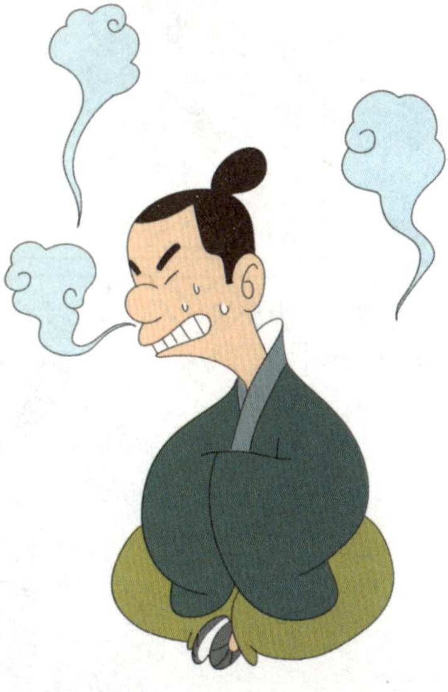

6. 人的肤色与疾病

【原文】黄帝曰：黑色不病乎？

少俞曰：黑色而皮厚肉坚，固不伤于四时之风。其皮薄而肉不坚，色不一者，长夏至而有虚风者，病矣。其皮厚而肌肉坚者，长夏至而有虚风，不病矣。其皮厚而肌肉坚者，必重感于寒，外内皆然，乃病。

——《灵枢·论勇》

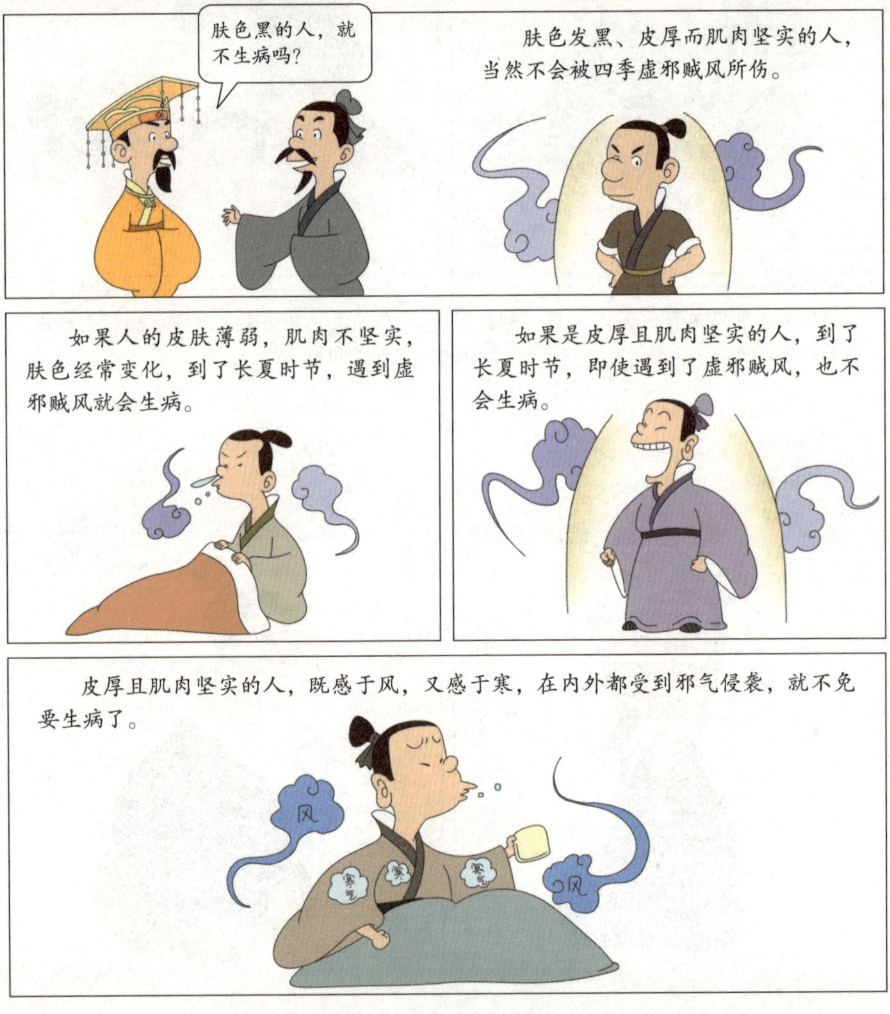

肤色黑的人，就不生病吗？
肤色发黑、皮厚而肌肉坚实的人，当然不会被四季虚邪贼风所伤。
如果人的皮肤薄弱，肌肉不坚实，肤色经常变化，到了长夏时节，遇到虚邪贼风就会生病。
如果是皮厚且肌肉坚实的人，到了长夏时节，即使遇到了虚邪贼风，也不会生病。
皮厚且肌肉坚实的人，既感于风，又感于寒，在内外都受到邪气侵袭，就不免要生病了。
风
风

7. 从五官气色的变化判断五脏的病情

【原文】黄帝曰：愿闻五官。

岐伯曰：鼻者，肺之官也；目者，肝之官也；口唇者，脾之官也；舌者，心之官也；耳者，肾之官也。

——《灵枢·五阅五使》

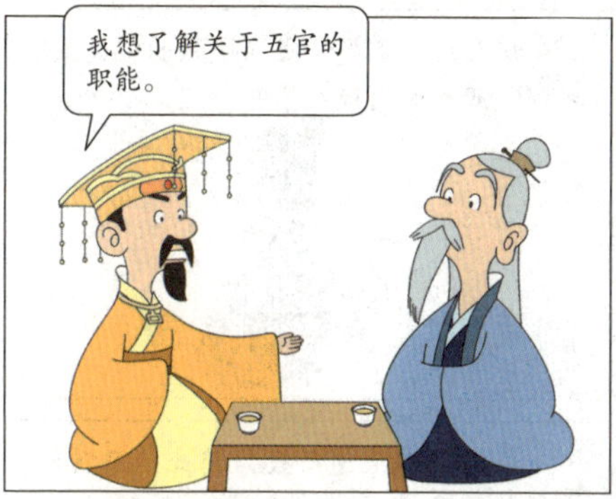

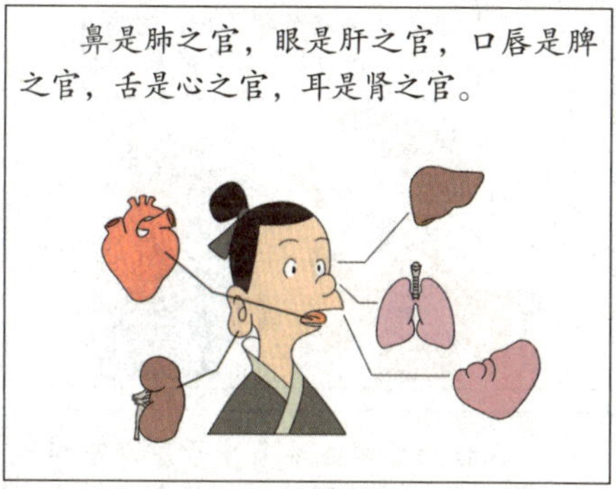

【原文】以候五脏。故肺病者，喘息鼻张；肝病者，眦青；脾病者，唇黄；心病者，舌卷短，颧赤；肾病者，颧与颜黑。

——《灵枢·五阅五使》

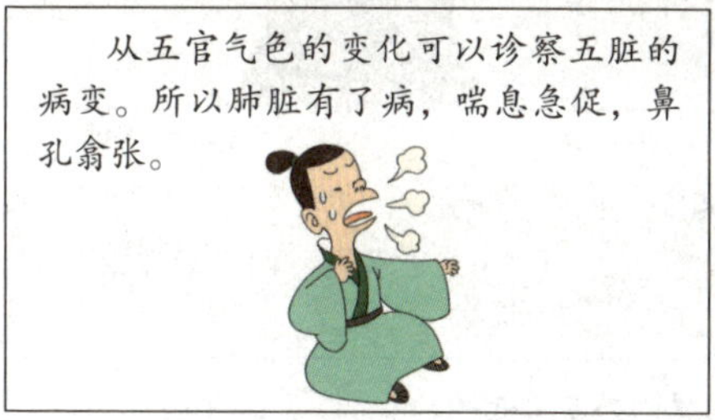

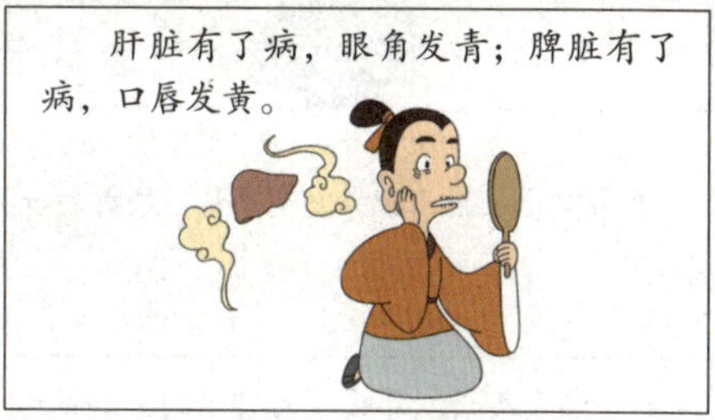

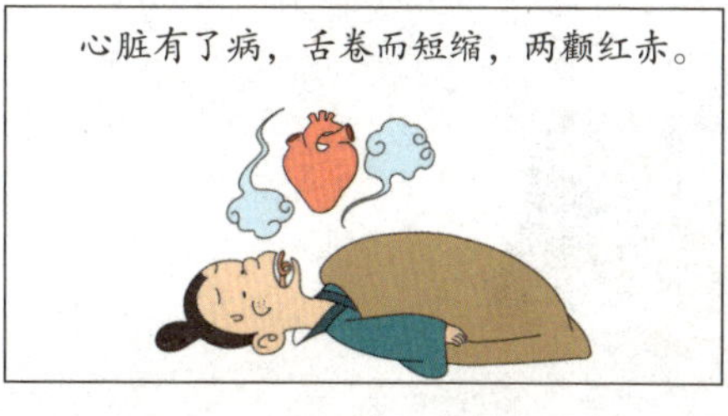

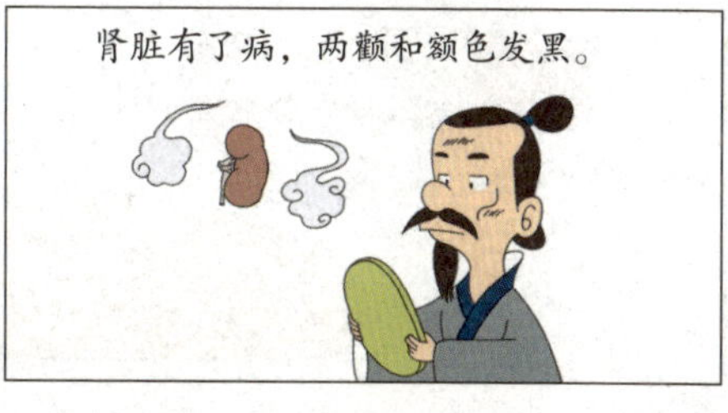

8. 痛证的治疗（头痛类）

【原文】帝曰：人有病头痛，以数岁不已，此安得之？名为何病？

岐伯曰：当有所犯大寒，内至骨髓，髓者以脑为主，脑逆故令头痛，齿亦痛，病名曰厥逆。

——《素问·奇病论》

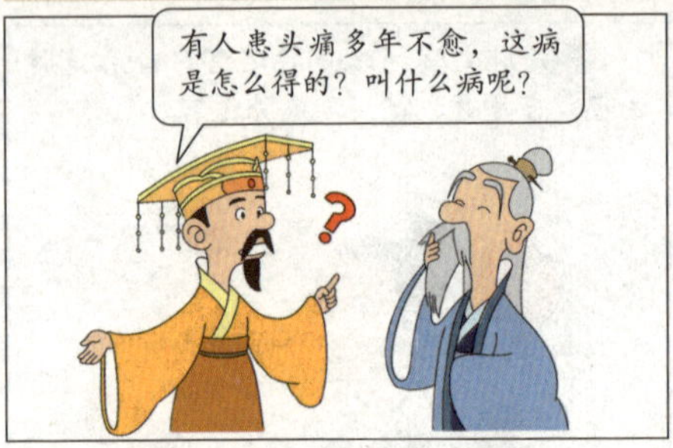
有人患头痛多年不愈，这病是怎么得的？叫什么病呢？

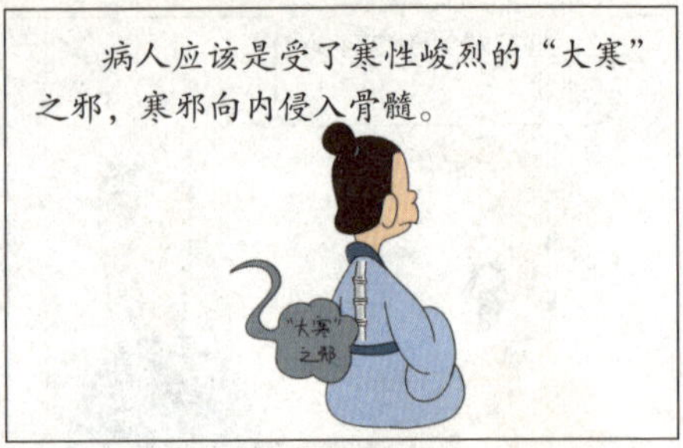
病人应该是受了寒性峻烈的“大寒”之邪，寒邪向内侵入骨髓。
“大寒”之邪

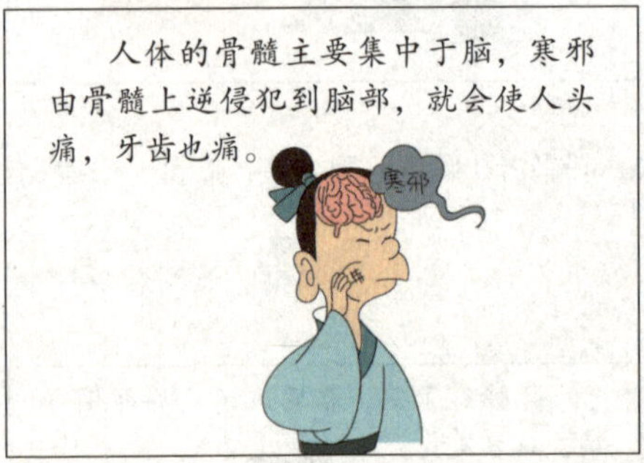
人体的骨髓主要集中于脑，寒邪由骨髓上逆侵犯到脑部，就会使人头痛，牙齿也痛。
寒邪

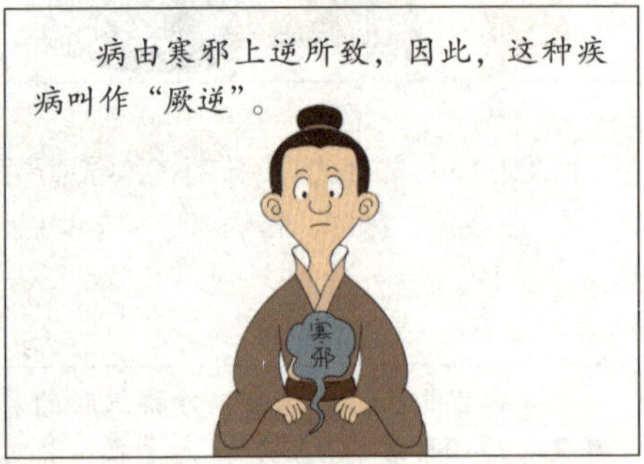
病由寒邪上逆所致，因此，这种疾病叫作“厥逆”。
寒邪

【原文】头痛耳鸣，九窍不利，肠胃之所生也。

——《素问·通评虚实论》

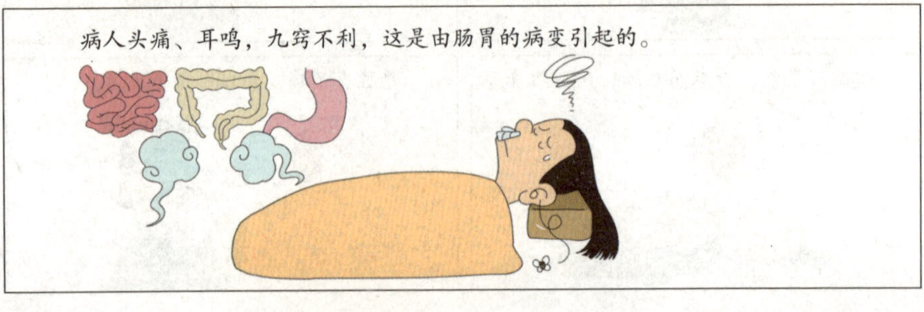

【原文】帝曰：病热而有所痛者，何也？

岐伯曰：病热者，阳脉也，以三阳之动也。人迎一盛少阳，二盛太阳，三盛阳明，入阴也。夫阳入于阴，故病在头与腹，乃䐜胀而头痛也。

——《素问·腹中论》

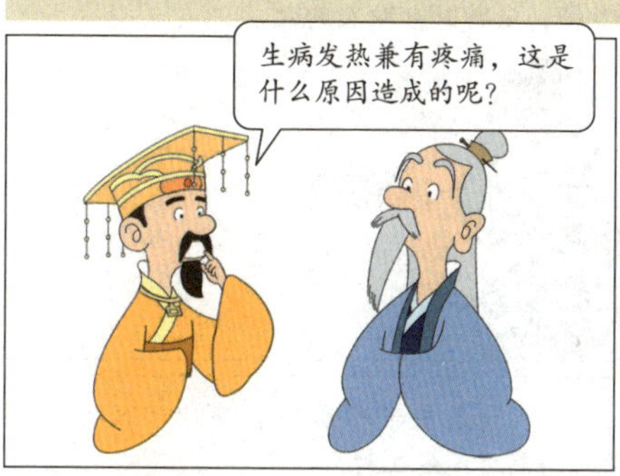

生病发热兼有疼痛，这是什么原因造成的呢？

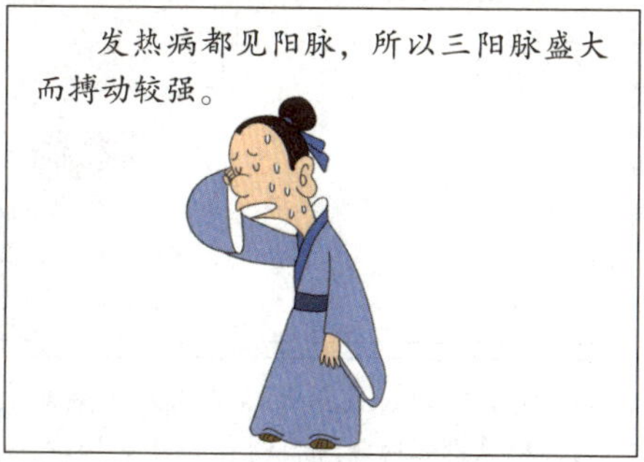

发热病都见阳脉，所以三阳脉盛大而搏动较强。

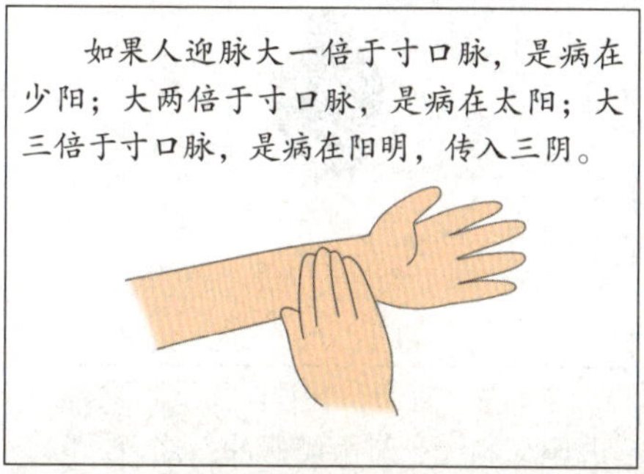

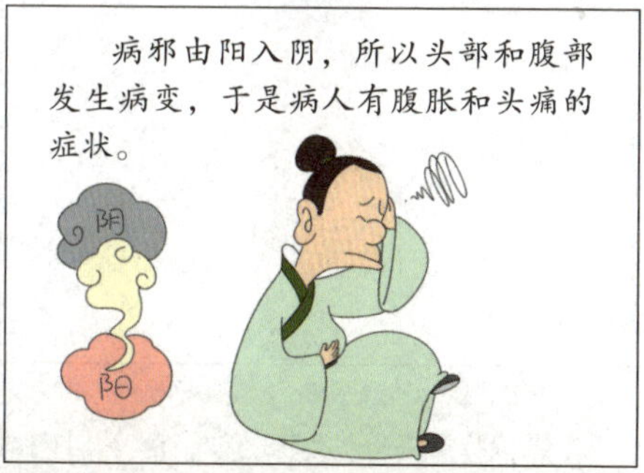

病邪由阳入阴，所以头部和腹部发生病变，于是病人有腹胀和头痛的症状。
阴
阳

【原文】头痛巅疾，下虚上实，过在足少阴、巨阳，甚则入肾。

心烦头痛，病在鬲中，过在手巨阳、少阴，甚则入心。

——《素问·五脏生成》

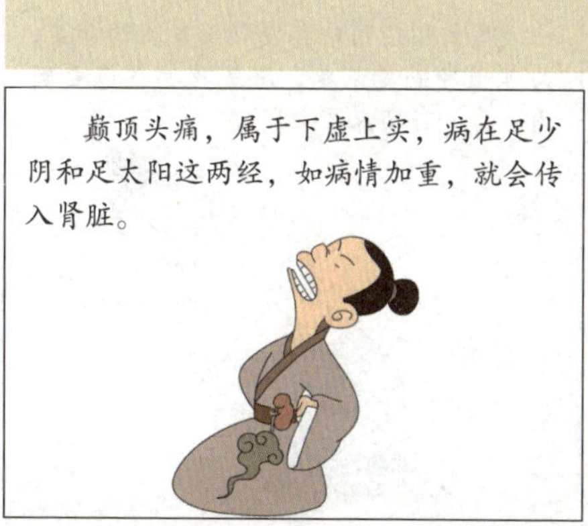

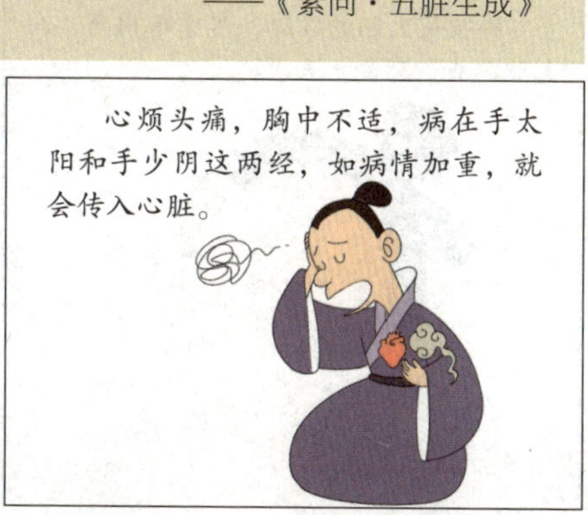

心烦头痛，胸中不适，病在手太阳和手少阴这两经，如病情加重，就会传入心脏。

【原文】阳迎头痛，胸满不得息，取之人迎。

足太阳有通项入于脑者，正属目本，名曰眼系。头目苦痛取之，在项中两筋间。

——《灵枢·寒热病》

阳邪上逆引起的头痛，胸中满闷，呼吸不畅，治疗时可取人迎穴。

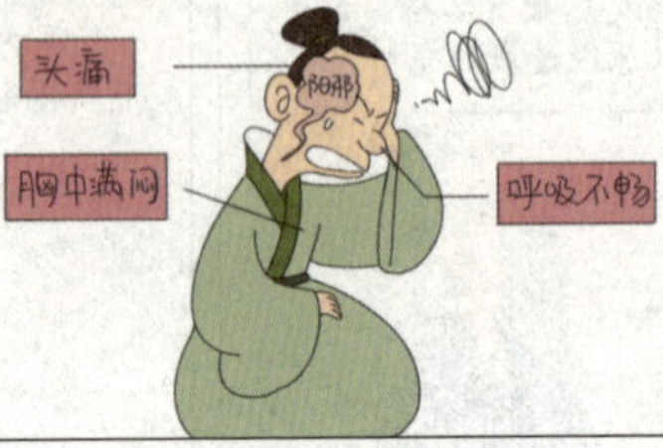

足太阳经脉在通过项后而入于脑部的，联系到眼睛深部，叫作“目系”。

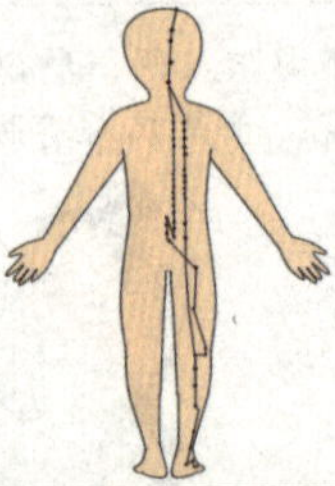

如果头眼疼痛，治疗时可取项中两筋之间的玉枕穴。

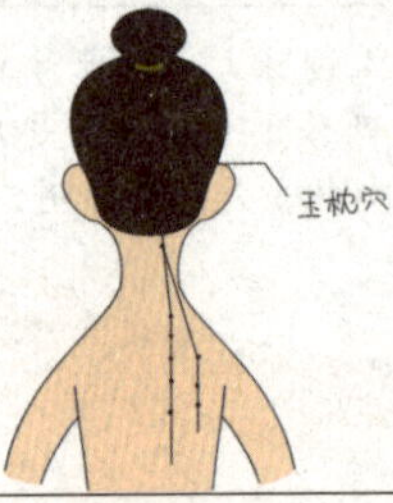

【原文】膀胱足太阳之脉，起于目内眦，上额交巅……是动则病冲头痛，目似脱，项似拔。

——《灵枢·经脉》

膀胱足太阳的经脉，起于眼内角，向上过额头，交会于头顶。

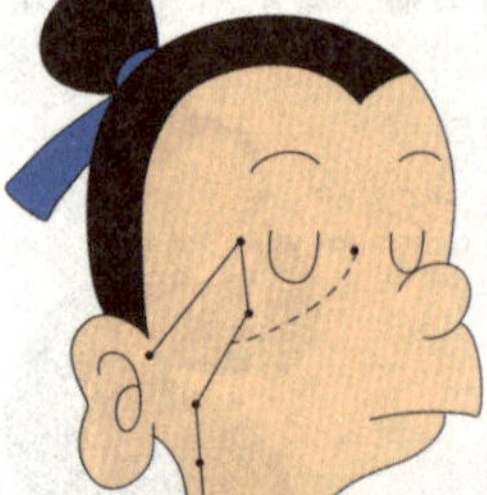

足太阳经因外邪侵犯而发生的病变，为气上冲而感头痛，眼球疼痛得像要脱出一样，颈项疼痛似拔。

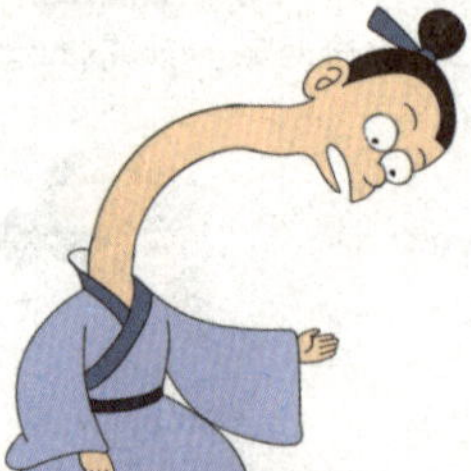

【原文】胆足少阳之脉，起于目锐眦，上抵头角……是主骨所生病者，头痛颔痛，目锐眦痛。

——《灵枢·经脉》

胆足少阳的经脉，起于眼外角，上至额角。

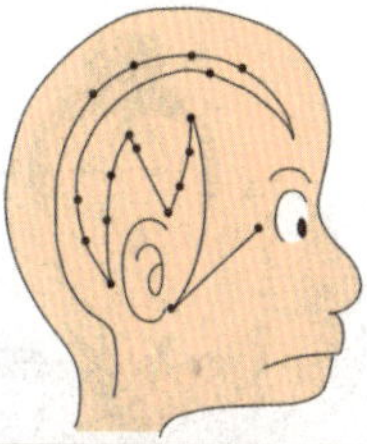

足少阳经所主的骨发生病变，会出现头痛，下颌及外眼角痛。

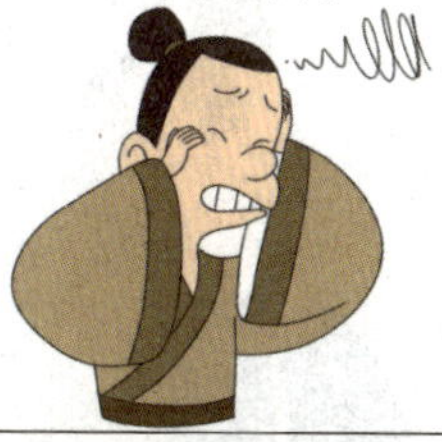

【原文】寸口之脉中手短者，曰头痛。

——《素问·平人气象论》

病人的寸口脉象应指而短，说明患有头痛病。

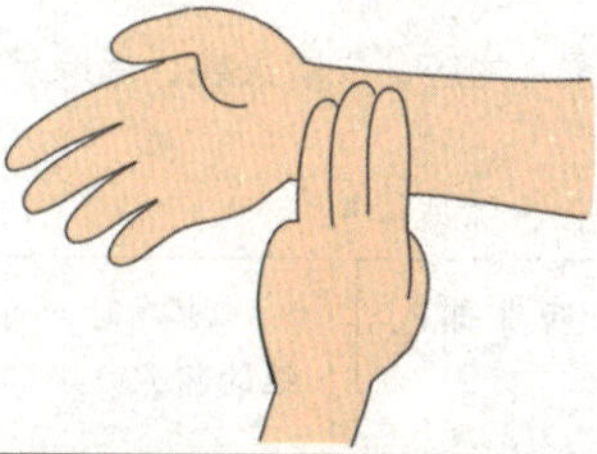

【原文】厥头痛，面若肿起而烦心，取之足阳明、太阴。

——《灵枢·厥病》

经脉邪气上冲头部造成的头痛，称为“厥头痛”。

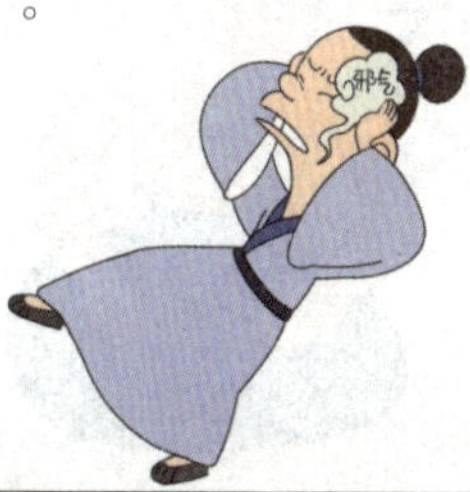

病人面部浮肿且心中烦躁的，可取足阳明、足太阴经的腧穴。

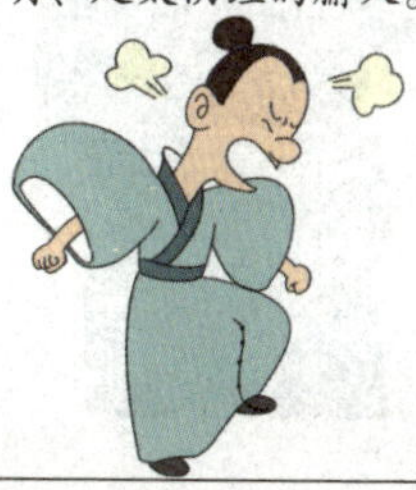

【原文】厥头痛，意善忘，按之不得，取头面左右动脉，后取足太阴。

——《灵枢·厥病》

厥头痛，病人爱叹气、易健忘，触摸不到疼痛部位。

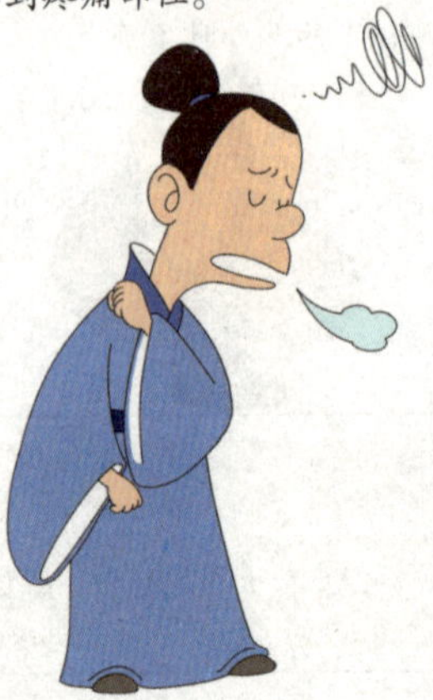

治疗时先取头面部左右的动脉，然后再取足太阴经的腧穴。

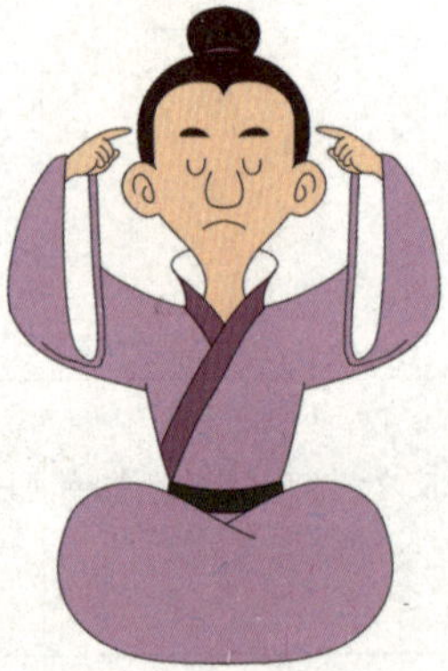

【原文】厥头痛，项先痛，腰脊为应，先取天柱，后取足太阳。

——《灵枢·厥病》

厥头痛，病人项部先痛，腰脊部也随之疼痛。

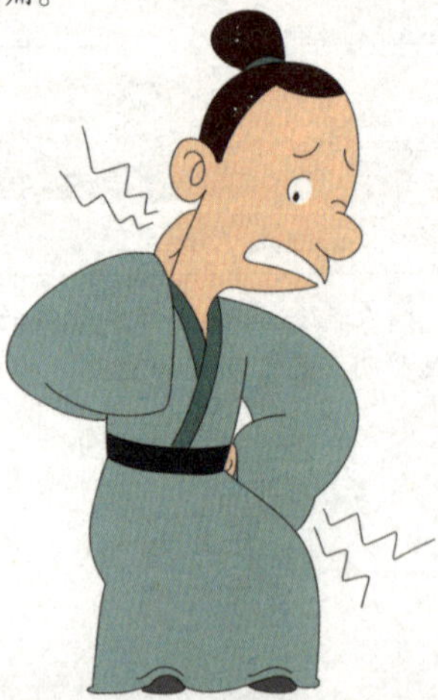

治疗时，可先取天柱穴，后取足太阳经的腧穴。

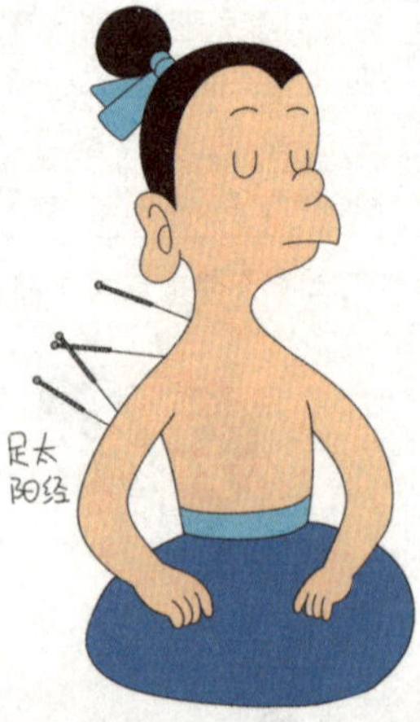

【原文】厥头痛，头痛甚，耳前后脉涌有热，泻出其血，后取足少阳。

——《灵枢·厥病》

厥头痛，病人头痛剧烈，耳朵前后的脉络都怒胀有热。

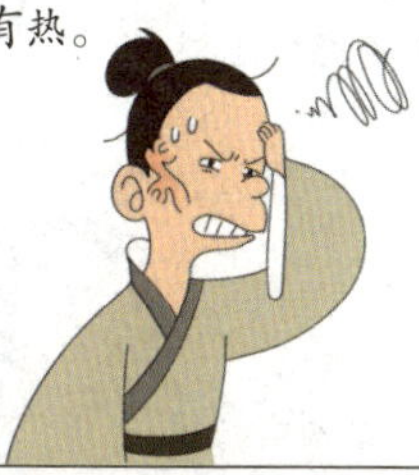

治疗时应先泻出其血，然后取足少阳经的腧穴。

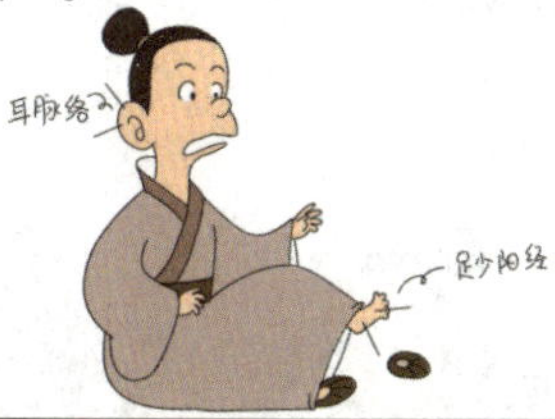

【原文】真头痛，头痛甚，脑尽痛，手足寒至节，死不治。

——《灵枢·厥病》

真头痛，头痛剧烈，如果整个头部疼痛，手足发凉到关节部，这是死症，不可治。

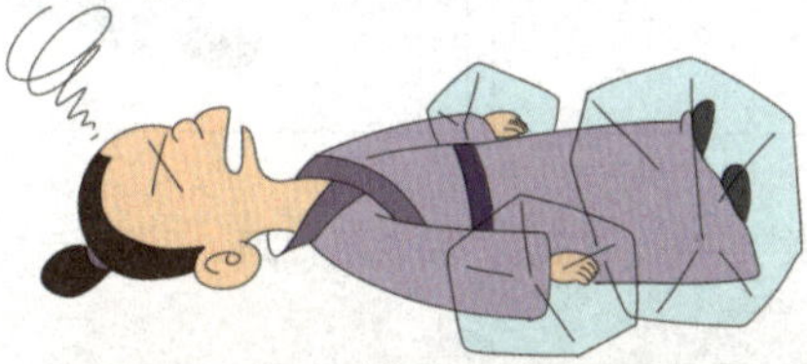

【原文】头痛不可取于腧者，有所击堕，恶血在于内，若肉伤，痛未已，可则刺，不可远取也。

——《灵枢·厥病》

有的头痛不可以取腧穴治疗，如被击伤或从高处跌落，致使体内产生了瘀血。

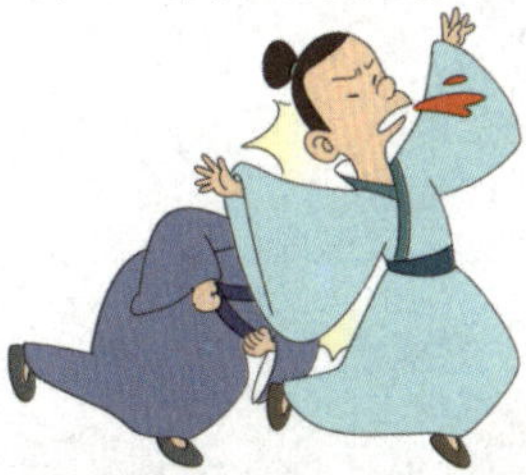

或肌肉损伤，疼痛不止，可在伤痛局部针刺，不能选取远处的腧穴。

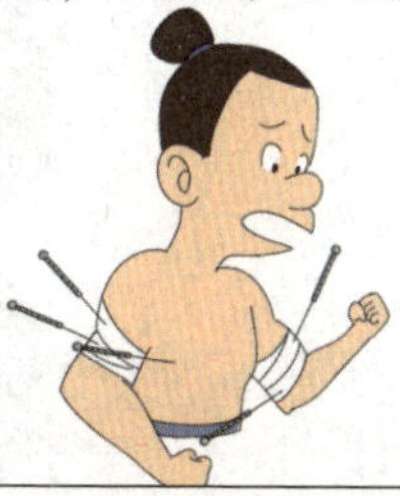

【原文】头痛不可刺者，大痹为恶，日作者，可令少愈，不可已。

——《灵枢·厥病》

头痛不能仅用针刺治疗的，是由严重的痹证酿成的头痛。

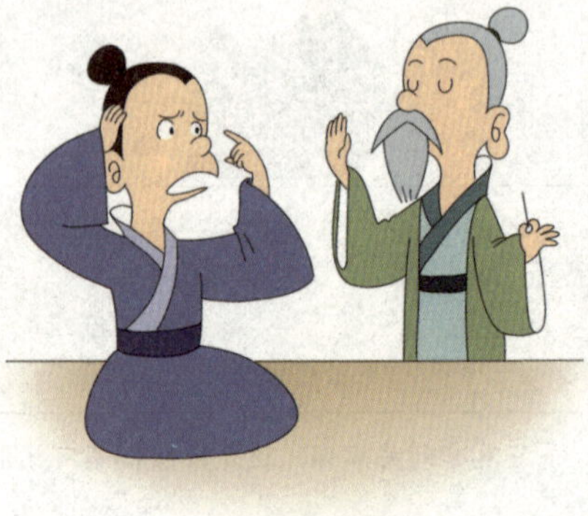

头痛每天发作，用针刺可以使痛势微减轻，但不能根治。

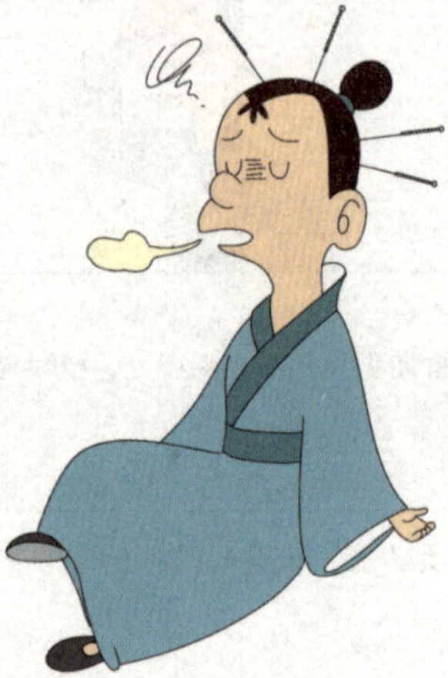

【原文】头半寒痛，先取手少阳、阳明，后取足少阳、阳明。

——《灵枢·厥病》

偏头有冷痛感，治疗时可先取手少阳、手阳明两经的腧穴，然后再取足少阳、足阳明两经的腧穴。

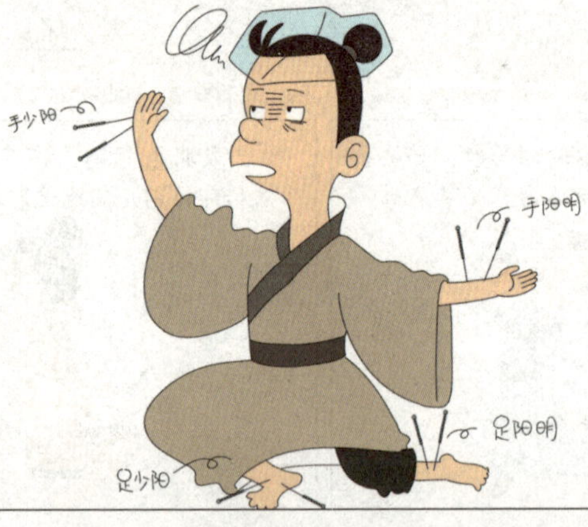

9. 痛证的治疗（腰痛类）

【原文】感于寒，则病人关节禁固，腰脽痛，寒湿持于气交而为疾也。

——《素问·六元正纪大论》

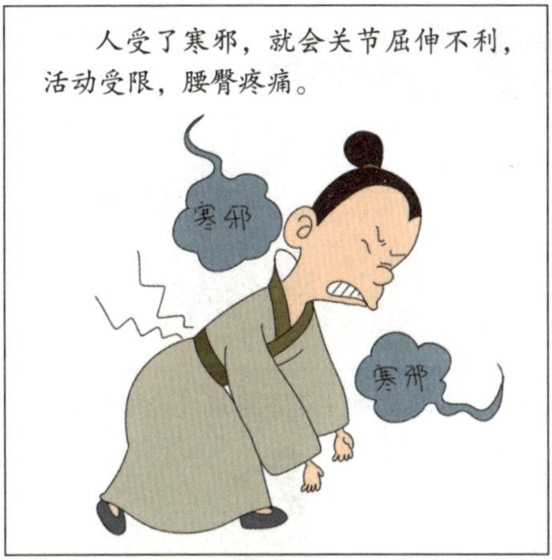
人受了寒邪，就会关节屈伸不利，活动受限，腰臀疼痛。
寒邪
寒邪

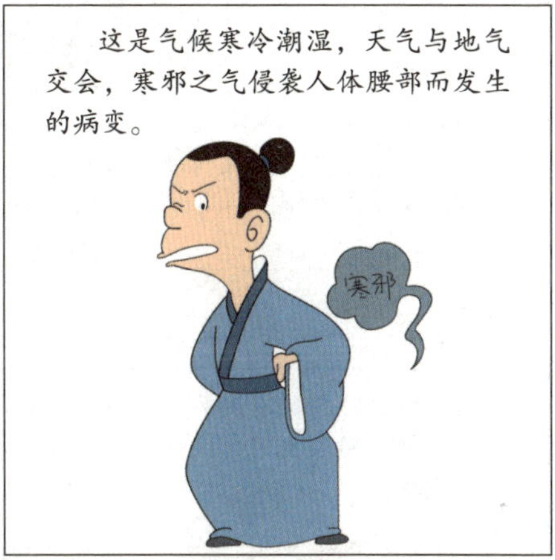
这是气候寒冷潮湿，天气与地气交会，寒邪之气侵袭人体腰部而发生的病变。
寒邪

【原文】腰者，肾之府，转摇不能，肾将惫矣。

——《素问·脉要精微论》

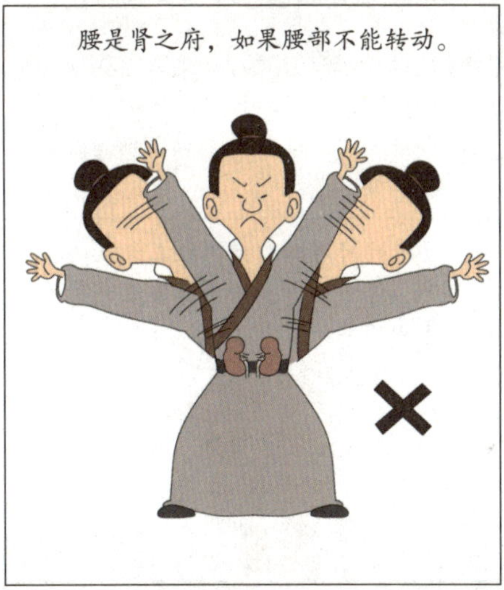
腰是肾之府，如果腰部不能转动。

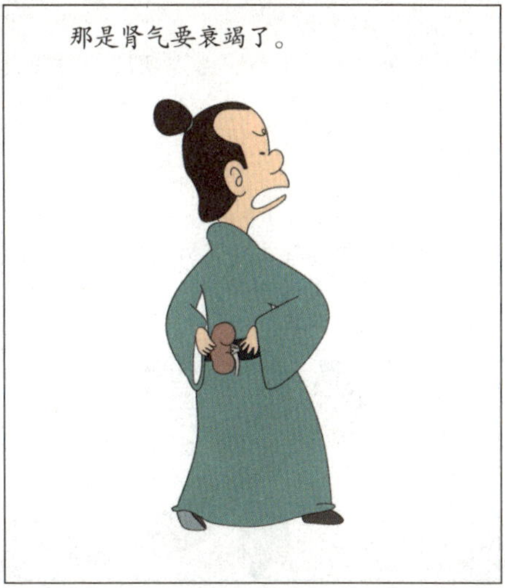
那是肾气要衰竭了。

【原文】巨阳虚，则腰背头项痛。

——《素问·疟论》

太阳经气虚，就会引起腰部、脊背、头部、脖子疼痛。

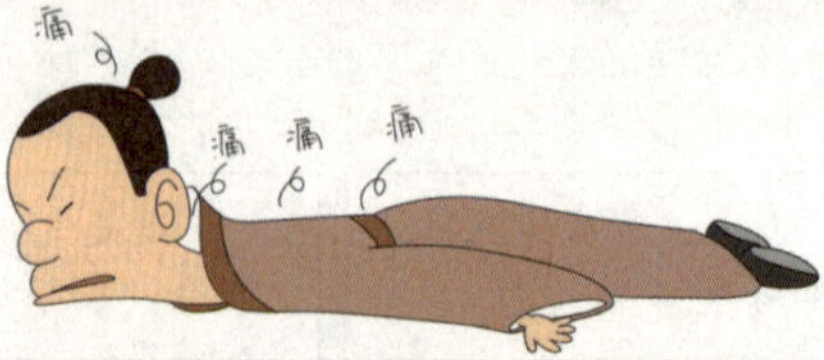

【原文】阴阳不和，则使液溢而下流于阴，髓液皆减而下，下过度则虚，虚则腰背痛而胫痠。

——《灵枢·厥病》

人体的阴阳各经不调和，就会使津液从阴窍流泄，髓液也同时减少，流泄过度使真阴虚损。

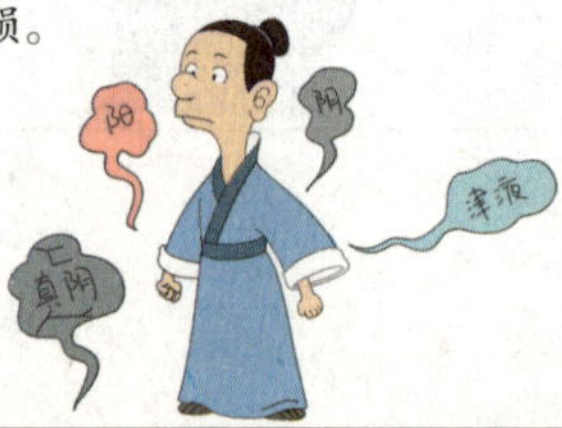

真阴虚损，就会出现腰背痛、足胫酸软。

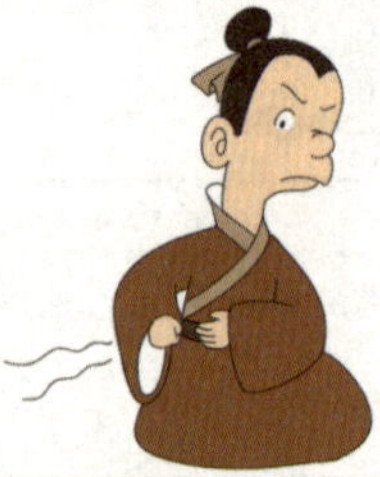

【原文】足太阳脉，令人腰痛，引项脊尻背如重状，刺其郄中，太阳正经出血，春无见血。

——《素问·刺腰痛》

足太阳经脉发生病变引起的腰痛，痛时牵引颈项、脊背和臀部，病人好像背负着沉重的东西一样。

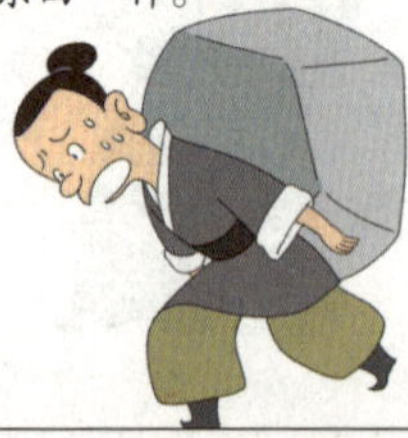

治疗时可刺取太阳经正经上的委中穴，使其出血。如果在春季，就不要刺出血来。

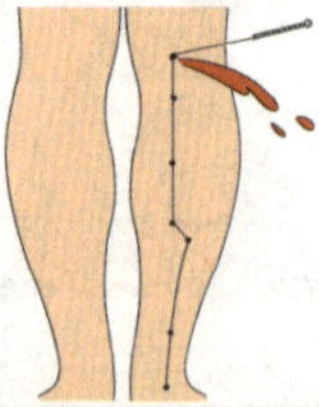

【原文】少阳，令人腰痛，如以针刺其皮中，循循然不可以俯仰，不可以顾，刺少阳成骨之端出血，成骨在膝外廉之骨独起者，夏无见血。

——《素问·刺腰痛》

足少阳经脉发生病变引起的腰痛，痛时就像用针扎皮肤一样，痛感顺着经脉下行，使人不能俯仰、不能左右转侧回顾。

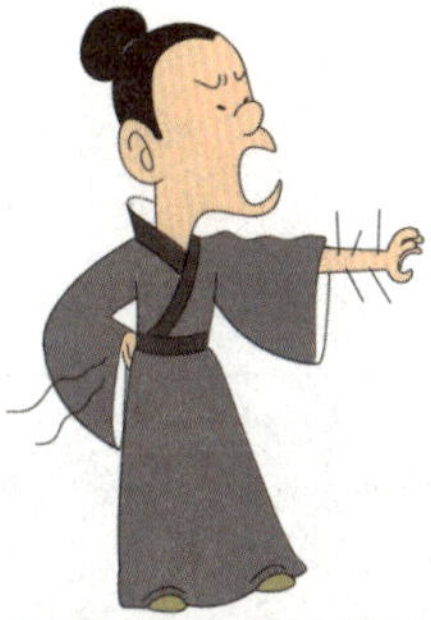

治疗时应当刺取少阳经循行经过的胫骨上端出血，即针刺成骨在膝外侧的突起部位。如果在夏天，就不要刺出血来。

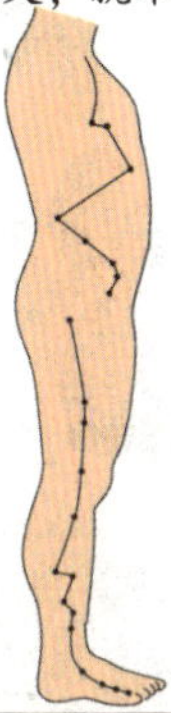

【原文】阳明，令人腰痛，不可以顾，顾如有见者，善悲，刺阳明于骱前三痏，上下和之出血，秋无见血。

——《素问·刺腰痛》

阳明经脉发生病变引起的腰痛，病人不能转腰回头，如果回头看时就会出现眼花，并且常常悲伤难过。

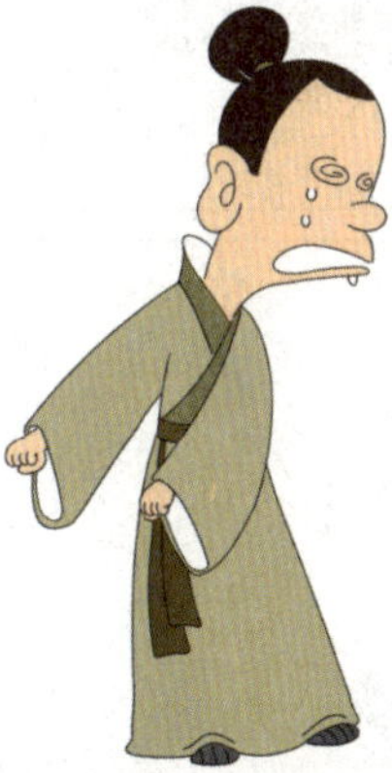

治疗时可刺取阳明经在小腿前的穴位三次，并配合上下的穴位，刺出血来，促使上下之气调和。如果在秋天，就不要刺出血来。

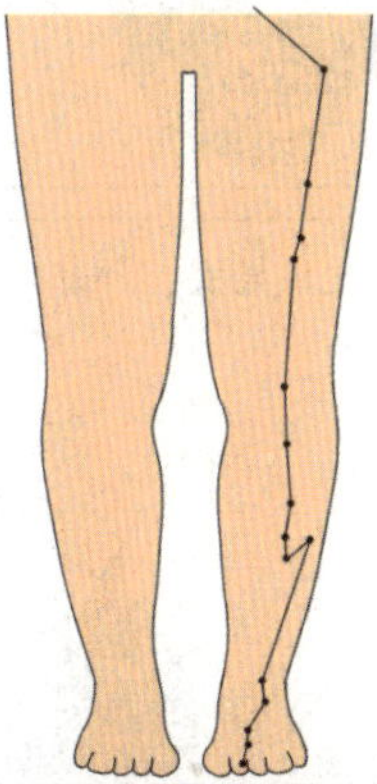

【原文】足少阴，令人腰痛，痛引脊内廉，刺少阴于内踝上二痏，春无见血，出血太多，不可复也。

——《素问·刺腰痛》

足少阴经脉发生病变引起的腰痛，痛时牵连到脊骨的内侧。

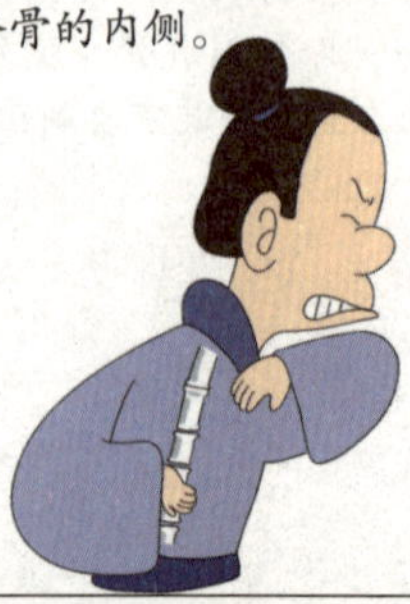

治疗时可刺取少阴经在内踝上的复溜穴两次，但如果在春季，就不要刺出血来，出血太多，就不会痊愈了。

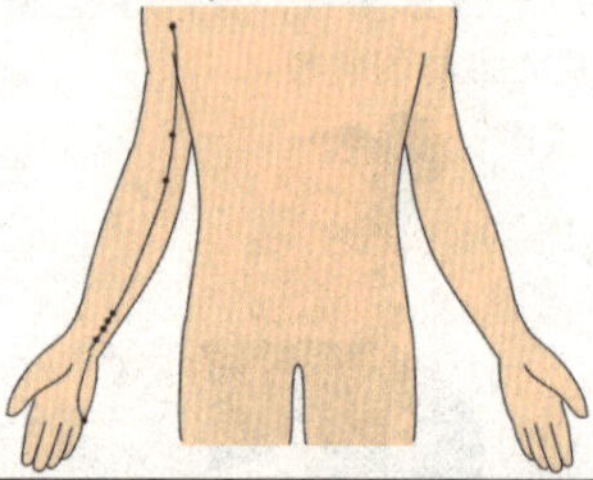

【原文】厥阴之脉，令人腰痛，腰中如张弓弩弦，刺厥阴之脉，在腨踵鱼腹之外，循之累累然，乃刺之，其病令人言默默然，不慧，刺之三痏。

——《素问·刺腰痛》

足厥阴经脉发生病变引起的腰痛，腰部如拉开的弓弩一样拘急。

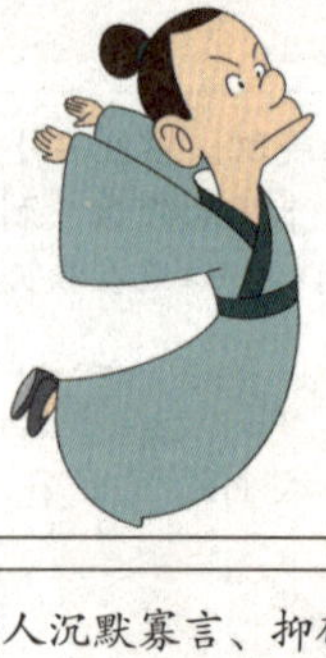

治疗时可刺取厥阴经脉，其部位在腿肚和足根之间鱼腹状突出处的外侧，摸到有串珠一样的硬结，就可进行针刺。

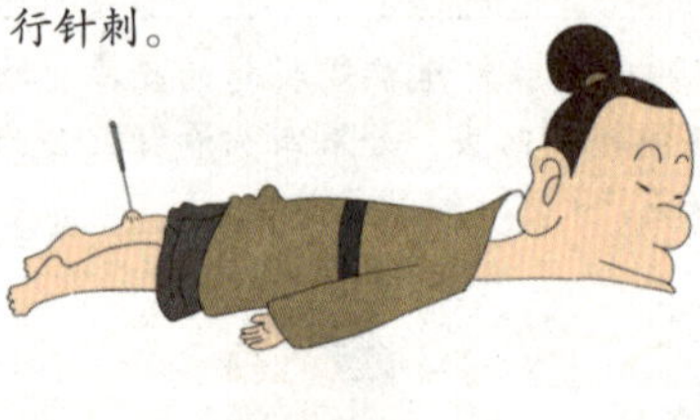

如果病人沉默寡言、抑郁不爽的，应当针刺三次。

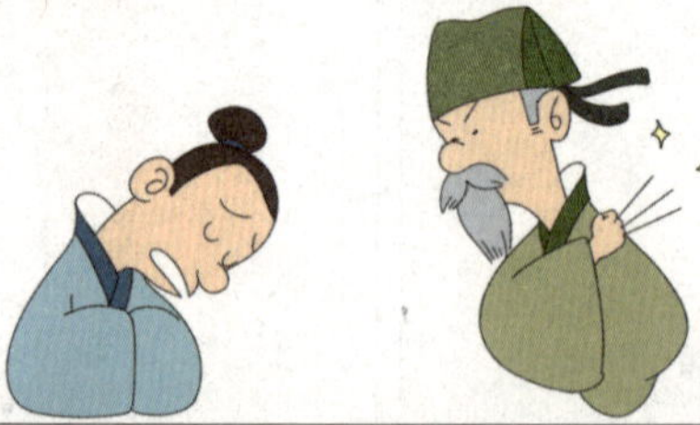

【原文】解脉，令人腰痛，痛引肩，目䀮䀮然，时遗溲，刺解脉，在膝筋肉分间郄外廉之横脉，出血，血变而止。

——《素问·刺腰痛》

解脉发生病变引起的腰痛，疼痛牵引到肩部，两眼模糊不清，有时遗尿。

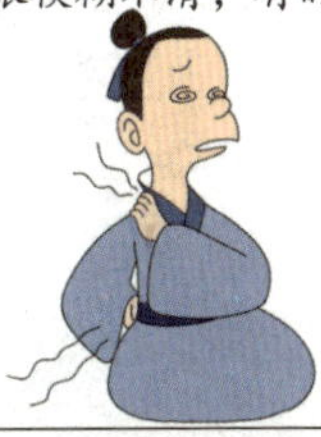

治疗时可刺取解脉在膝弯筋肉分界处委中穴外侧横见的血脉，要刺出其血，直到血色由紫黑变红才停止。

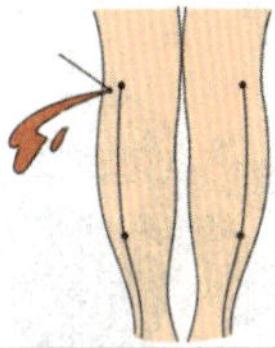

【原文】同阴之脉，令人腰痛，痛如小锤居其中，怫然肿，刺同阴之脉，在外踝上绝骨之端，为三痏。

——《素问·刺腰痛》

同阴脉发生病变引起的腰痛，痛时胀闷沉重，好像有小锤在腰间敲击，病处怒胀肿起。

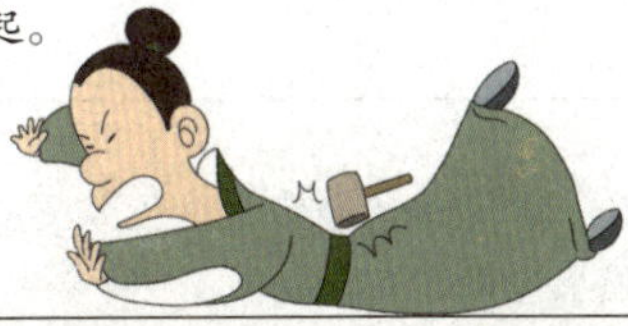

治疗时可刺取同阴之脉，在外踝上绝骨尽头的穴位，刺三次。

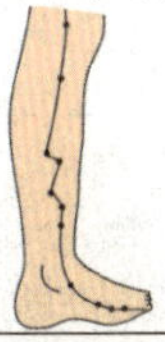

【原文】阳维之脉，令人腰痛，痛上怫然肿，刺阳维之脉，脉与太阳合腨下间，去地一尺所。

——《素问·刺腰痛》

阳维经脉发生病变引起的腰痛，痛处经脉怒胀肿起。

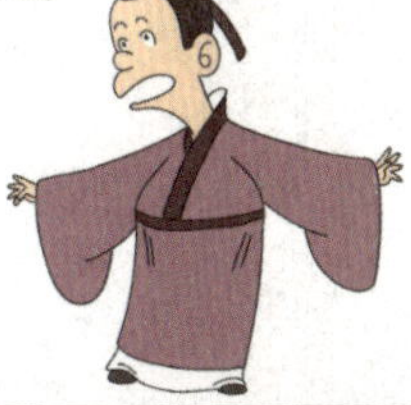

治疗时可刺取阳维脉，取阳维脉与太阳经在腿肚下端会合处离地一尺左右的部位。

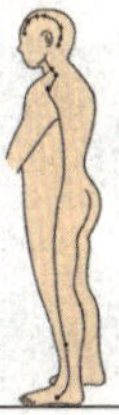

【原文】衡络之脉，令人腰痛，不可以俯仰，仰则恐仆，得之举重伤腰，衡络绝，恶血归之，刺之在郄阳筋之间，上郄数寸，衡居为二痏出血。

——《素问·刺腰痛》

横络之脉发生病变引起的腰痛，使病人不能前俯和后仰，后仰时就会害怕跌倒。

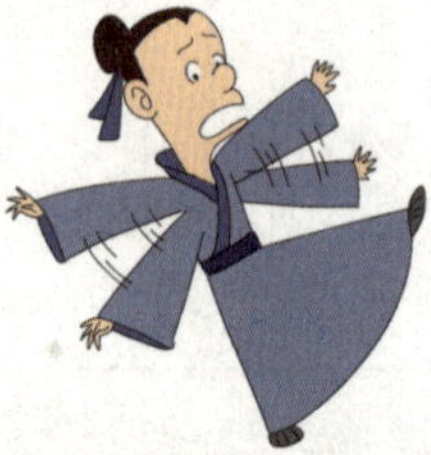

这种病大多因为用力举起重物伤及腰部，使横络之脉阻绝不通，瘀血留滞其中。

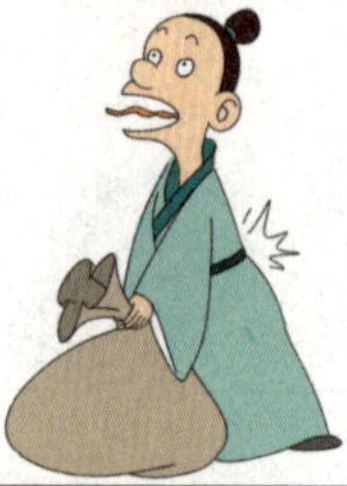

治疗时可在委阳穴和位于委中穴上数寸两筋之间的殷门穴，刺横络之脉，视血络横居盛满者刺两次，使其出血。

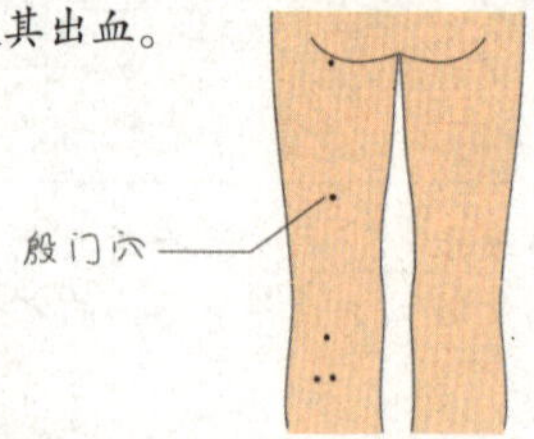

【原文】会阴之脉，令人腰痛，痛上漯漯然汗出，汗干令人欲饮，饮已欲溲，刺直阳之脉上三痏，在蹻上郄下五寸横居，视其盛者出血。

——《素问·刺腰痛》

会阴之脉发生病变引起的腰痛，痛时汗出淋漓，汗干后则口渴想喝水，饮水后又要小便。

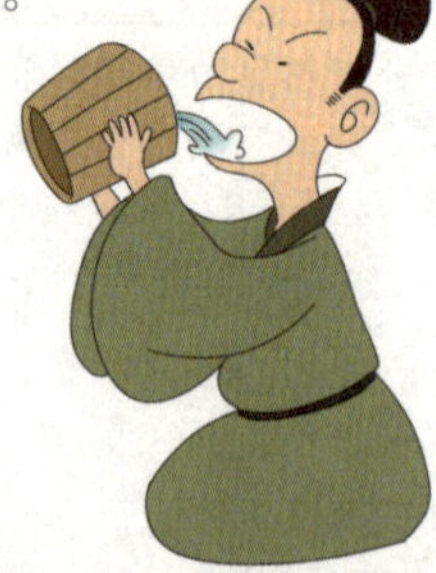

治疗时可刺取直阳脉上的穴位三次，其部位处在跻上、郄下五寸的承筋穴，视血络充盈者，针刺出血。

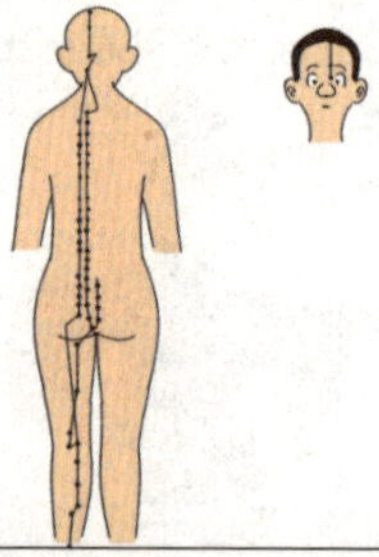

【原文】飞阳之脉，令人腰痛，痛上怫怫然，甚则悲以恐，刺飞阳之脉，在内踝上五寸，少阴之前，与阴维之会。

——《素问·刺腰痛》

飞阳脉发生病变引起的腰痛，痛处经脉突然怒胀发肿，痛得厉害时病人会感觉悲哀和恐惧。

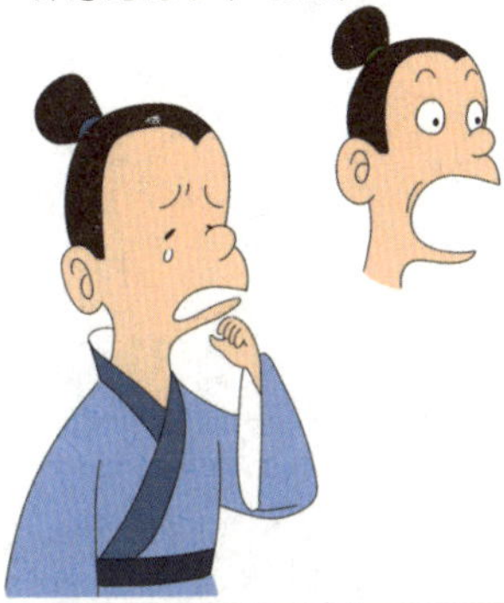

治疗时可刺取飞阳脉，部位在内踝上五寸，足少阴经之前与阴维脉交会处。

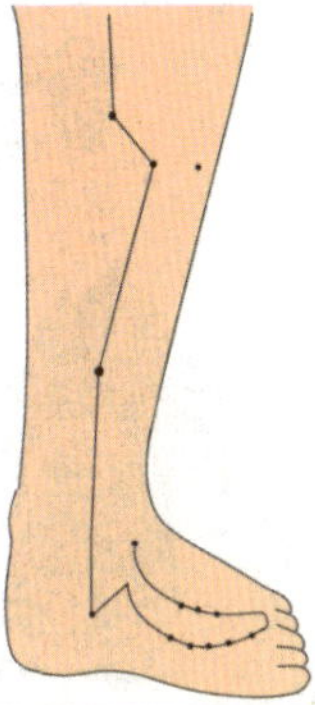

【原文】昌阳之脉，令人腰痛，痛引膺，目䀮䀮然，甚则反折，舌卷不能言，刺内筋为二痏，在内踝上大筋前，太阴后，上踝二寸所。

——《素问·刺腰痛》

昌阳脉发生病变引发的腰痛，疼痛牵引胸膺，两眼昏花，严重时出现腰背向后反折，不能前屈，舌头卷缩不能说话。

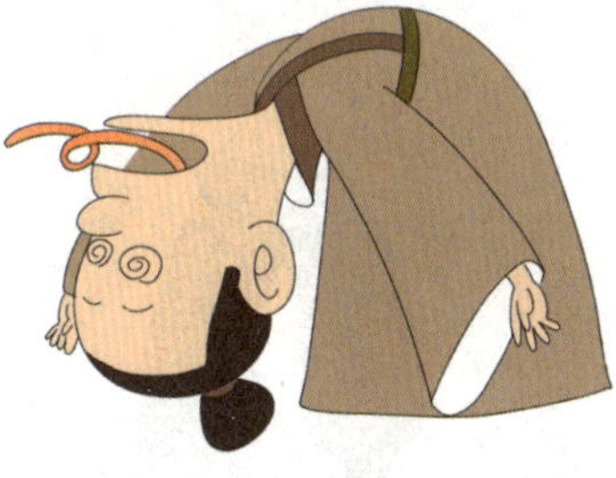

治疗时可刺取筋内侧的复溜穴二次，该穴在内踝之上大筋之前、足太阴经之后，约踝上二寸处。

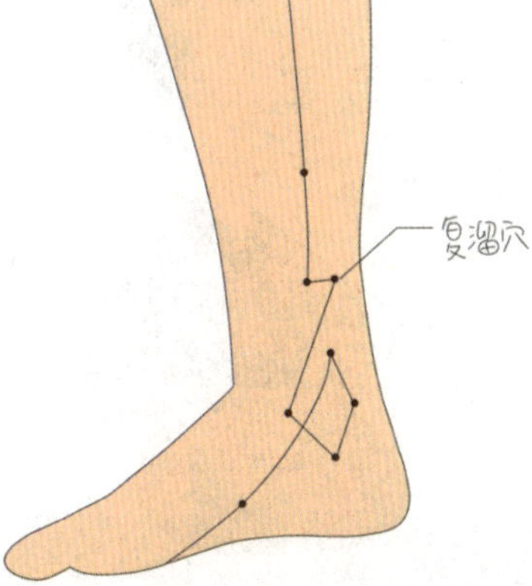

【原文】散脉，令人腰痛而热，热甚生烦，腰下如有横木居其中，甚则遗溲，刺散脉，在膝前骨肉分间，络外廉束脉，为三痏。

——《素问·刺腰痛》

散脉引发的腰痛，使人发热，热重就会烦躁不安，腰下面感觉有根横木梗阻在那儿，严重的会遗尿。

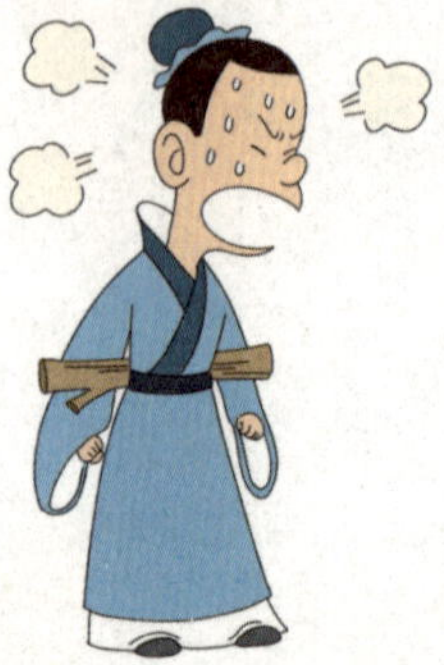

治疗时可针刺散脉，部位在膝前缘骨与肉的间隙处，横络外侧的束状脉，刺三次。

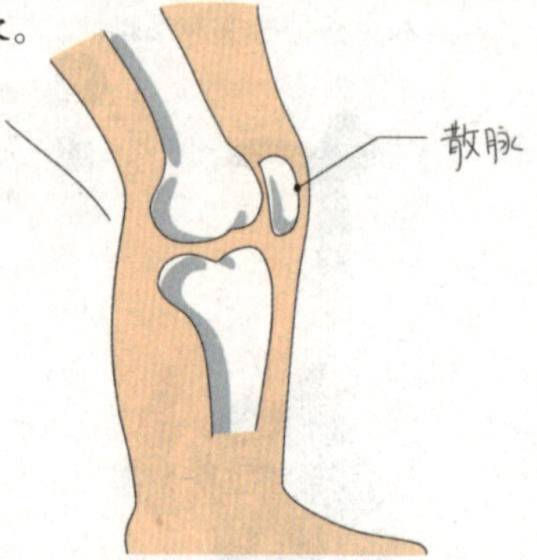

【原文】肉里之脉，令人腰痛，不可以咳，咳则筋缩急，刺肉里之脉为二痏，在太阳之外，少阳绝骨之后。

——《素问·刺腰痛》

肉里之脉引发的腰痛，痛时不敢咳嗽，如果咳嗽，筋脉就会挛缩拘急。

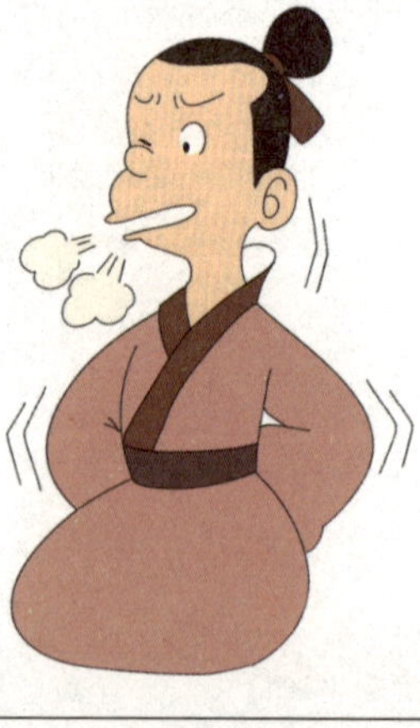

治疗时可刺肉里之脉两次，部位在足太阳经的外侧，足少阳经绝骨穴的后面。

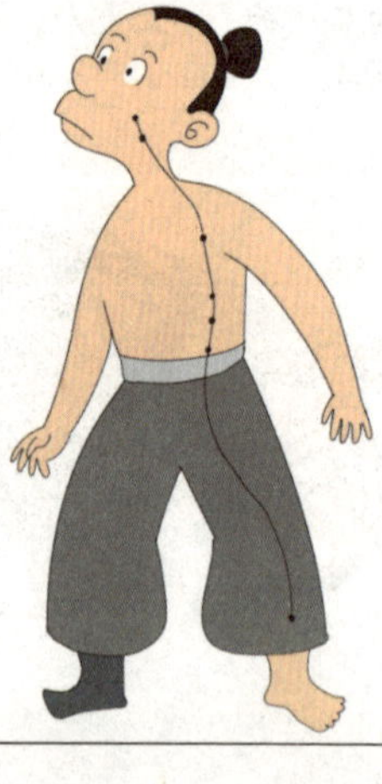

【原文】腰痛侠脊而痛至头，几几然，目𥇖𥇖欲僵仆，刺足太阳郄中出血。腰痛上寒，刺足太阳阳明；上热，刺足厥阴；不可以俯仰，刺足少阳；中热而喘，刺足少阴，刺郄中出血。

——《素问·刺腰痛》

腰痛沿脊柱两侧一直痛到头部，颈项拘急不舒，两眼昏花，好像要跌倒，治疗时可针刺足太阳经的委中穴，使其出血。

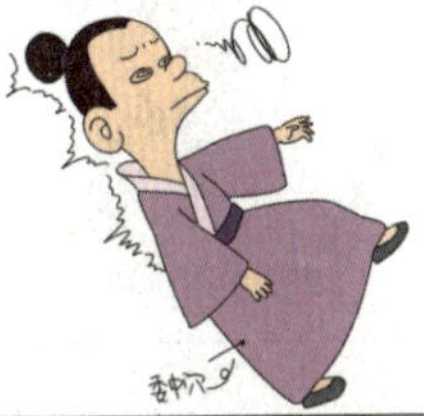

如果腰痛时有寒冷的感觉，治疗时可刺足太阳经、足阳明经；腰痛时痛处有热的感觉，治疗时可针刺足厥阴经。

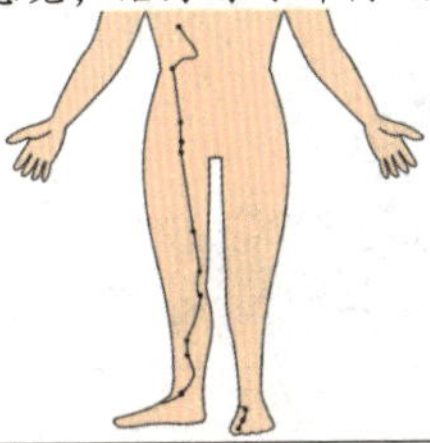

腰痛时不能俯仰的，治疗时可针刺足少阳经；如果腰痛时肺内有热而喘促的，治疗时可针刺足少阴经，并刺委中穴的血络出血。

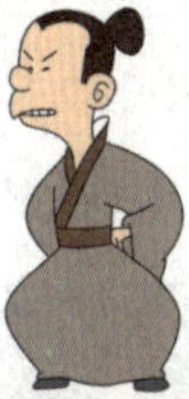

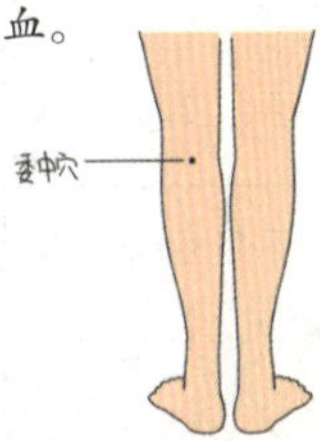

【原文】腰痛上寒，不可顾，刺足阳明；上热，刺足太阴；中热而喘，刺足少阴。

——《素问·刺腰痛》

腰痛时，感觉寒冷，不能转侧回头，可针刺足阳明经。

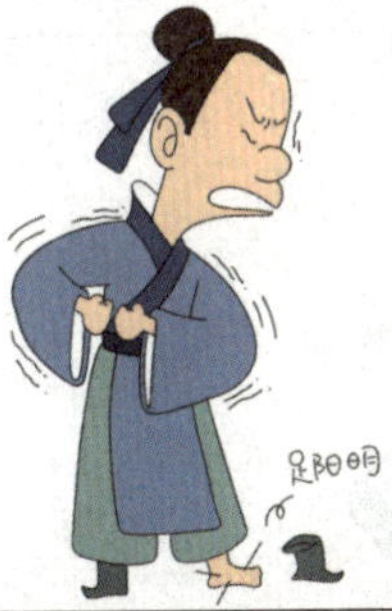

痛处感觉发热的，可针刺足太阴经；肺内有热而喘促的，可针刺足少阴经。

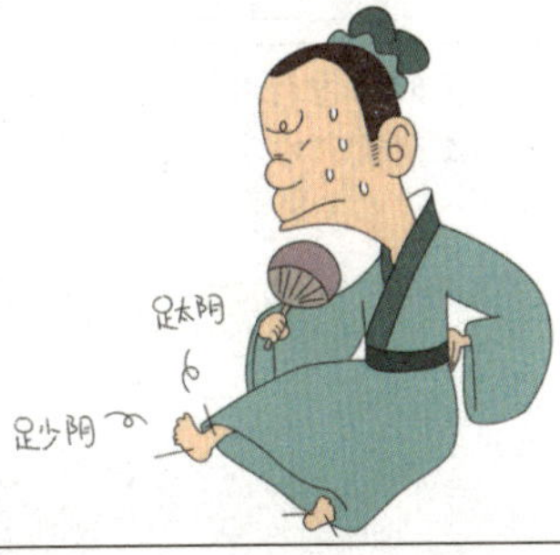

【原文】大便难，刺足少阴。少腹满，刺足厥阴。如折，不可以俛仰，不可举，刺足太阳；引脊内廉，刺足少阴。

——《素问·刺腰痛》

腰痛伴有大便困难的，可针刺足少阴经。伴有小腹胀满的，可针刺足厥阴经。

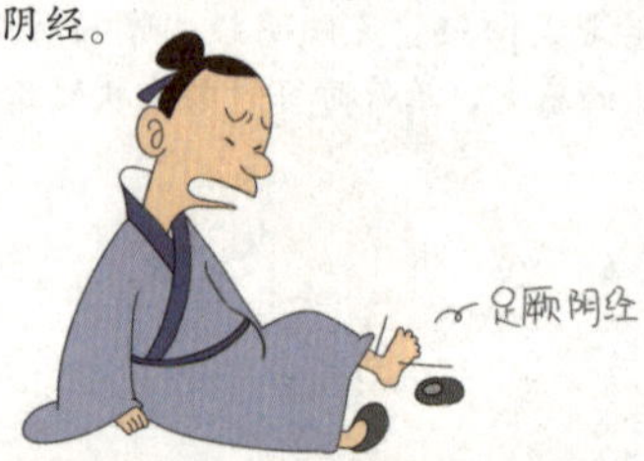

腰痛犹如腰部断裂一样不能前后俯仰、不能举动的，可针刺足太阳经；腰痛牵引脊柱内缘的，可针刺足少阴经。

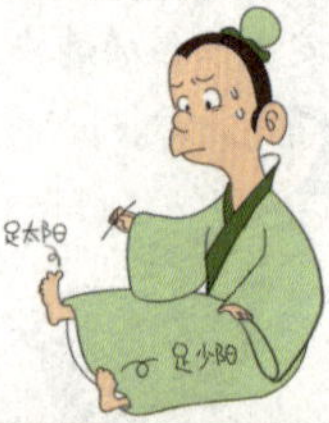

【原文】腰痛引少腹控䏚，不可俛。刺腰尻交者，两髁胂上，以月生死为痏数，发针立已。左取右，右取左。

——《素问·刺腰痛》

腰痛时牵引小腹及胁肋下部疼痛，不能后仰。

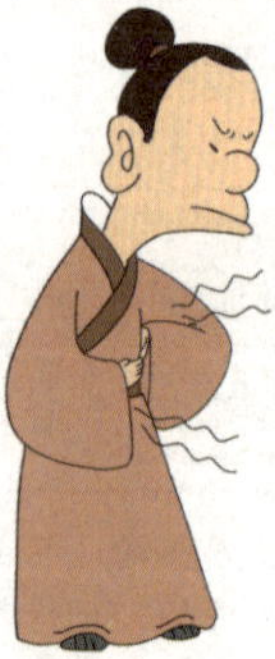

治疗时可针刺腰尻的下髎穴，穴位在两踝骨肌肉群的上方。

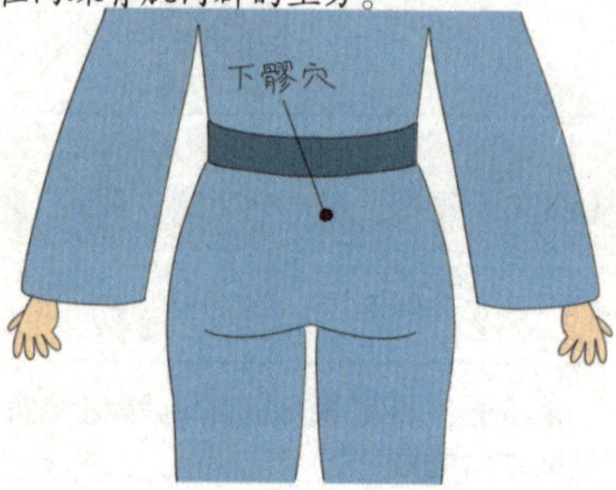

要以月亮的盈亏计算针刺的次数，刺后会立即痊愈。采用左侧疼痛刺右侧腧穴、右侧疼痛刺左侧腧穴的方法。

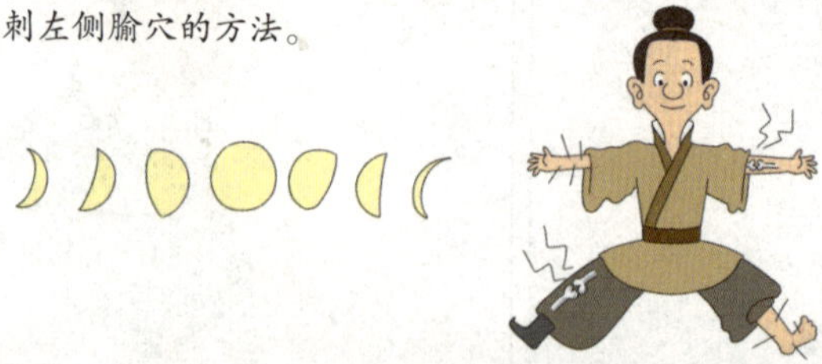

10. 痛证的治疗（肩背颈项痛类）

【原文】肺手太阴之脉……是主肺所生病者……气盛有余，则肩背痛，风寒，汗出中风，小便数而欠。气虚，则肩背痛寒。

——《灵枢·经脉》

肺手太阴的经脉……本经所主的肺脏发生病变……气盛有余，就会发生肩背疼痛，畏风寒，汗出中风，小便频数而量少。

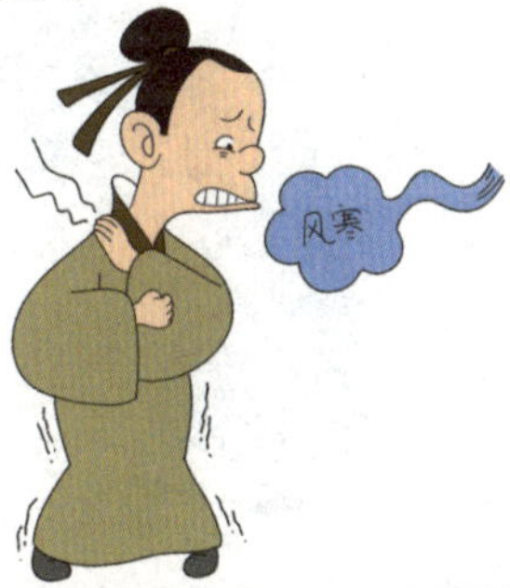

本经气虚，就会肩背疼痛、发凉。

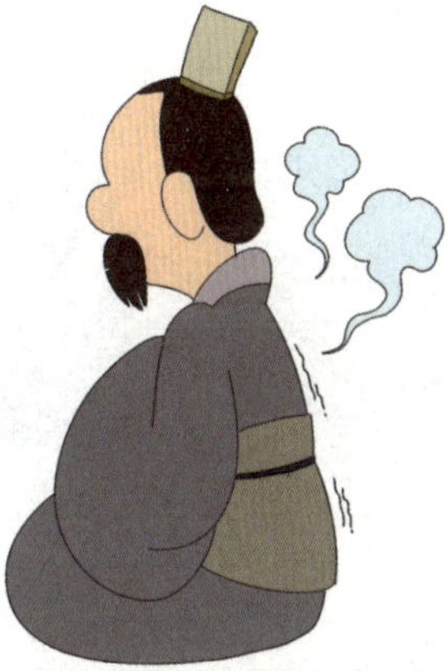

【原文】膀胱足太阳之脉……是主筋所生病者……项、背、腰、尻、腘、踹、脚皆痛。

——《灵枢·经脉》

膀胱足太阳的经脉……本经所主的筋发生病变时……项、背、腰、尻、腘、踹、脚都发生疼痛。

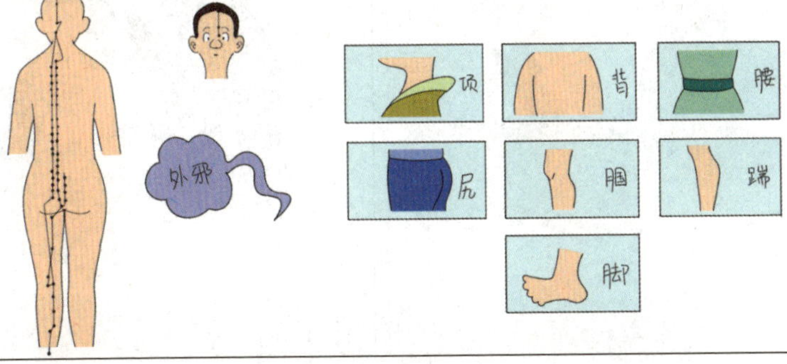

【原文】阴痹者，按之而不得，腹胀腰痛，大便难，肩背颈项痛，时眩。取之涌泉、昆仑，视有血者，尽取之。

——《灵枢·五邪》

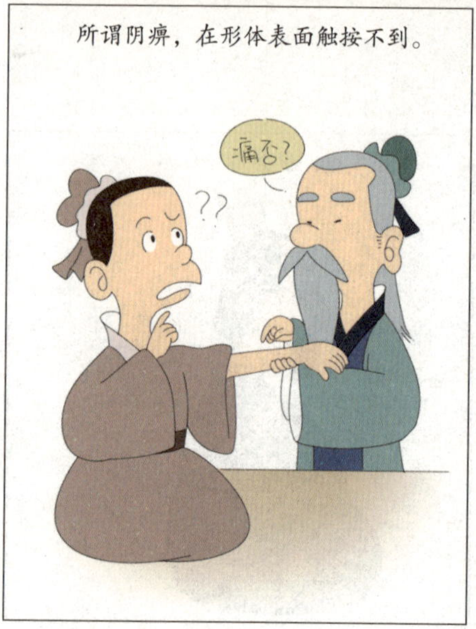
所谓阴痹，在形体表面触按不到。
痛否？
??

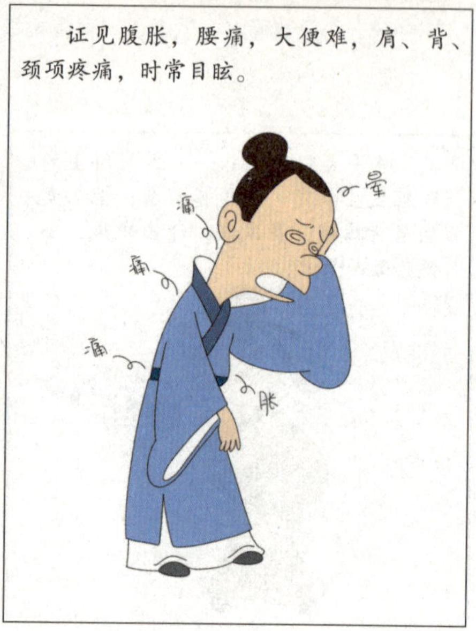
证见腹胀，腰痛，大便难，肩、背、颈项疼痛，时常目眩。
晕
痛
痛
痛
胀

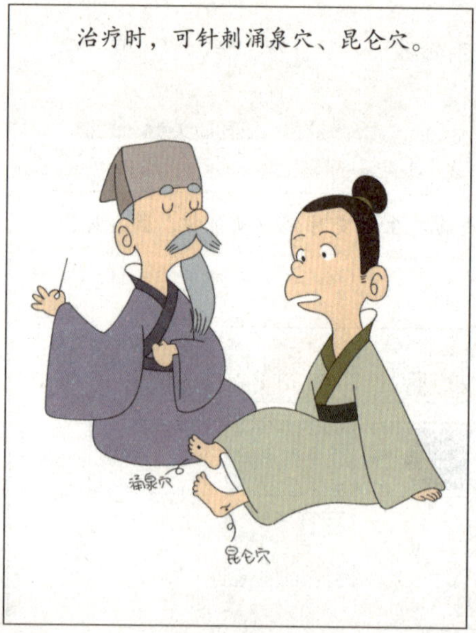
治疗时，可针刺涌泉穴、昆仑穴。
涌泉穴
昆仑穴

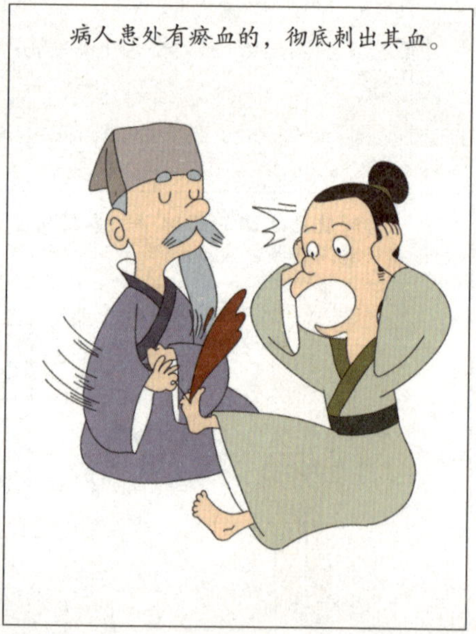
病人患处有瘀血的，彻底刺出其血。

【原文】寒气客于背俞之脉则脉泣，脉泣则血虚，血虚则痛。其俞注于心，故相引而痛，按之则热气至，热气至则痛止矣。

——《素问·举痛论》

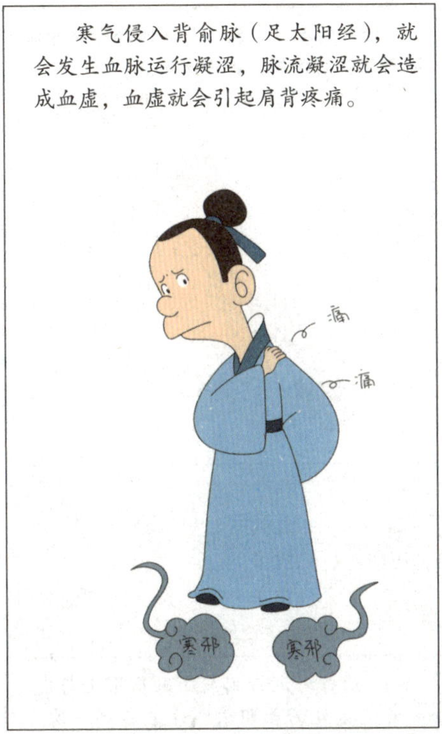
寒气侵入背俞脉（足太阳经），就会发生血脉运行凝涩，脉流凝涩就会造成血虚，血虚就会引起肩背疼痛。
痛
痛
寒邪
寒邪

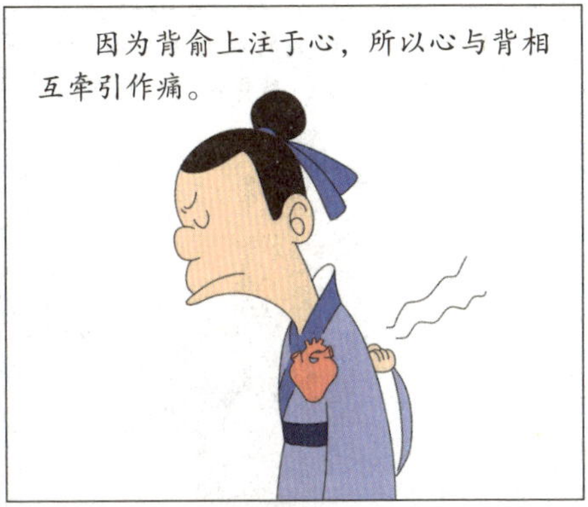
因为背俞上注于心，所以心与背相互牵引作痛。

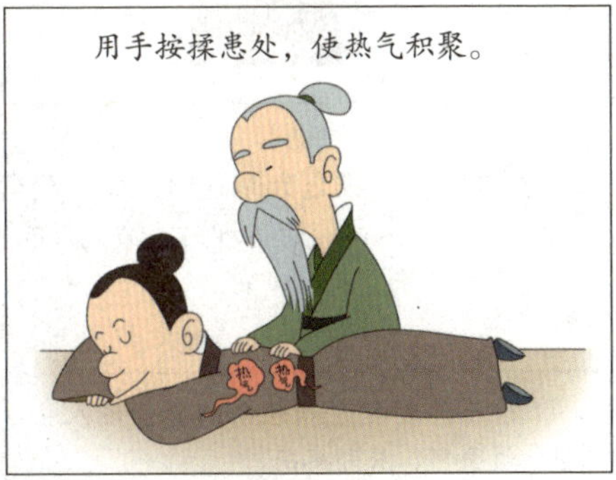
用手按揉患处，使热气积聚。

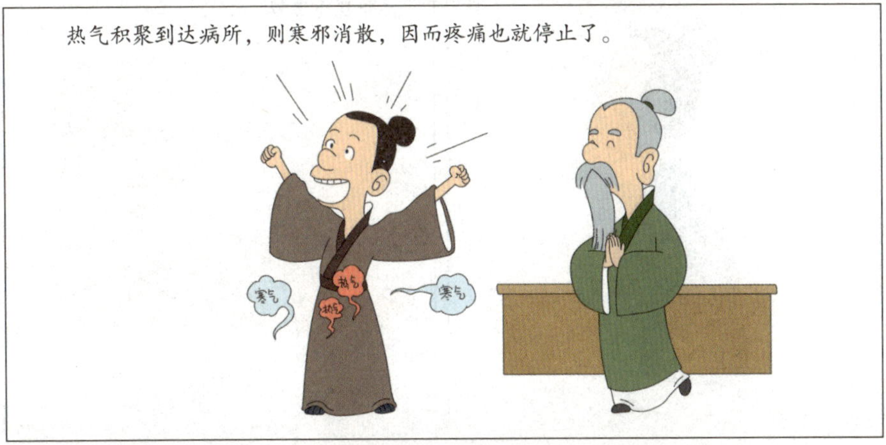
热气积聚到达病所，则寒邪消散，因而疼痛也就停止了。
寒气
寒气

【原文】肺病者，喘咳逆气，肩背痛，汗出……取其经，太阴足太阳之外，厥阴内，血者。

——《素问·脏气法时论》

罹患肺脏疾病的人，可见咳嗽，气喘，邪气上逆，肩背疼痛，出汗。

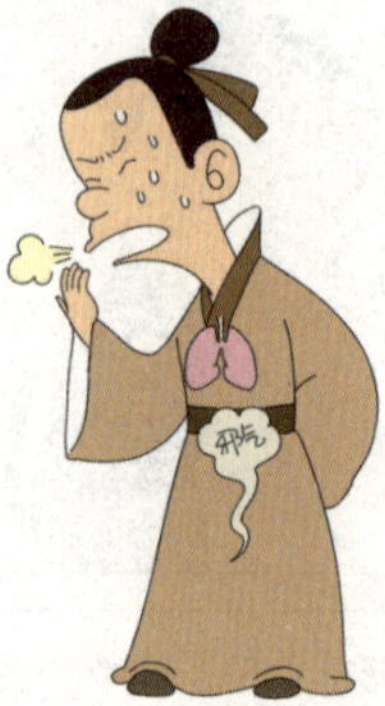

治疗时取刺太阴、足太阳经脉的外侧，厥阴经脉的内侧，刺出血来。

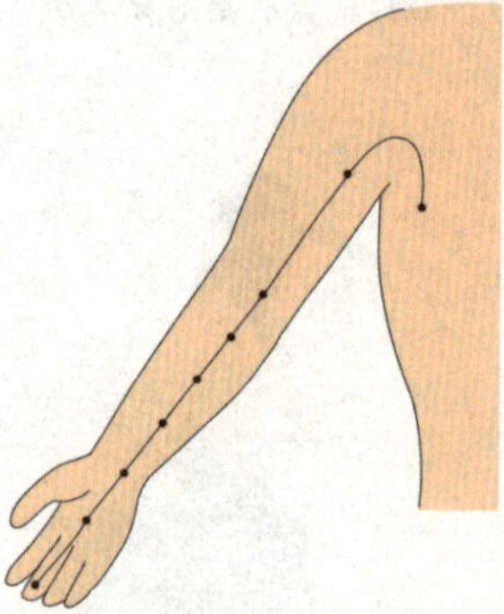

【原文】邪客于足太阳之络，令人头项肩痛，刺足小指爪甲上与肉交者，各一痏，立已。不已，刺外踝下三痏。左取右，右取左，如食顷已。

——《素问·缪刺论》

邪气侵袭足太阳经的络脉，使人头部、颈项部、肩部疼痛。

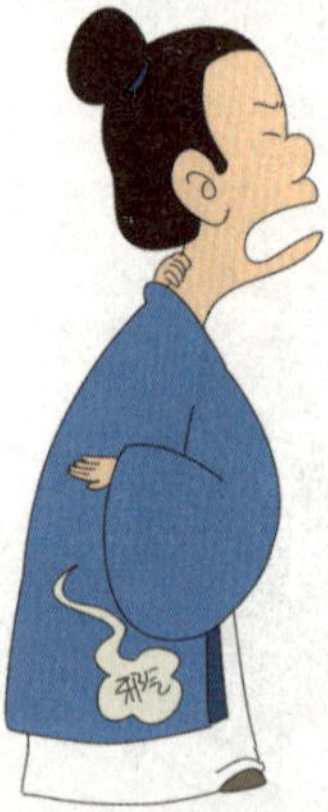

治疗时可针刺足小趾爪甲上与皮肉交接处的至阴穴，左右各刺一次，立即就会缓解。

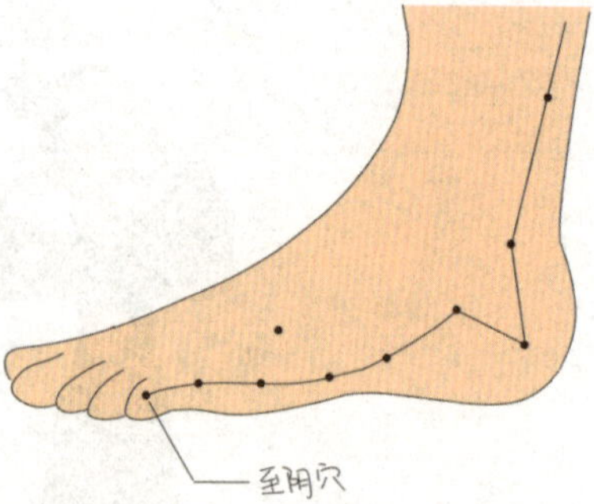

如果感觉疼痛没有得到缓解，再刺外踝下的金门穴三次。

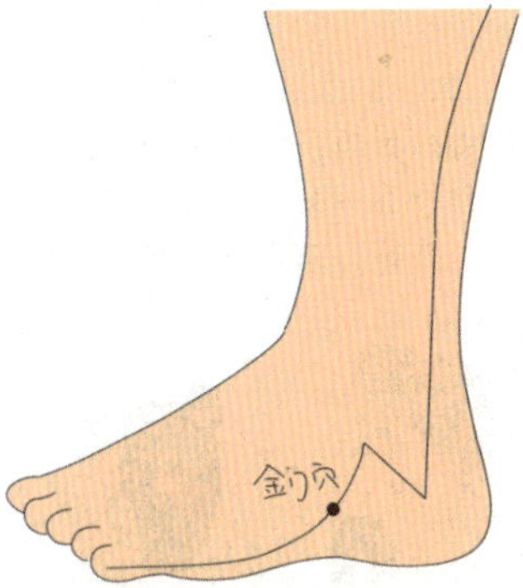

左侧患病刺右侧，右侧患病刺左侧，大约一顿饭的时间病就好了。

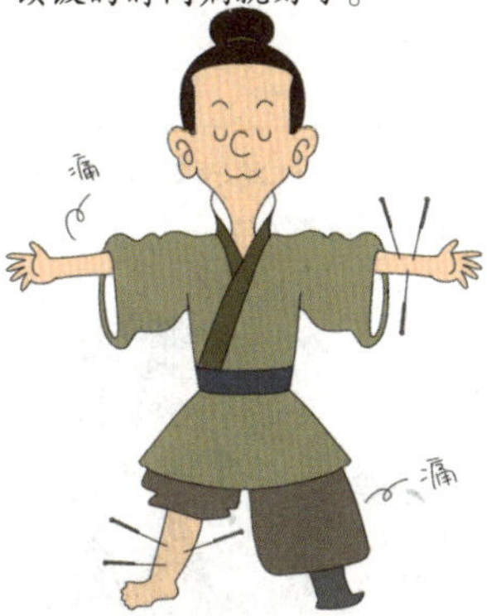

【原文】邪客于足太阳之络，令人拘挛背急，引胁而痛，刺之从项始，数脊椎侠脊，疾按之，应手如痛，刺之傍三痏，立已。

——《素问·缪刺论》

邪气侵袭足太阳经的络脉，使人背部拘急，牵引胁肋部疼痛。

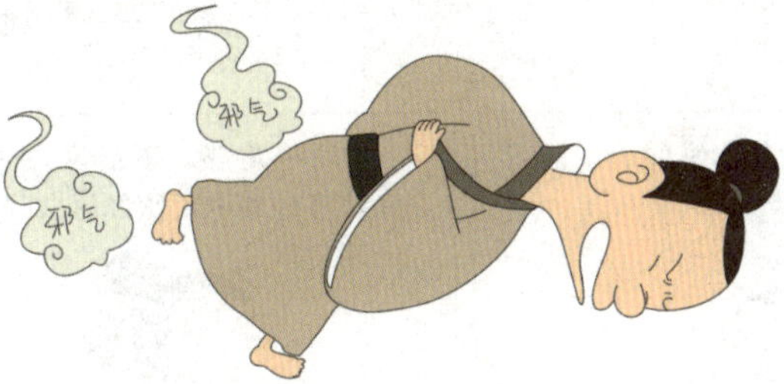

治疗时，应当从颈项部开始，沿着脊骨两旁向下按压，突然按压到病人感到疼痛的地方，就在疼痛的部位周围刺三针，病立刻就会好。

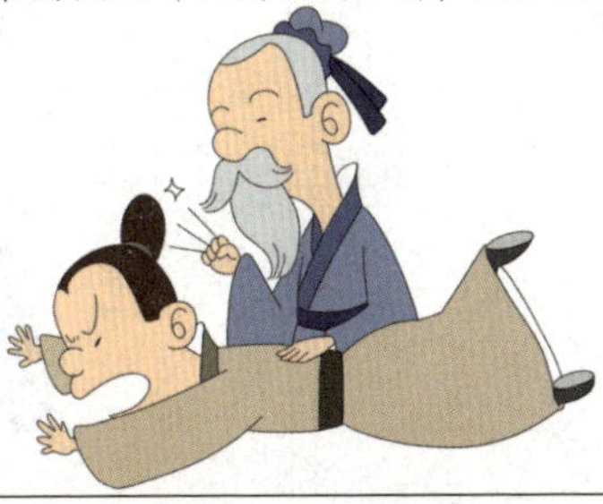

【原文】失枕，在肩上横骨间。折，使揄臂，齐肘正，灸脊中。

——《素问·骨空论》

对于落枕，治疗时应当刺取肩上横骨之间的穴位。

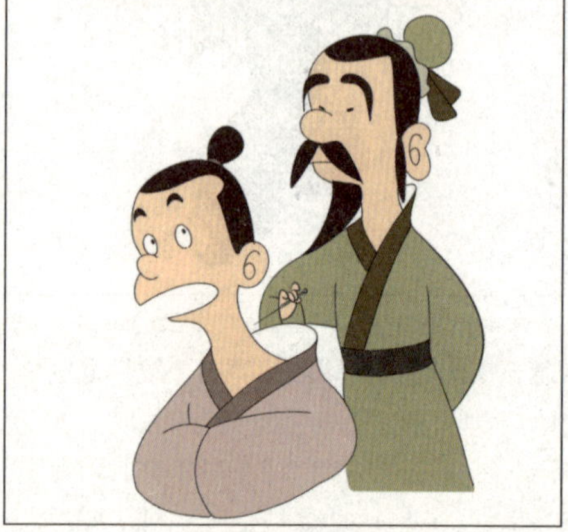

臂痛如折的，使病人伸臂，治疗时取两肘尖相合在一处的姿势，然后在肩胛骨上端引一直线，正当背部中央的部位，给以灸治。

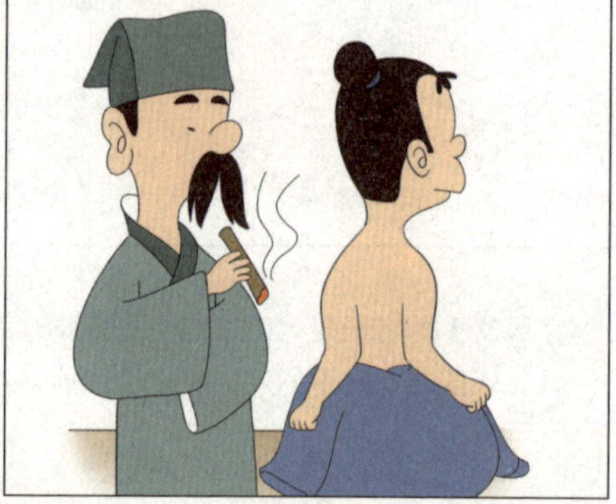

【原文】项病，不可俯仰，刺足太阳；不可以顾，刺手太阳也。

——《灵枢·杂病》

颈项疼痛，不能前后俯仰的，治疗时可针刺足太阳经的腧穴。

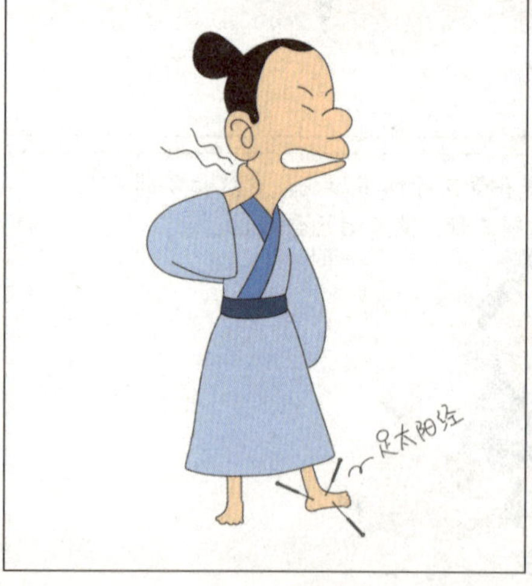

颈项疼痛，不能左右回顾的，治疗时可针刺手太阳经的穴位。

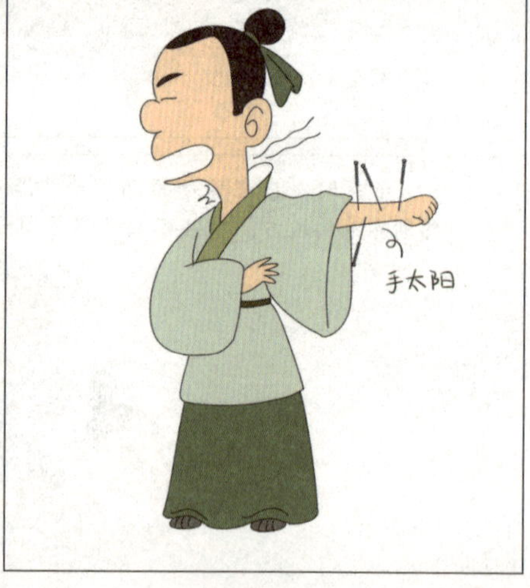

11. 痛证的治疗（腹痛类）

【原文】寒气客于肠胃之间，膜原之下，血不得散，小络急引故痛，按之则血气散，故按之痛止。

——《素问·举痛论》

寒气侵入肠胃之间、膜原之下，以致气血凝涩而不能散开，细小的脉络因绷急牵引而痛。

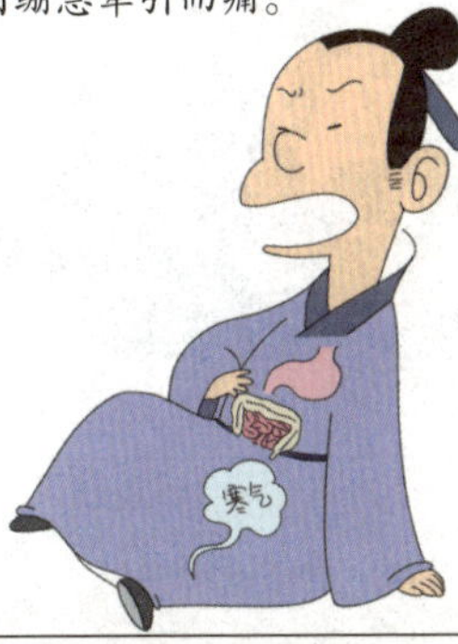

如果用手加以按揉，可使血气散行，所以按之疼痛就停止。

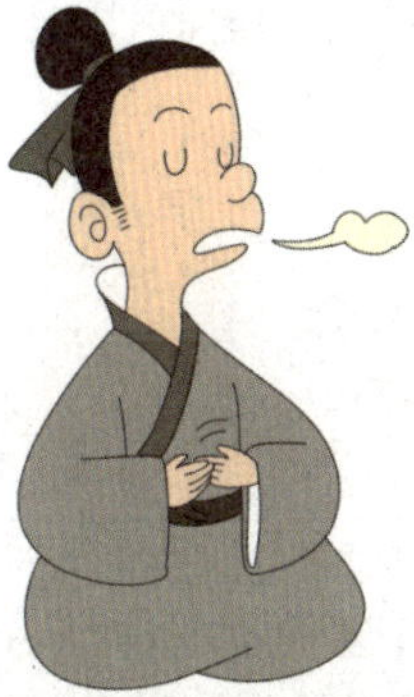

【原文】寒气客于侠脊之脉则深，按之不能及，故按之无益也。

——《素问·举痛论》

寒气侵入了督脉，督脉是人们所说的“夹脊之脉”。

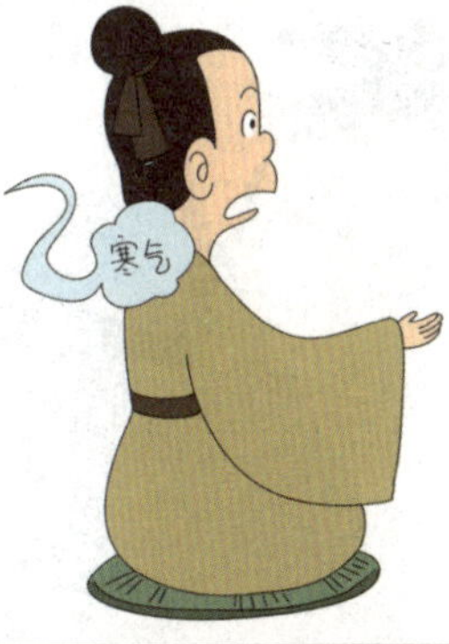

因病位较深，即使重按也难以达到病所，所以按揉也不起作用。

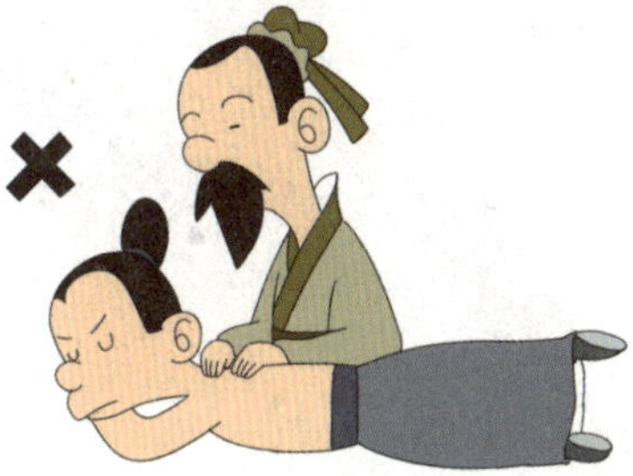

【原文】寒气客于冲脉，冲脉起于关元，随腹直上。寒气客则脉不通，脉不通则气因之，故揣动应手矣。

——《素问·举痛论》

寒气侵入冲脉，冲脉是从关元穴开始，循腹部上行的。

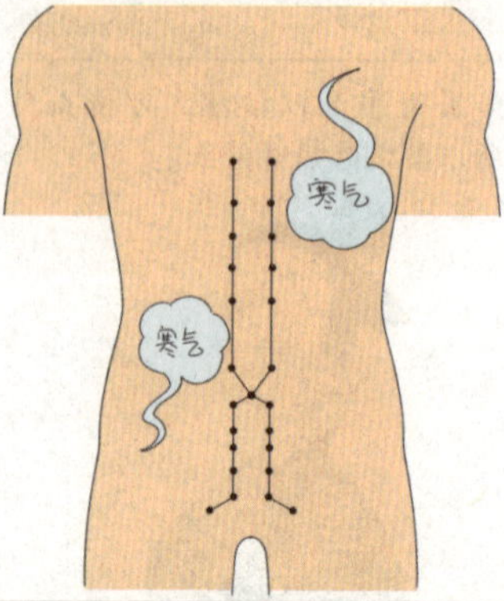

如果冲脉的血气不得疏通，邪气就会聚集而不通畅，所以治疗时触按腹部就会应手而痛。

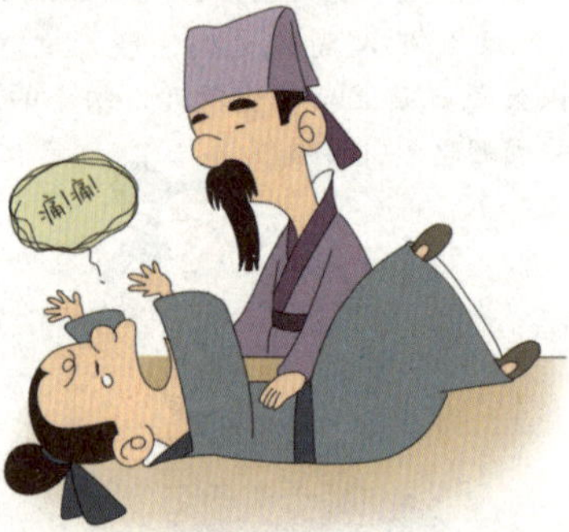

【原文】寒气客于厥阴之脉，厥阴之脉者，络阴器系于肝。寒气客于脉中，则血泣脉急，故胁肋与少腹相引痛矣。

——《素问·举痛论》

寒气侵入厥阴脉，厥阴脉连络阴器并系于肝。

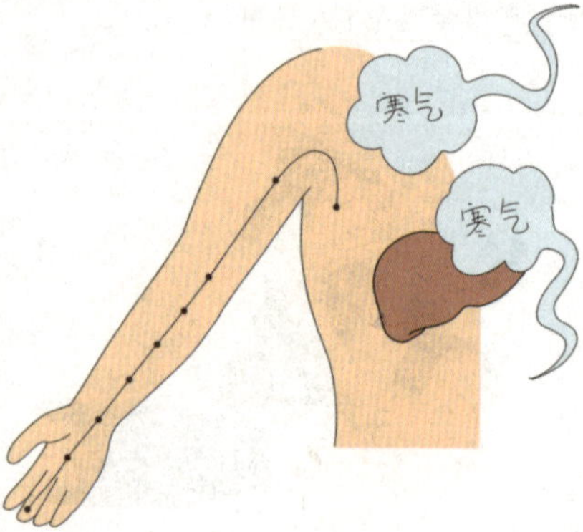

寒气侵入厥阴脉中，就会血凝涩不得流畅，脉道迫急，因此胁肋与小腹互相牵引而作痛。

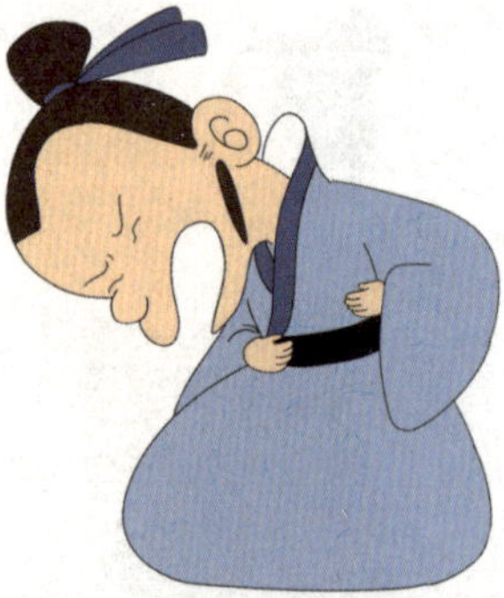

【原文】厥气客于阴股，寒气上及少腹，血泣在下相引，故腹痛引阴股。

——《素问·举痛论》

寒气逆行侵入阴股，气血不和累及小腹，阴股之血凝涩。

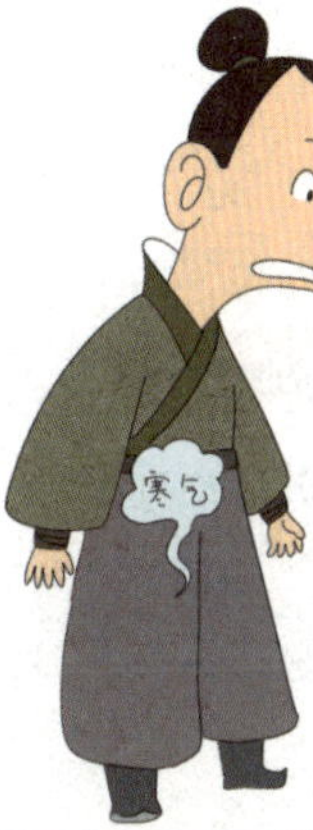

在下相引，因而腹痛牵引阴股作痛。

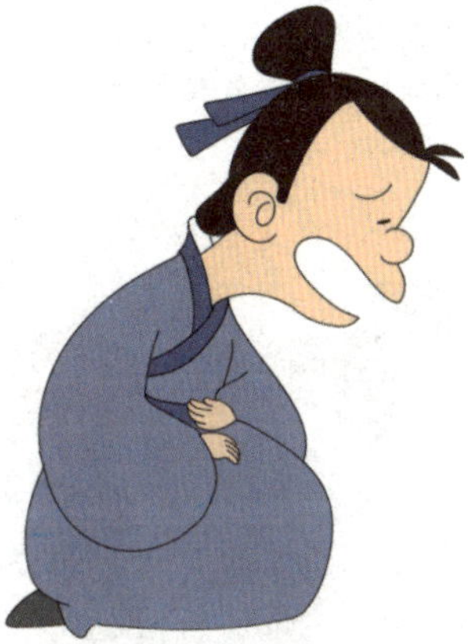

【原文】寒气客于小肠膜原之间，络血之中，血泣不得注于大经，血气稽留不得行，故宿昔而成积矣。

——《素问·举痛论》

寒气侵入小肠膜原之间、络脉的血液，血脉凝涩，不能灌注到大经脉里。

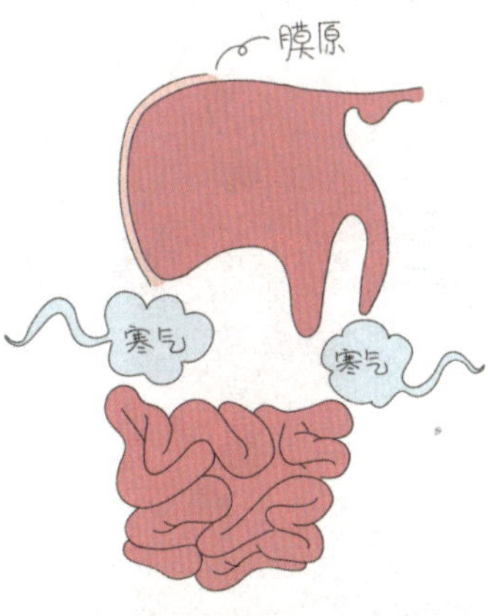

因而血气停滞，不得畅通，这样时间久了，就成小肠气了。

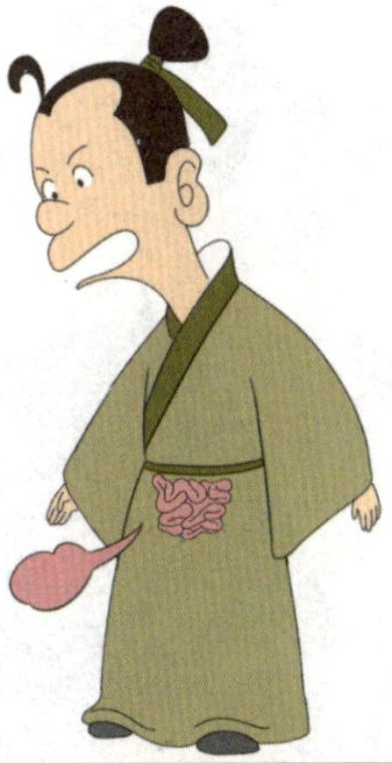

【原文】寒气客于五脏，厥逆上泄，阴气竭，阳气未入，故卒然痛死不知人，气复反则生矣。

——《素问 · 举痛论》

寒气侵入五脏，致使厥逆之气上壅，阴气竭绝，阳气郁遏不通，所以突然疼痛昏死，不省人事。

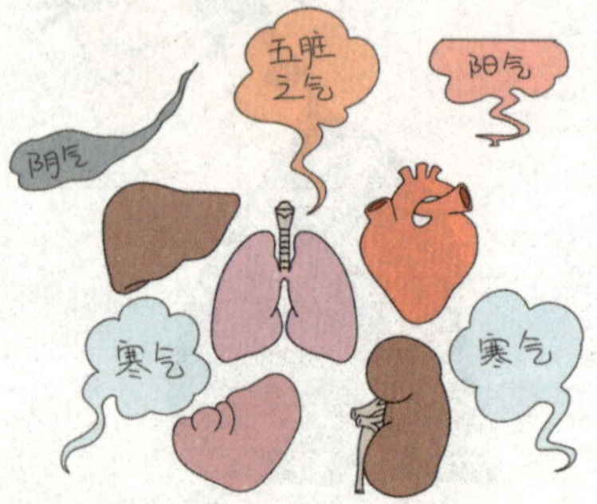

如果阳气恢复，仍然可以苏醒过来。

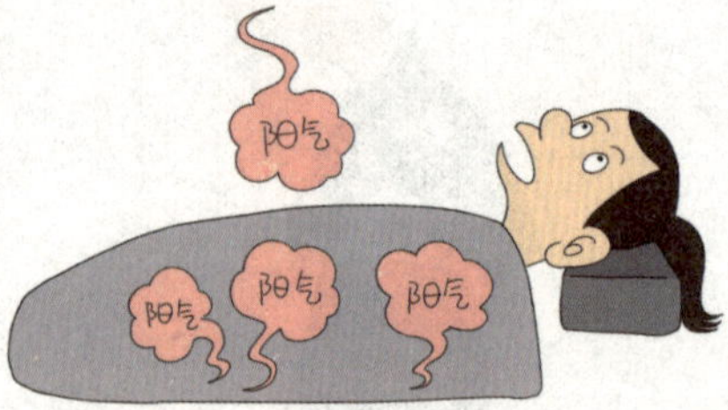

【原文】寒气客于肠胃，厥逆上出，故痛而呕也。寒气客于小肠，小肠不得成聚，故后泄腹痛矣。

——《素问 · 举痛论》

寒气侵入肠胃，厥逆之气上行，所以发生腹痛，并且呕吐。

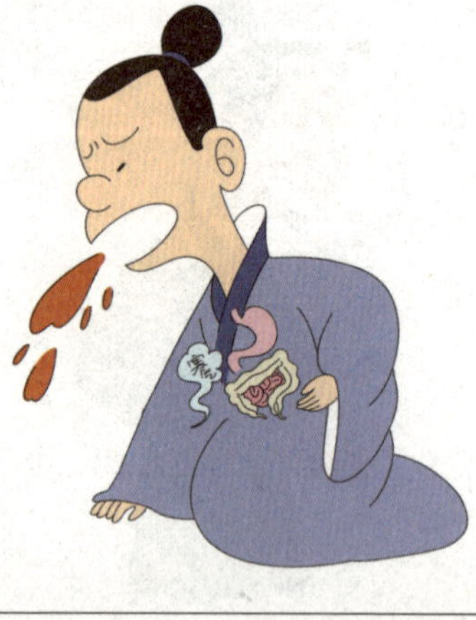

寒气侵入小肠，小肠失去其受盛作用，水谷不得停留，所以就后泄而腹痛了。

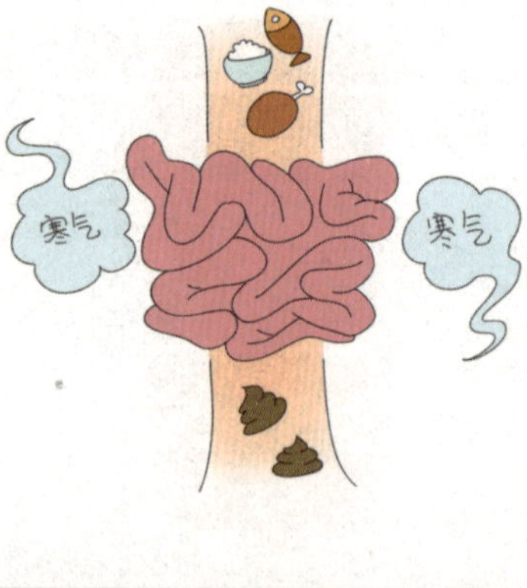

【原文】热气留于小肠，肠中痛，瘅热焦渴，则坚干不得出，故痛而闭不通矣。

——《素问·举痛论》

热气蓄留于小肠，肠中就会发生疼痛，并且感到发热、干渴。

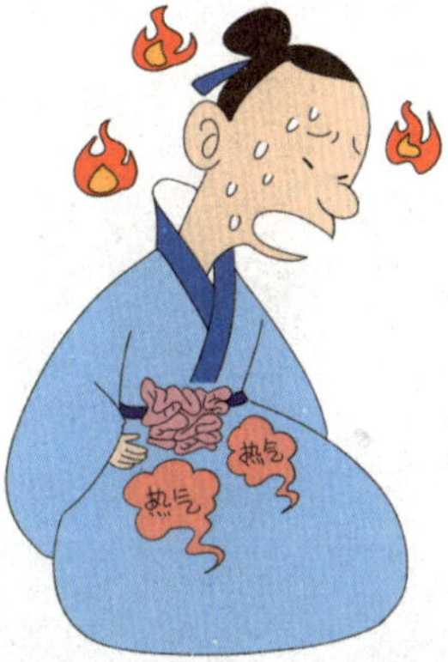

小肠被热邪侵袭，大便坚硬难以排出，所以腹痛而大便不通。

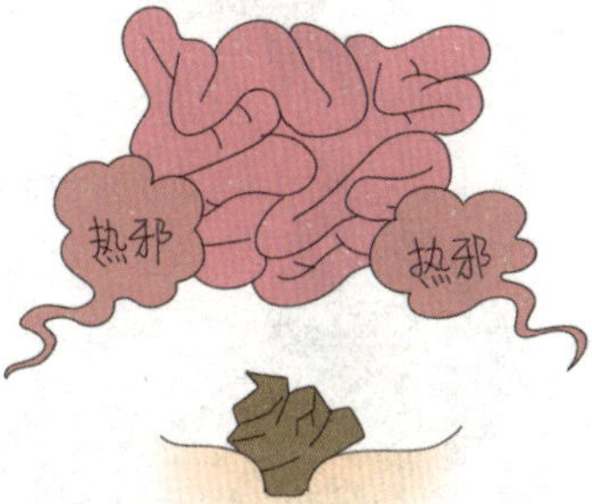

【原文】大肠病者，肠中切痛而鸣濯濯，冬日重感于寒即泄，当脐而痛，不能久立。与胃同候，取巨虚上廉。

——《灵枢·邪气脏腑病形》

大肠病，肠中如刀割般剧痛，伴有阵阵肠鸣，冬天再遇寒邪侵袭，就会出现腹泻，当肚脐部位疼痛，痛时难以久立。

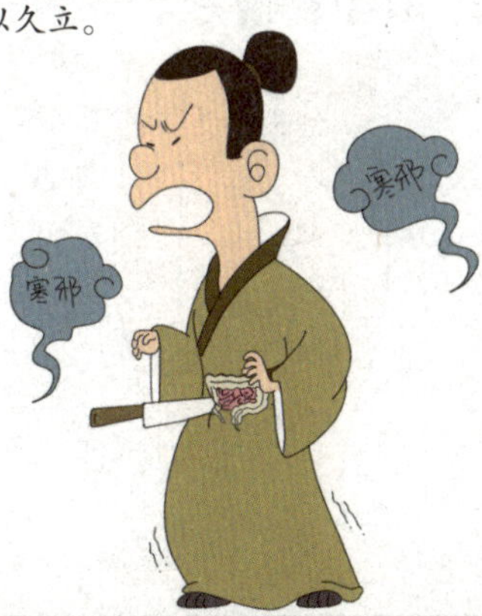

因为肠与胃联系紧密，治疗时可刺取胃经的上巨虚穴。

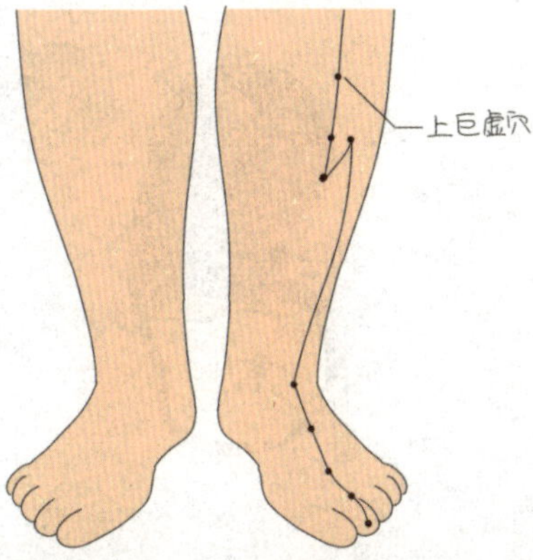

【原文】膀胱病者，小腹偏肿而痛，以手按之，即欲小便而不得……若脉陷，取委中央。

——《灵枢·邪气脏腑病形》

膀胱发病，小腹部偏肿、疼痛，按揉患处，就想小便，但又尿不出来。

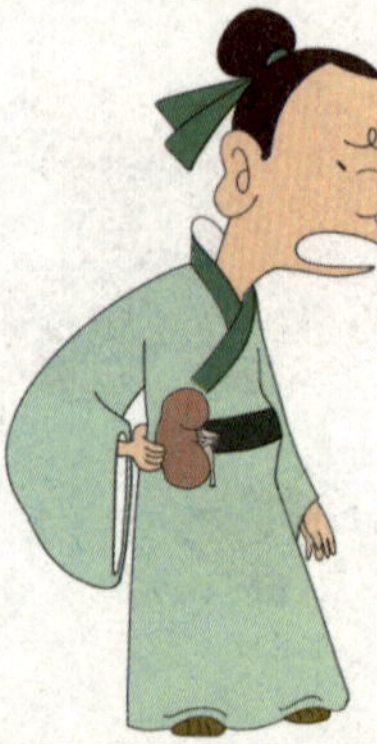

如果络脉虚陷不起，治疗时可针刺委中穴。

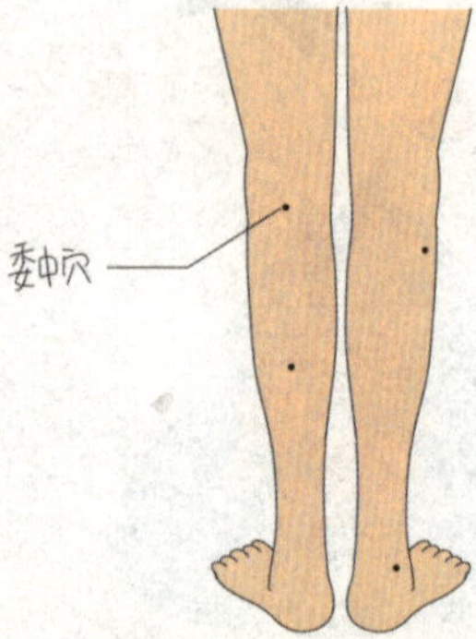

【原文】小腹痛肿，不得小便，邪在三焦约，取之太阳大络，视其络脉与厥阴小络结而血者，肿上及胃脘，取三里。

——《灵枢·四时气》

小腹痛胀，不能小便，这是邪在三焦，约束而不行。

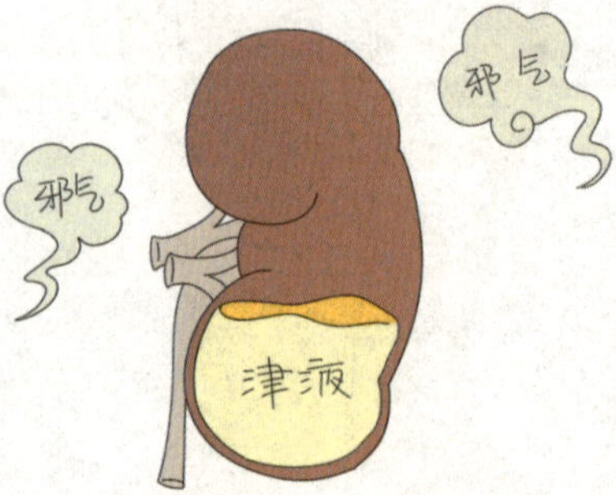

治疗时可刺取太阳经的大络委阳穴，如果太阳经的络脉与厥阴经的小络交结处有瘀血，并且肿胀上至胃脘部，应针刺足三里穴。

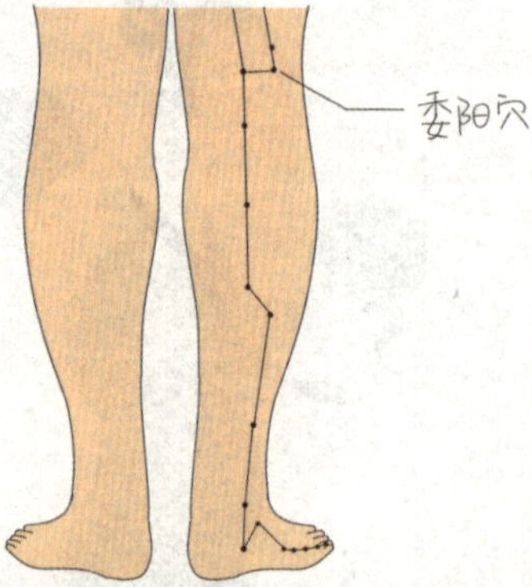

【原文】肠中有虫瘕及蛟蛕，皆不可取以小针。

——《灵枢·厥病》

肠内有虫积或蛔虫，都不适宜用小针取穴治疗。

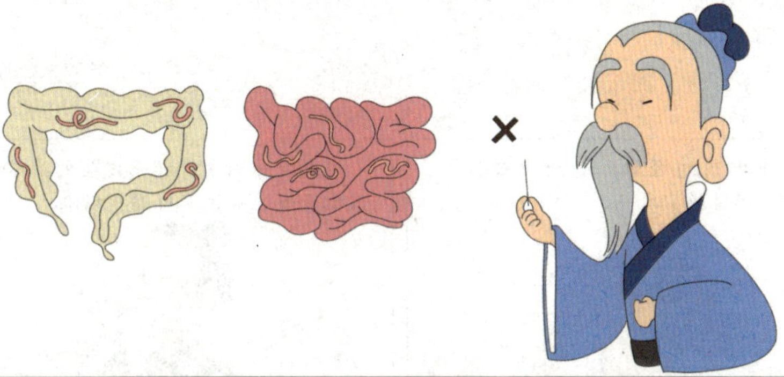

【原文】腹中痛，发作肿聚，往来上下行，痛有休止，腹热，喜涎出者，是蛟蛕也。以手聚按而坚，持之，无令得移，以大针刺之，久持之，虫不动，乃出针也。

——《灵枢·厥病》

腹部疼痛，发作时腹内有肿块聚起，游走不定，疼痛间歇性发作，腹部发热，易流口涎，这是腹中有蛔虫的征象。

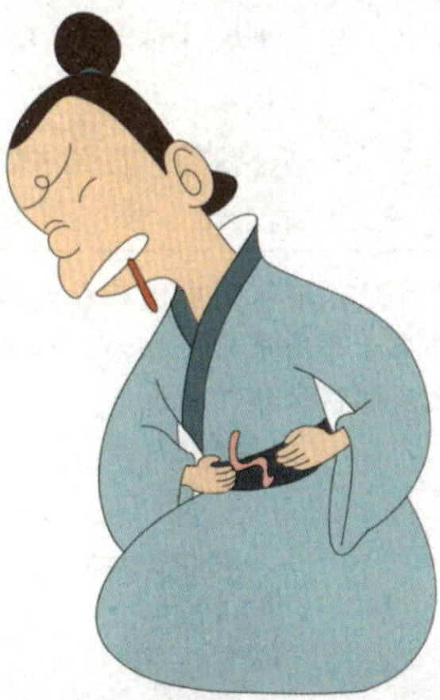

治疗时，可将手指并拢按紧肿块，不让它移动，然后用大针刺它，手指长时间按住，等到虫不动，再拔针。

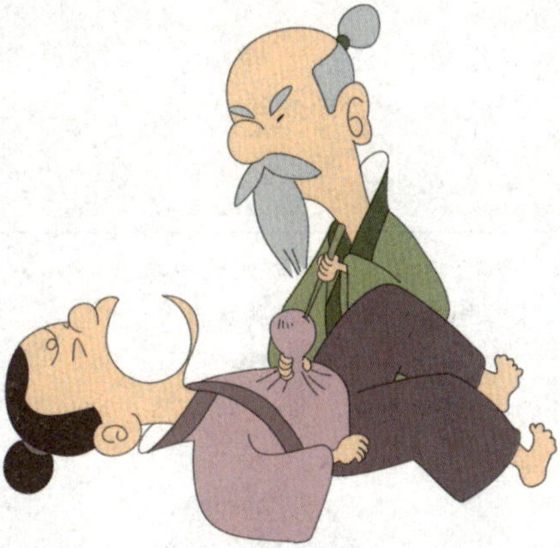

12. 痛证的治疗（心胸痛类）

【原文】心手少阴之脉，起于心中，出属心系……是动则病嗌干心痛，渴而欲饮……盛则泻之，虚则补之，热则疾之，寒则留之，陷下则灸之，不盛不虚，以经取之。

——《灵枢·经脉》

心手少阴的经脉，起始于心脏中，出属于心的脉络。

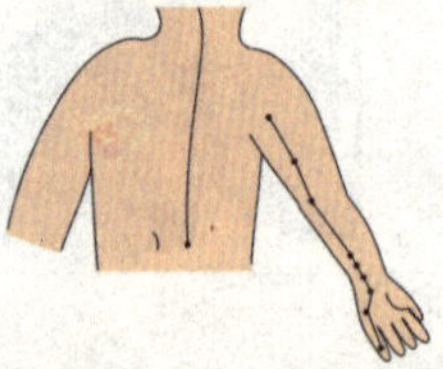

本经脉因受外邪而发生的病症，有喉咽干燥、心痛、口渴想喝水。

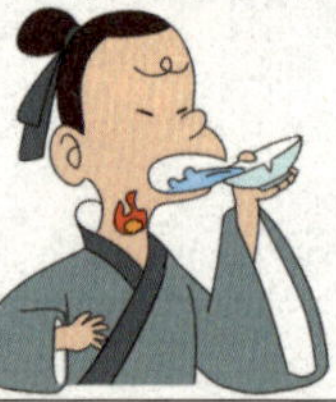

治疗时，实证就用泻法，虚证就用补法，热证就用速刺法，寒证就用留针法，络脉虚陷的就用灸法，不实不虚的就从本经取治。

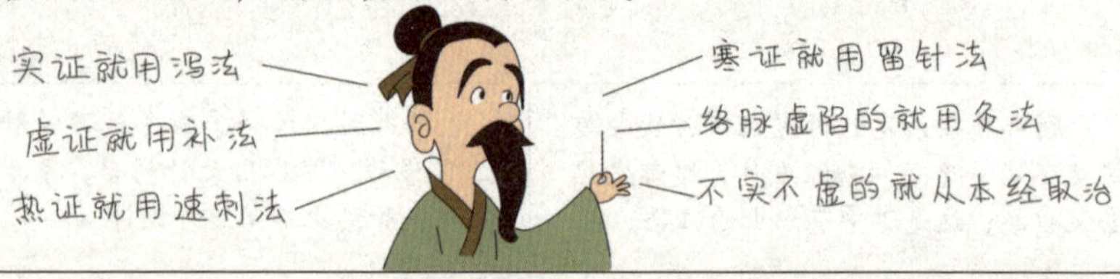

【原文】心病者，胸中痛……虚则胸腹大……取其经，少阴太阳，舌下血者。其变病，刺郄中血者。

——《素问·脏气法时论》

心脏有疾病，可见胸中疼痛……如果心气虚，就会出现胸腹胀大。

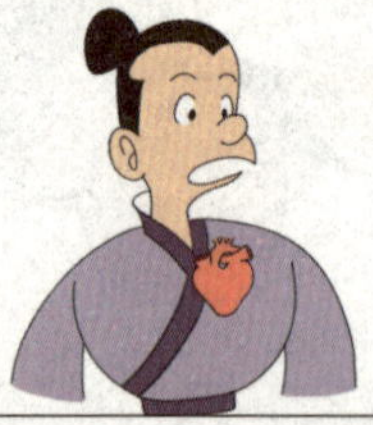

治疗时，可取刺少阴经和太阳经的穴位，并在舌下廉泉穴刺出血。如果病情发生变化，就刺阴郄穴出血。

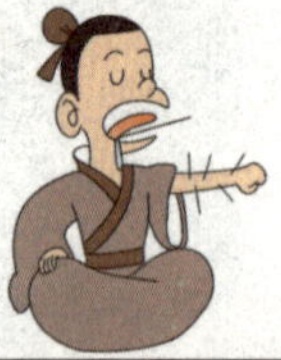

【原文】岁金太过，燥气流行，肝木受邪……体重烦冤，胸痛引背，两胁满且痛引少腹。

——《素问·气交变大论》

岁金之运太过，则燥气流行，肝木受到伤害。

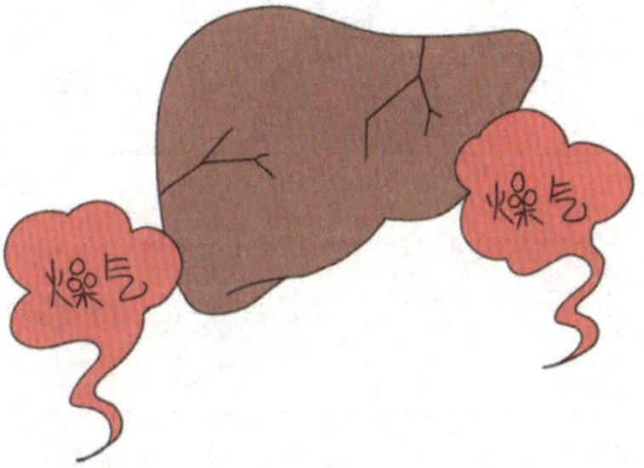

燥气过于亢盛，就会身体沉重烦闷，胸痛牵引背部，两胁胀满，并且牵引小腹疼痛。

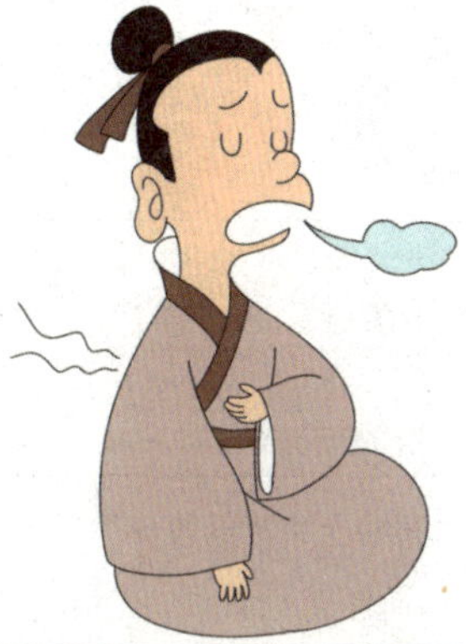

【原文】岁火不及，寒乃大行……民病胸中痛，胁支满。

——《素问·气交变大论》

岁火运之不及，寒气就旺盛流行。

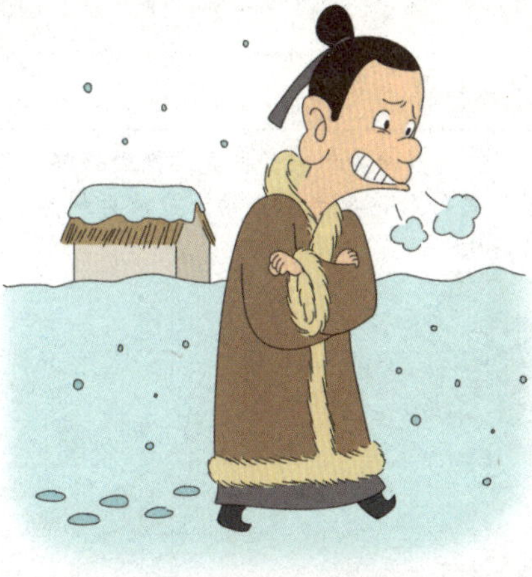

人们多病，胸中疼痛，胁部胀满。

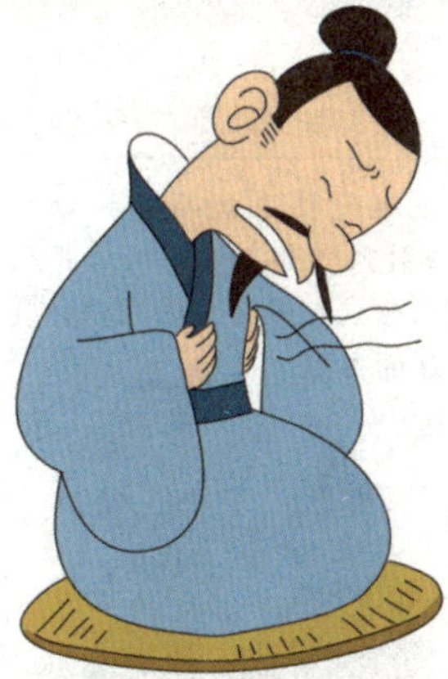

【原文】所谓胸痛少气者，水气在脏腑也，水者阴气也，阴气在中，故胸痛少气也。

——《素问·脉解》

所谓的胸痛少气，是由于水气停聚于脏腑之间。

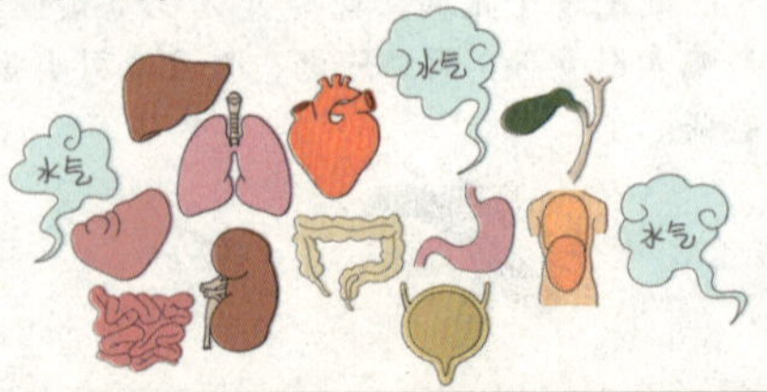

水属于阴气，阴气停聚于脏腑，所以出现胸痛、呼吸气短的症状。

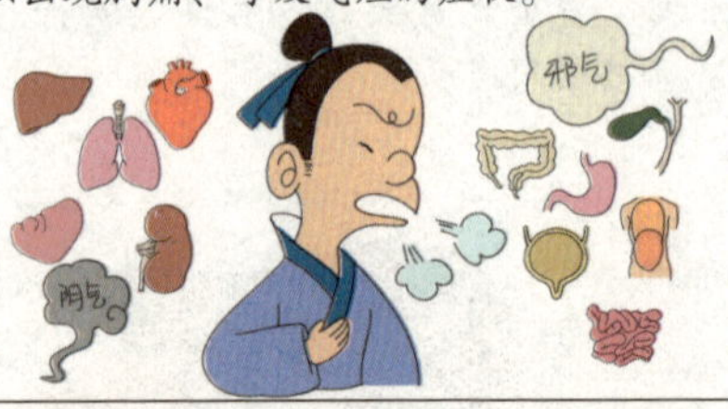

【原文】手心主、少阴厥逆，心痛引喉，身热，死，不可治。

——《素问·厥论》

手厥阴和手少阴经的经气厥逆，心痛牵引咽喉，身体发热，这是死证，不可医治。

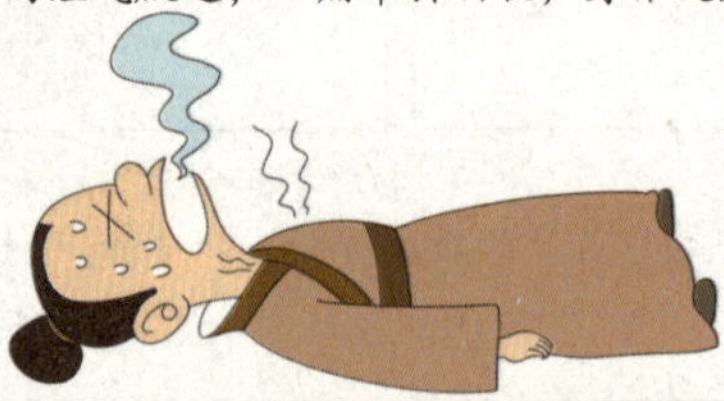

【原文】厥心痛，与背相控，如从后触其心，伛偻者，肾心痛也，先取京骨、昆仑，发针不已，取然谷。

——《灵枢·厥病》

因五脏气机逆乱而致的心痛（厥心痛），牵引到背部，好像从后背触动心脏一样，以致病人腰背弯曲难以伸直，这是肾气厥逆的心痛。

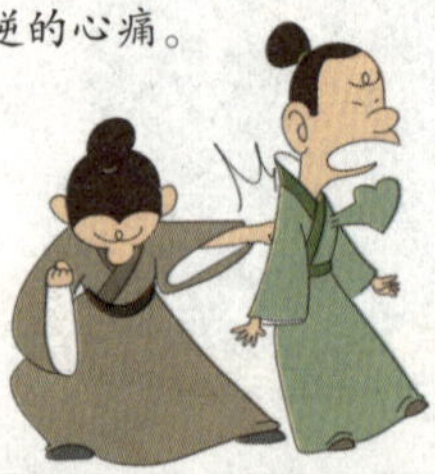

治疗时先取京骨、昆仑两穴针刺，如果针后仍疼痛不止的，应该再刺然谷穴。

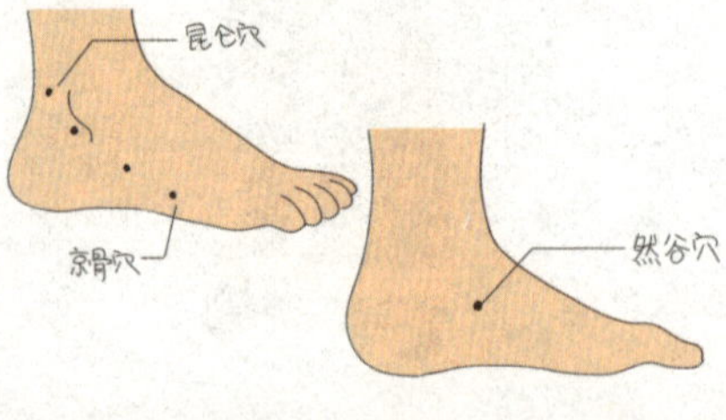

【原文】厥心痛，腹胀胸满，心尤痛甚，胃心痛也，取之大都、大白。

——《灵枢·厥病》

厥心痛，胸腹胀满，心口疼痛特别厉害的，这是胃气厥逆的心痛。

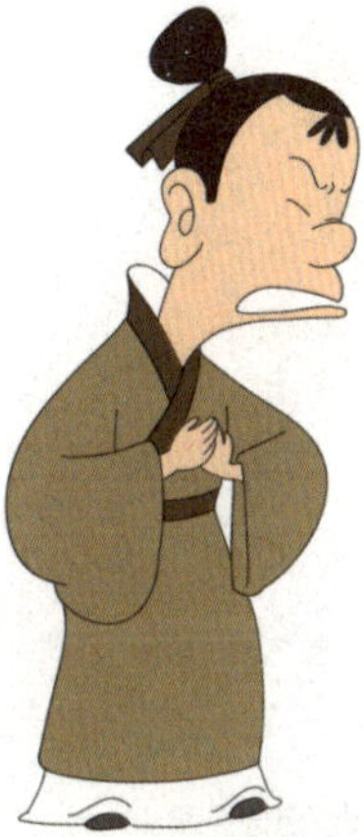

治疗时可取大都、太白两穴针刺。

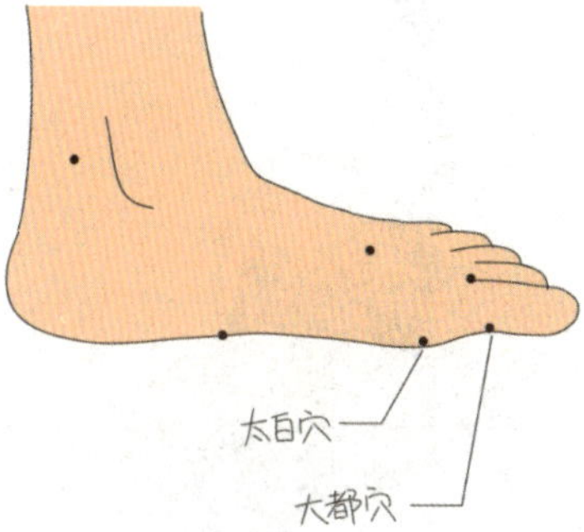

【原文】厥心痛，痛如以锥针刺其心，心痛甚者，脾心痛也，取之然谷、太溪。

——《灵枢·厥病》

厥心痛，痛如锥刺心，心口疼痛剧烈，这是脾气厥逆的心痛。

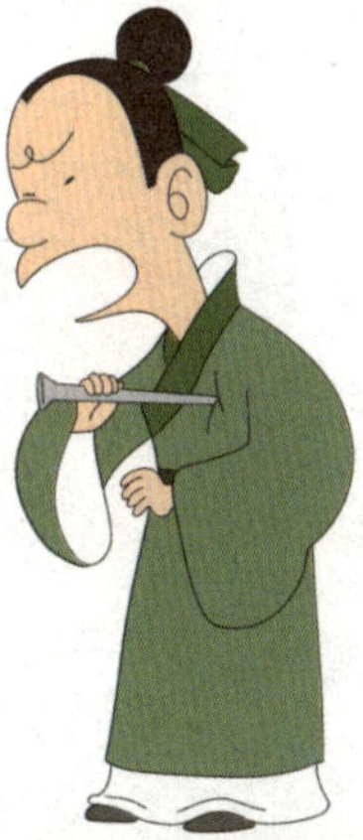

治疗时可取然谷、太溪两穴针刺。

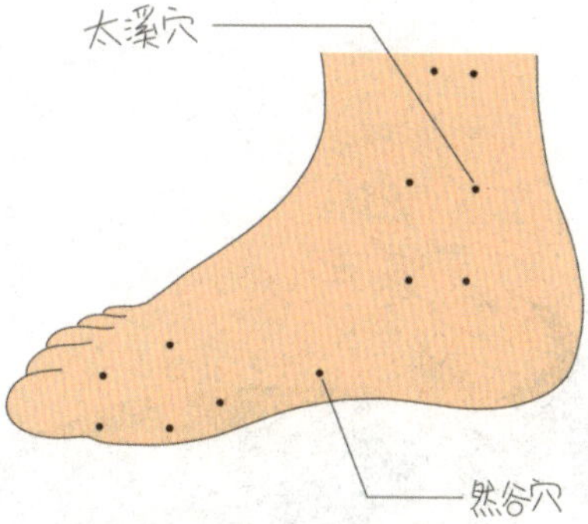

【原文】厥心痛，色苍苍如死状，终日不得休息，肝心痛也，取之行间、太冲。

——《灵枢·厥病》

厥心痛，面色青苍像死人一样，整天疼痛不止，这是肝气厥逆的心痛。

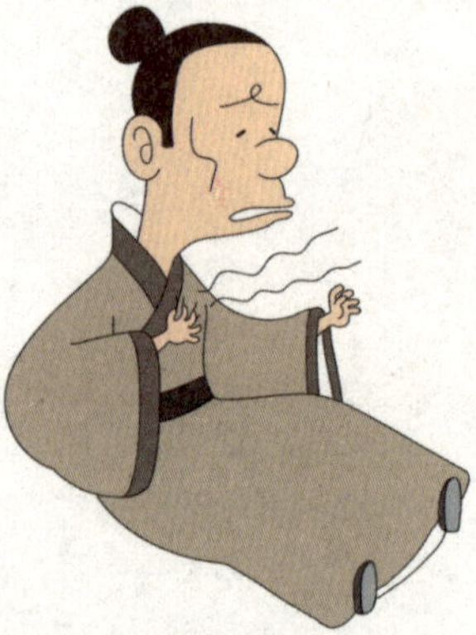

治疗时可取行间、太冲两穴针刺。

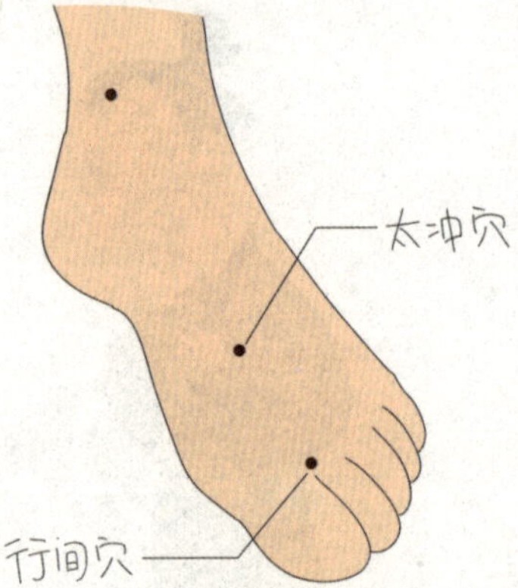

【原文】厥心痛，卧若从居，心痛间，动作痛益甚，色不变，肺心痛也，取之鱼际、太渊。

——《灵枢·厥病》

厥心痛，在卧床休息或闲居静养时，心痛有所缓解，如果活动就心痛加剧，但面色没有什么变化，这是肺气厥逆的心痛。

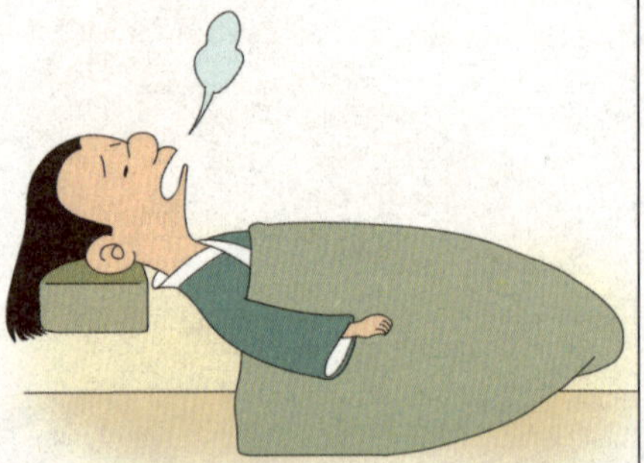

治疗时可取鱼际、太渊两穴针刺。

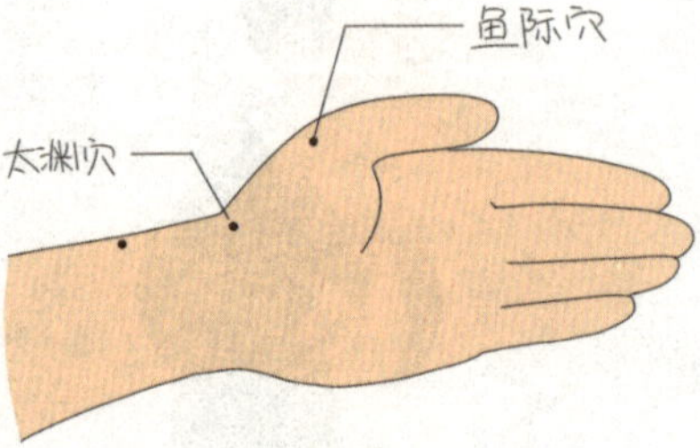

【原文】真心痛，手足清至节，心痛甚，旦发夕死，夕发旦死。

——《灵枢·厥病》

邪气在心的真心痛，发作起来手足寒冷至肘膝关节，心胸痛势剧烈。

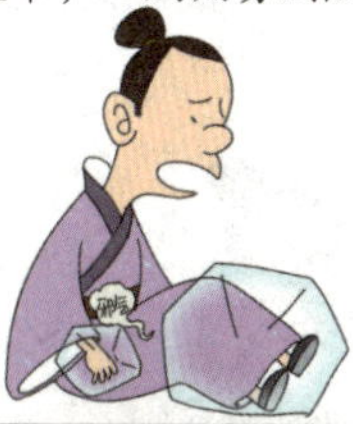

出现这种症状，若早晨发作，到傍晚就会死亡；若傍晚发作，到次日早晨就会死亡。

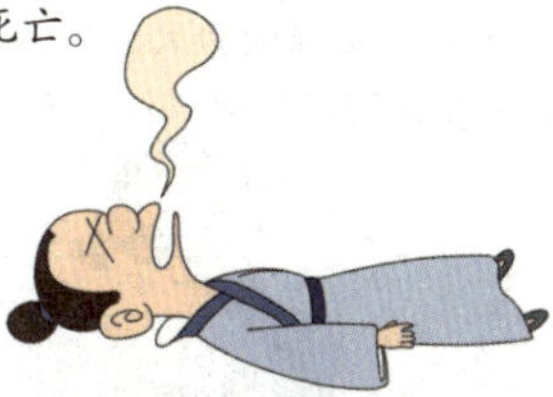

【原文】心痛不可刺者，中有盛聚，不可取于腧。

——《灵枢·厥病》

心脏痛不能用刺法治疗的，是因为内有积聚或瘀血，所以不能取穴治疗。

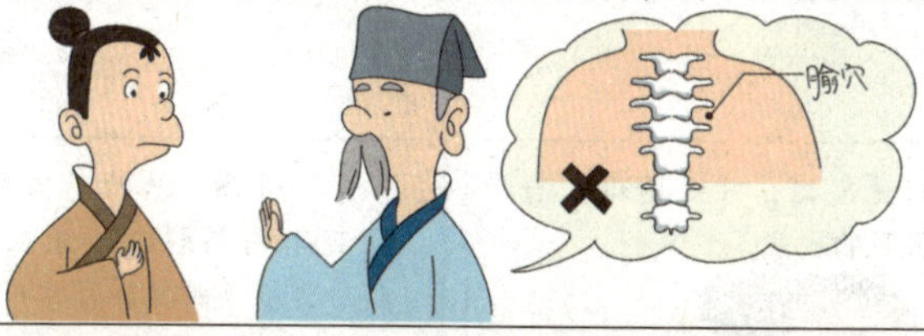

【原文】心痛引腰脊，欲呕，取足少阴。

心痛，腹胀。啬啬然，大便不利，取足太阴。

——《灵枢·杂病》

心脏痛牵引腰部、脊背疼痛，恶心欲吐，治疗时可刺取足少阴的腧穴治疗。

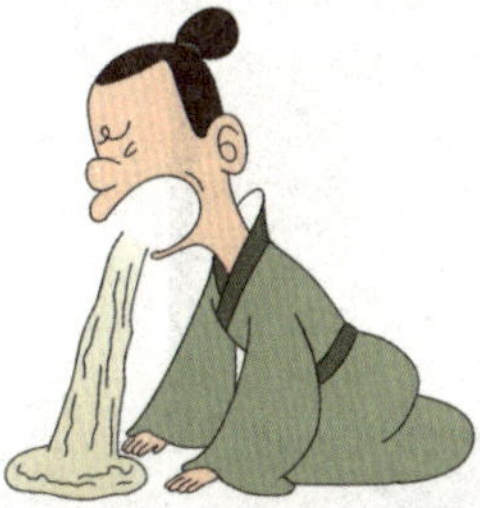

心脏痛，腹中胀满，肠中涩滞不通，大便不利，治疗时可刺取足太阴经的腧穴治疗。

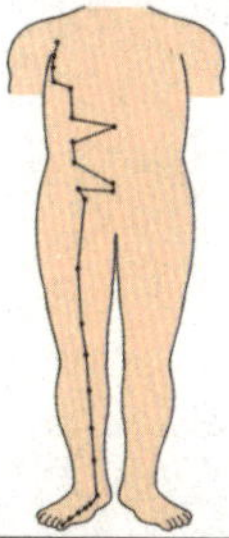

【原文】心痛引背不得息，刺足少阴；不已，取手少阳。

心痛引小腹满，上下无常处，便溲难，刺足厥阴。

——《灵枢·杂病》

心脏痛牵引背部疼痛，呼吸不利，治疗时可针刺足少阴经的腧穴；假如症状未好，可刺取手少阳经的腧穴治疗。

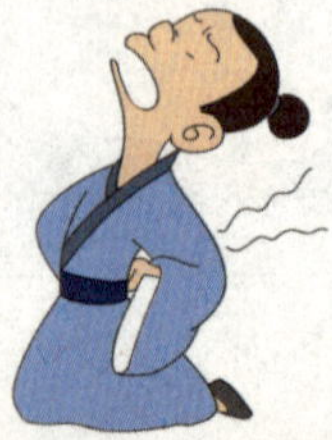

心脏痛牵引小腹胀满，上下走窜，痛无定处，大小便不利，治疗时可刺取足厥阴经的腧穴。

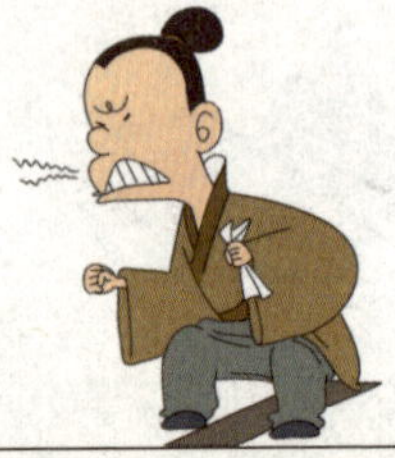

【原文】心痛，但短气，不足以息，刺手太阴。

心痛，当九节刺之，按，已刺按之，立已；不已，上下求之，得之立已。

——《灵枢·杂病》

心脏痛，只见气短，呼吸困难，治疗时可刺取手太阴经的腧穴。

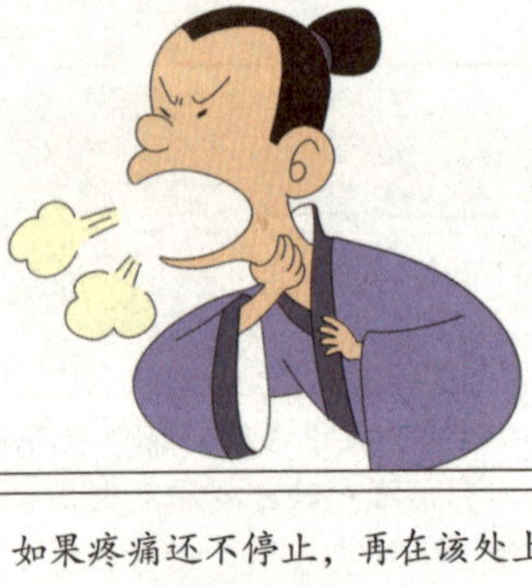

心脏痛，治疗时当针刺第九胸椎棘突下的筋缩穴，先在穴位上按揉，刺后再继续按揉，可立即止痛。

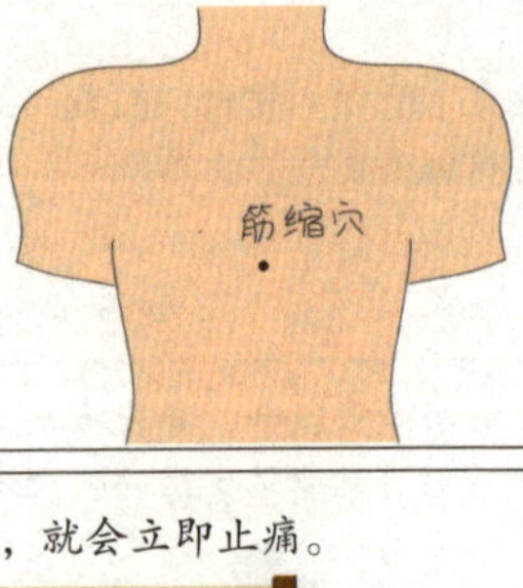

如果疼痛还不停止，再在该处上下寻求痛点刺治，就会立即止痛。

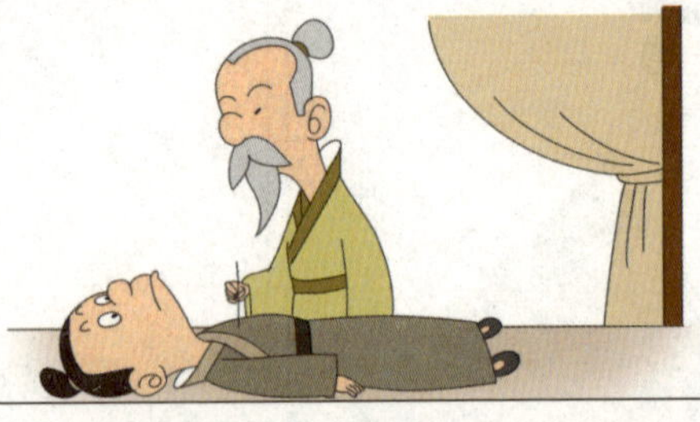

13. 痛证的治疗（胁痛类）

【原文】岁火太过，炎暑流行，肺金受邪……甚则胸中痛，胁支满，胁痛。

岁金太过，燥气流行，肝木受邪。民病两胁下少腹痛。

——《素问·气交变大论》

岁火之运太过，炎热暑气流行，肺金受到伤害……人们因火热之气过于亢盛，就会发生胸中疼痛，胁下胀满，胁部作痛。

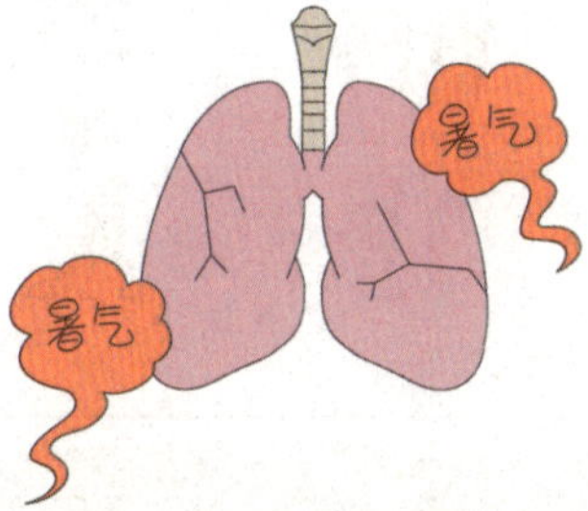

岁金之运太过，燥气流行，肝木受到伤害。人们多出现两胁下及少腹疼痛。

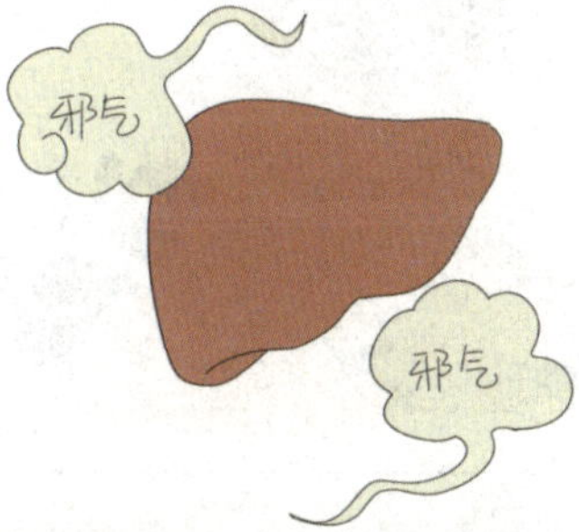

【原文】岁火不及，寒乃大行……民病胸中痛，胁支满，两胁痛。

岁土不及，风乃大行……胸胁暴痛，下引少腹。

——《素问·气交变大论》

岁火运之不及，寒气就盛行……人们多出现胸中疼痛，胁部胀满，两胁疼痛。

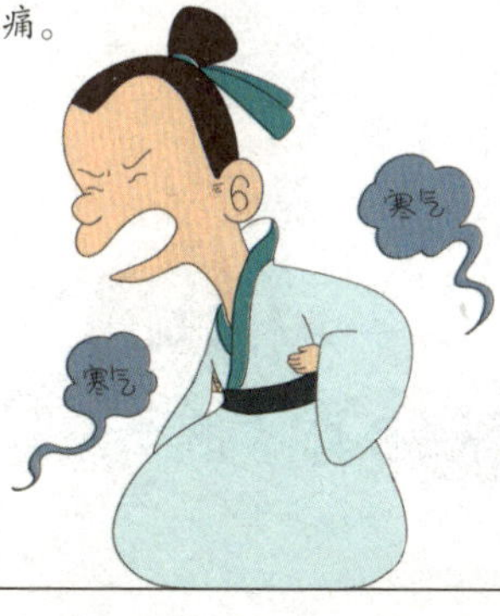

岁土之运不及，风气因大规模流行……人们多出现胸胁突然疼痛，牵引少腹作痛。

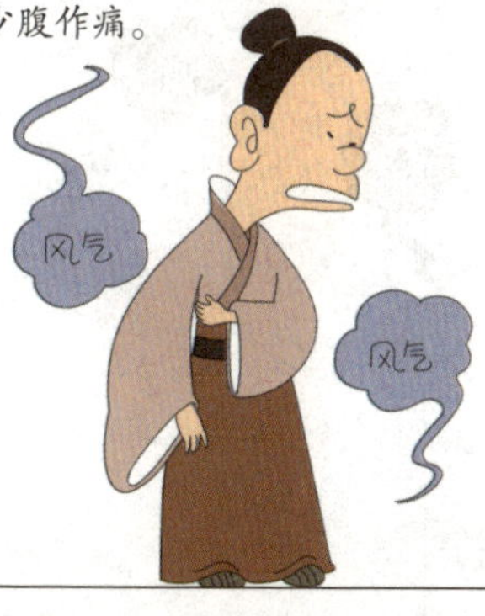

【原文】肝热病者……热争，则狂言及惊，胁满痛，手足躁，不得安卧……刺足厥阴少阳。

——《素问·刺热》

肝脏发生热病……热邪与正气相争时，病人就会出现狂言惊骇，胁肋胀满疼痛，手足躁动，不得安卧。

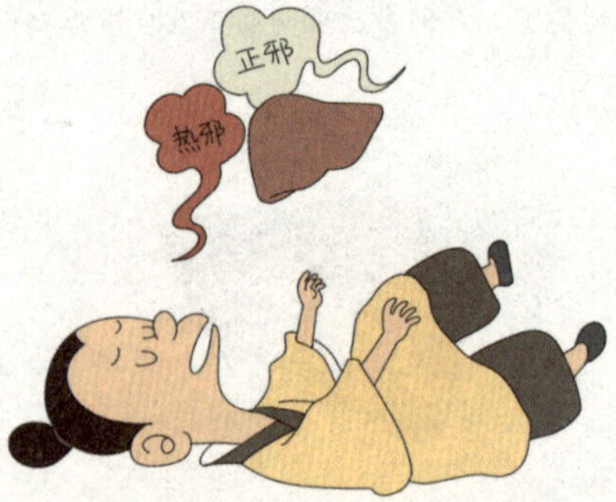

治疗时可刺取足厥阴和足少阳两经。

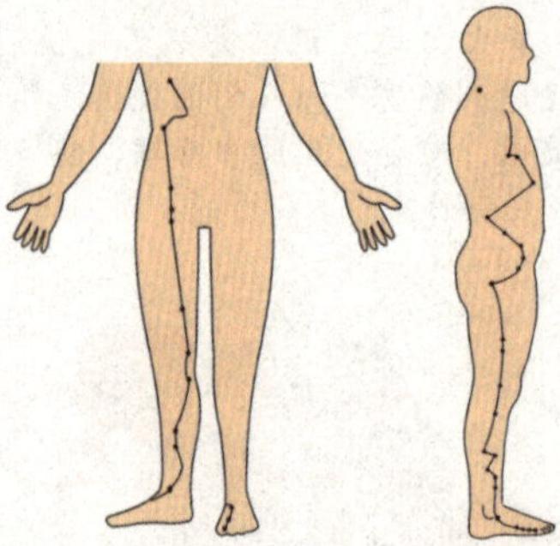

【原文】热病先胸胁痛，手足躁，刺足少阳，补足太阴。病甚者为五十九刺。

——《素问·刺热》

热病先出现胸胁痛、手足躁动不安的。

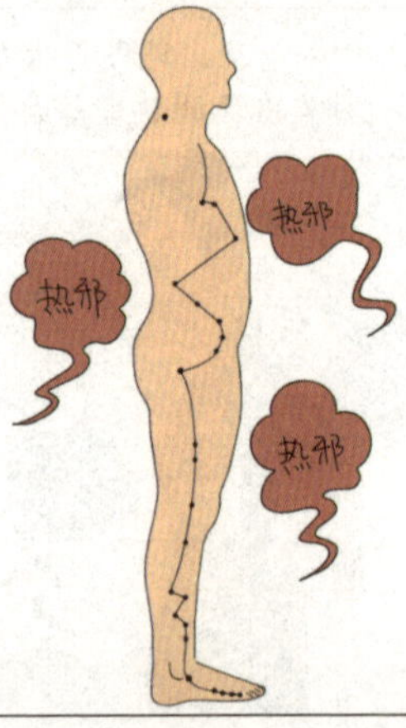

治疗时可刺取足少阳经，补足太阴经。如果病情较为严重，就用刺治热病的五十九刺的方法。

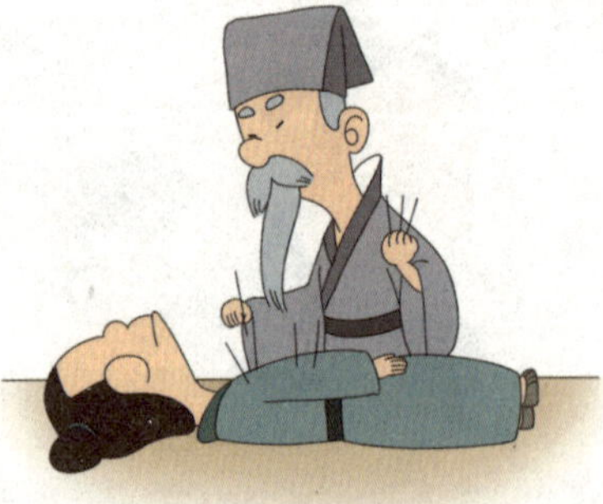

【原文】肝病者，两胁下痛引少腹，令人善怒……取其经，厥阴与少阳。

——《素问·脏气法时论》

肝脏病可见两胁下疼痛，牵引少腹，使人易怒……

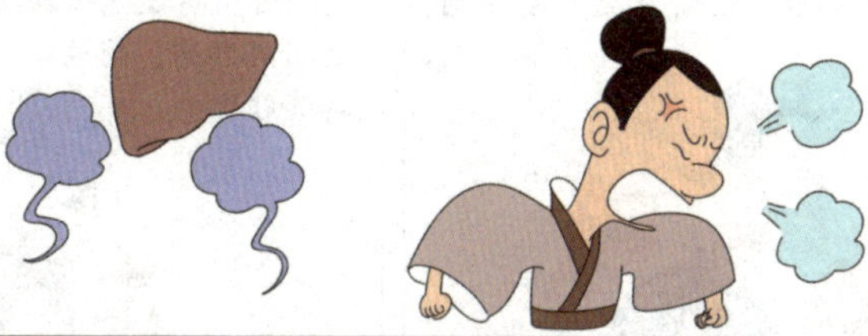

治疗时，可取刺厥阴经和少阳经的穴位。

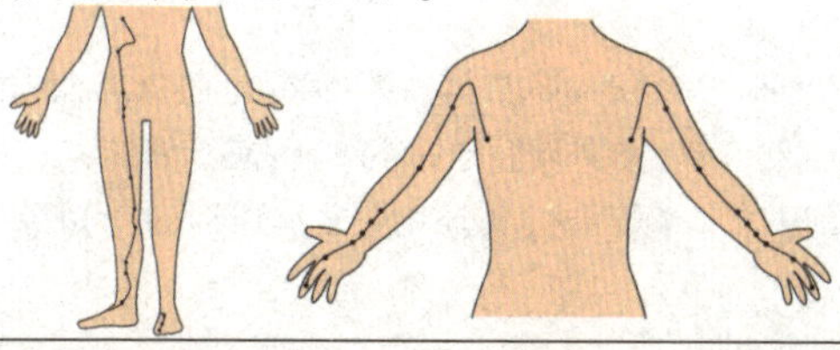

【原文】太阴之胜，火气内郁，疮疡于中，流散于外，病在胠胁……太阴之胜，治以咸热，佐以辛甘，以苦泻之。

——《素问·至真要大论》

太阴湿气偏胜，火气郁结于内，则成为疮疡；流散在外，则病生胠胁。

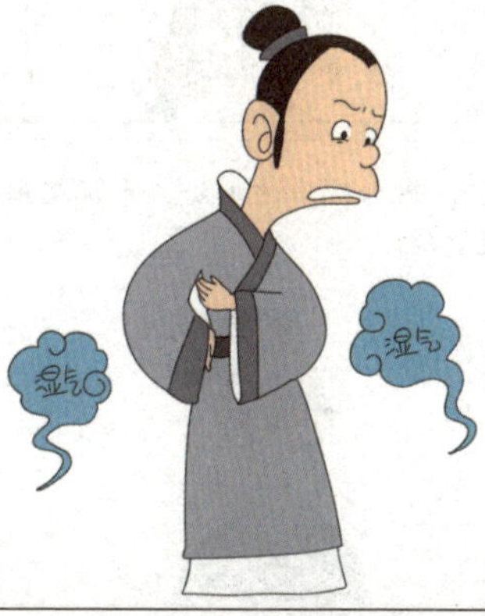

由太阴湿气偏胜导致的疾病，治疗时用咸热药，佐以辛甘药，用苦味药泻其胜气。

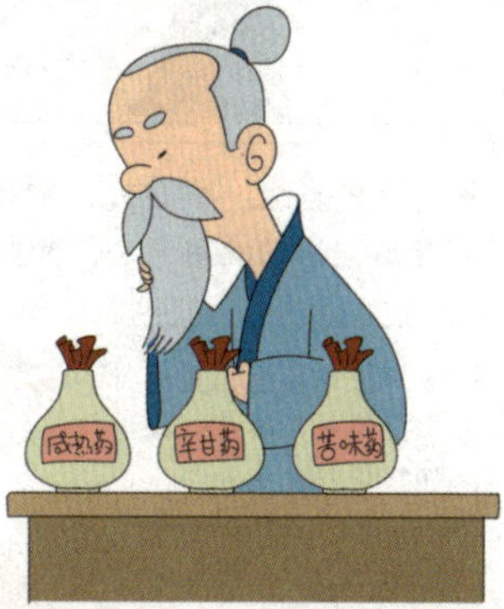

【原文】阳明之胜，清发于中，左胠胁痛……阳明之胜，治以酸温，佐以辛甘，以苦泻之。

——《素问·至真要大论》

阳明燥气偏胜，则清凉之气发于内，左胠胁疼痛。

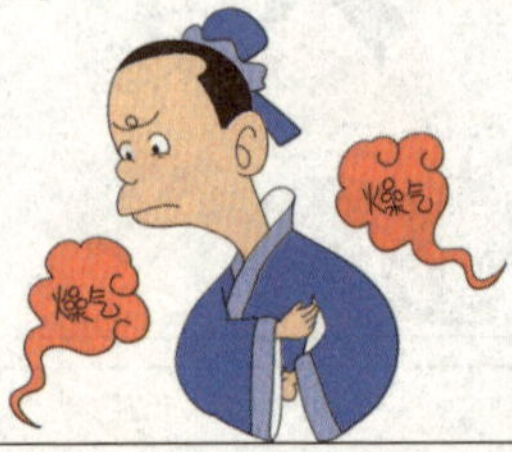
燥气
燥气

由阳明燥气偏胜导致的疾病，治疗时用酸温药，辅佐以辛甘药，用苦味药泻其胜气。

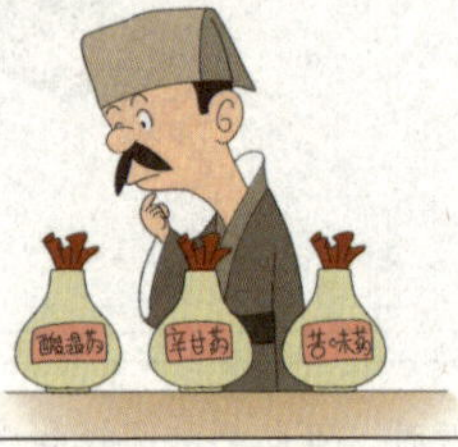
酸温药
辛甘药
苦味药

【原文】胆足少阳之脉……是动则病口苦，善太息，心胁痛，不能转侧……是主骨所生病者……胸、胁、肋、髀、膝外至胫绝骨外踝前及诸节皆痛……为此诸病，盛则泻之，虚则补之，热则疾之，寒则留之，陷下则灸之，不盛不虚，以经取之。

——《灵枢·经脉》

胆足少阳的经脉，外邪侵犯本经所引发的病证是口苦，时常叹气，胸胁部疼痛，不能翻身。

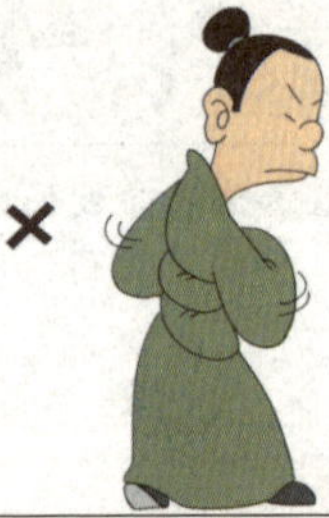

本经所主的骨发生病变……胸、胁、肋、大腿、膝外侧直至胫骨、绝骨、外踝前以及诸关节都痛。

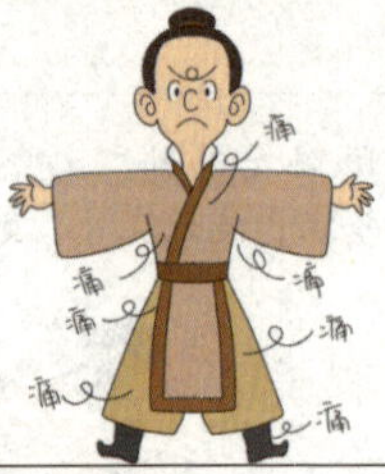
痛
痛
痛
痛
痛
痛
痛

治疗这些病证，实证就用泻法，虚证就用补法，热证就用速刺法，寒证就用留针法，络脉虚陷的就用灸法，不实不虚的就从本经取治。

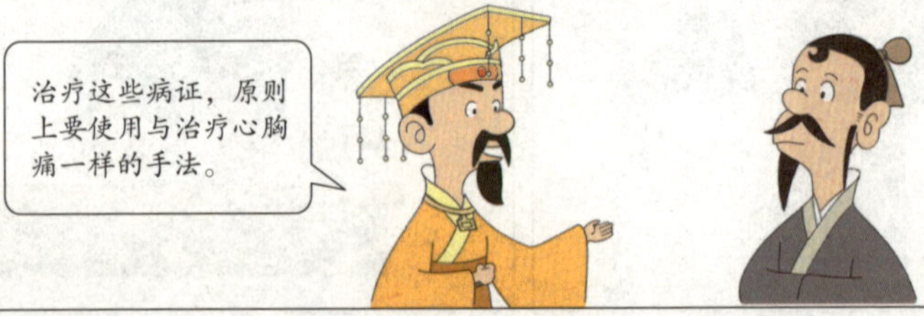
治疗这些病证，原则上要使用与治疗心胸痛一样的手法。

14. 痹证的治疗

【原文】黄帝问曰：痹之安生？

岐伯对曰：风寒湿三气杂至合而为痹也。其风气胜者为行痹，寒气胜者为痛痹，湿气胜者为著痹也。

——《素问·痹论》

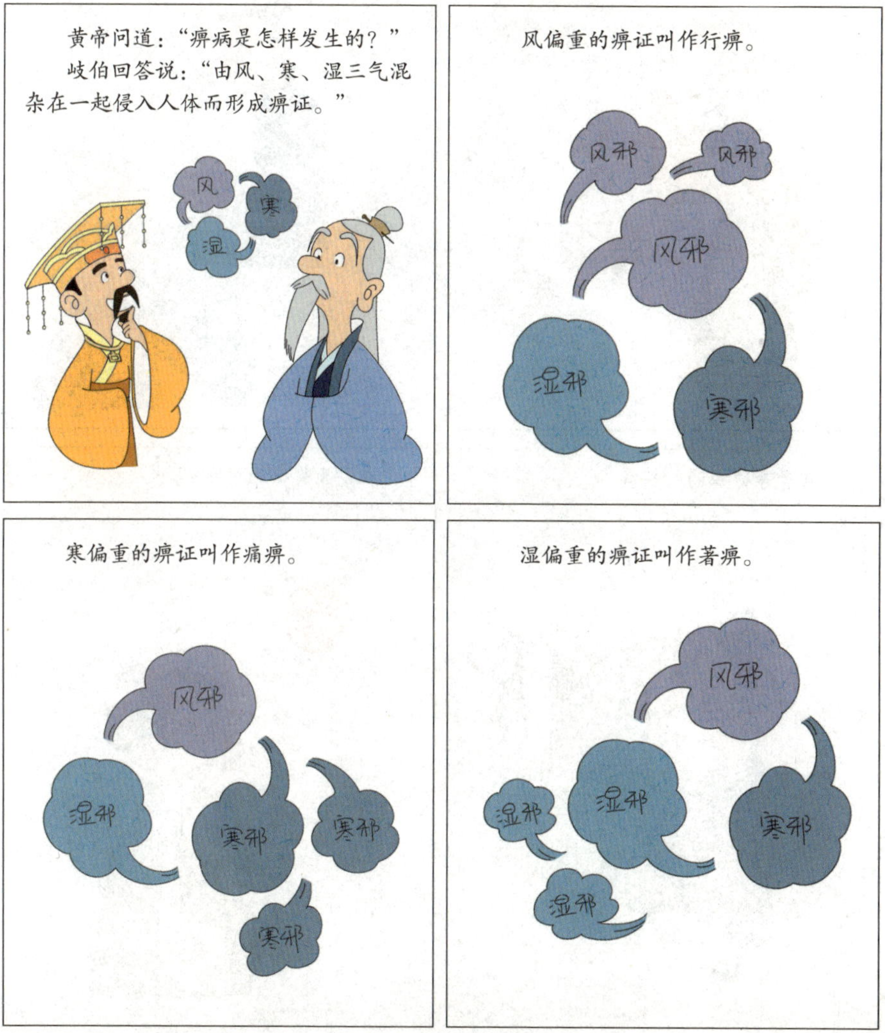
黄帝问道："痹病是怎样发生的？"
岐伯回答说："由风、寒、湿三气混杂在一起侵入人体而形成痹证。"
风
寒
湿
风偏重的痹证叫作行痹。
风邪
风邪
风邪
湿邪
寒邪
寒偏重的痹证叫作痛痹。
风邪
湿邪
寒邪
寒邪
寒邪
湿偏重的痹证叫作著痹。
风邪
湿邪
湿邪
寒邪
湿邪

【原文】帝曰：其有五者何也？

岐伯曰：以冬遇此者为骨痹，以春遇此者为筋痹，以夏遇此者为脉痹，以至阴遇此者为肌痹，以秋遇此者为皮痹。

——《素问·痹论》

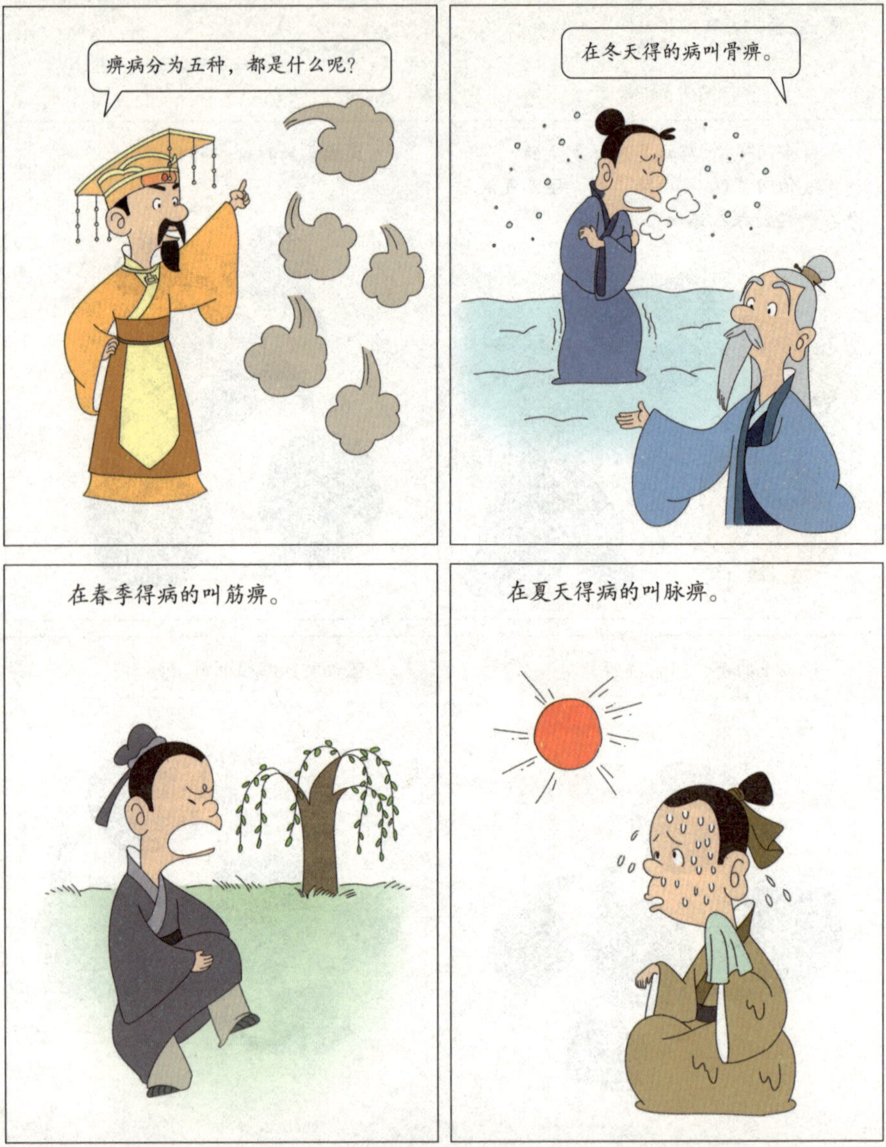
痹病分为五种，都是什么呢？
在冬天得的病叫骨痹。
在春季得病的叫筋痹。
在夏天得病的叫脉痹。

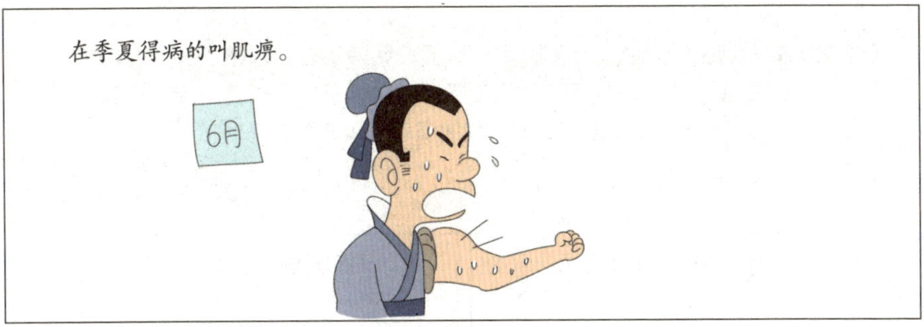
在季夏得病的叫肌痹。
6月

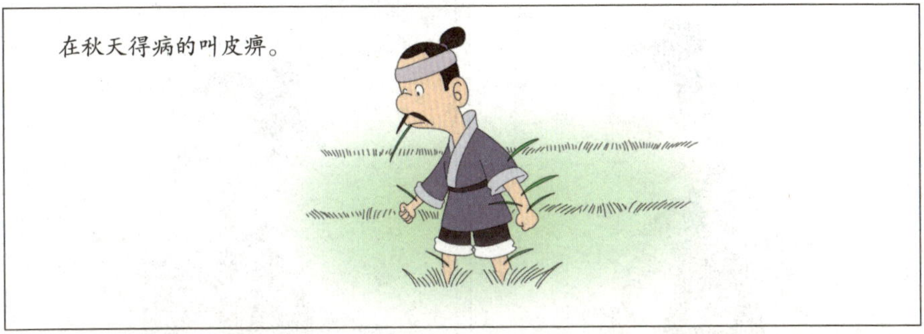
在秋天得病的叫皮痹。

【原文】帝曰：内舍五藏六腑，何气使然？

岐伯曰：五脏皆有合，病久而不去者，内舍其合也。

——《素问 · 痹论》

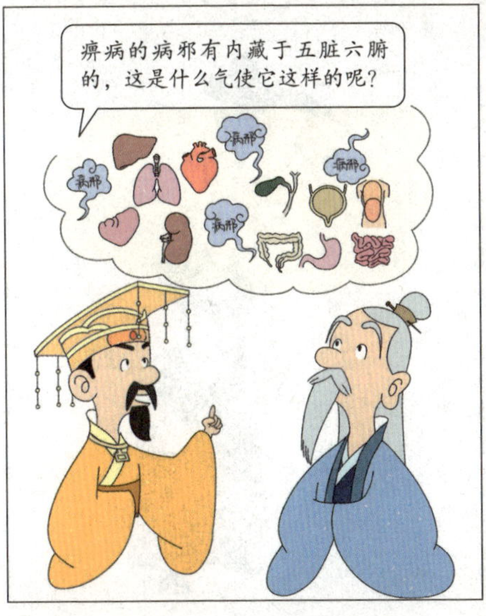
痹病的病邪有内藏于五脏六腑的，这是什么气使它这样的呢？
病邪
病邪
病邪
病邪

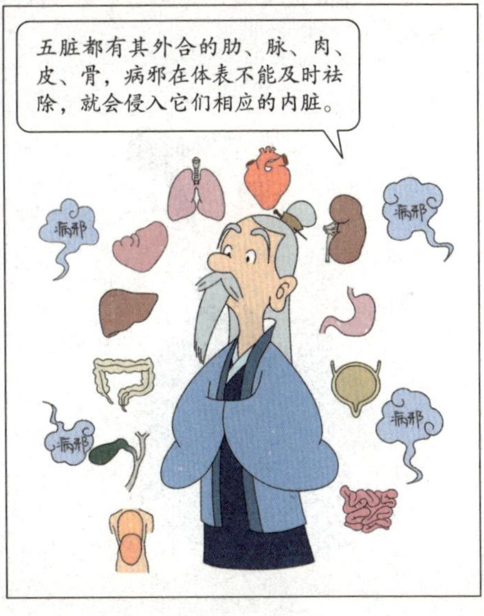
五脏都有其外合的肋、脉、肉、皮、骨，病邪在体表不能及时祛除，就会侵入它们相应的内脏。
病邪
病邪
病邪
病邪

【原文】故骨痹不已，复感于邪，内舍于肾；筋痹不已，复感于邪，内舍于肝；脉痹不已，复感于邪，内舍于心；肌痹不已，复感于邪，内舍于脾；皮痹不已，复感于邪，内舍于肺。所谓痹者，各以其时重感于风寒湿之气也。

——《素问·痹论》

所以，骨痹不愈，又受了邪气，就会内藏于肾。

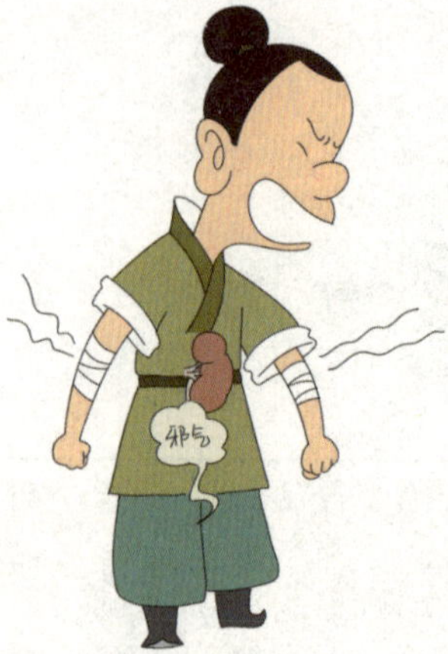

筋痹不愈，又受了邪气，就会内藏于肝。

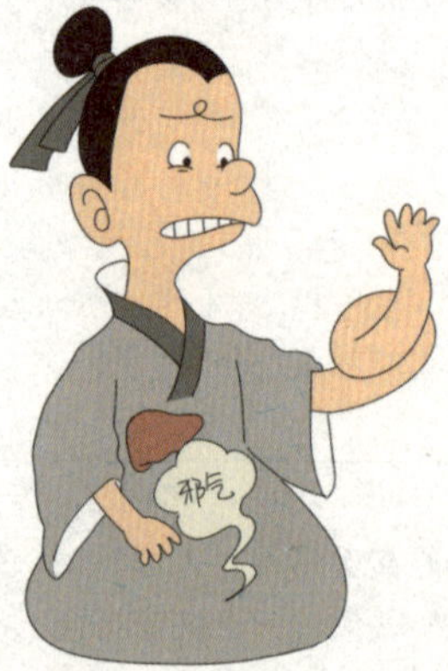

脉痹不愈，又受了邪气，就会内藏于心。

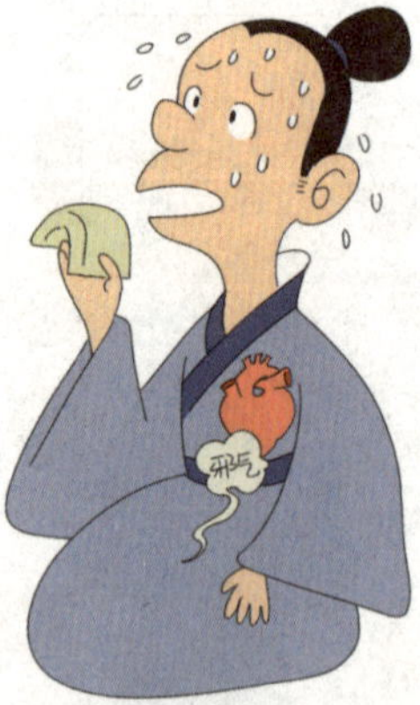

肌痹不愈，又受了邪气，就会内藏于脾。

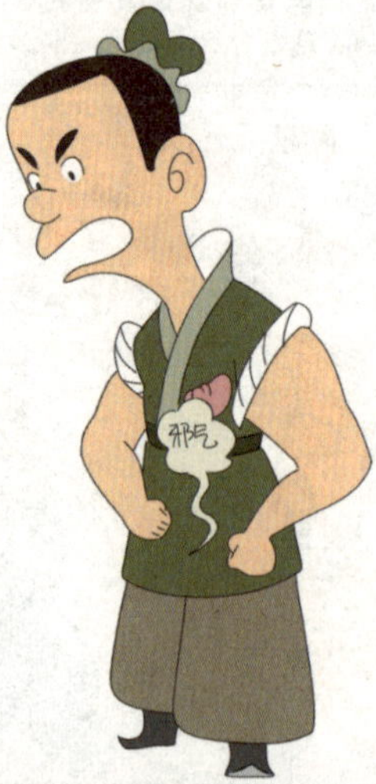

皮痹不愈，又受了邪气，就会内藏于肺。

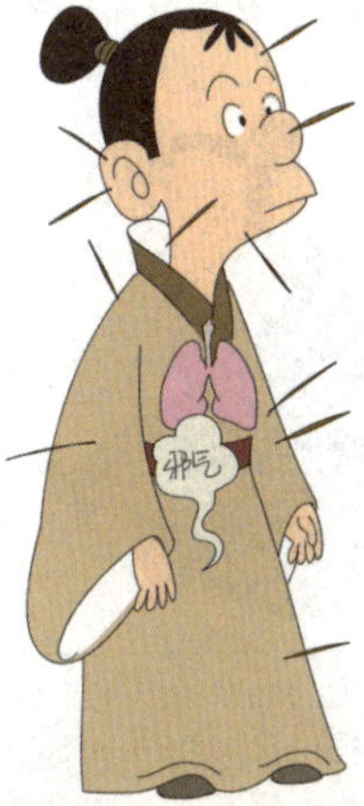

所谓的痹病，是五脏在其所主的各个季节里，感受了风、寒、湿三种邪气所形成的。

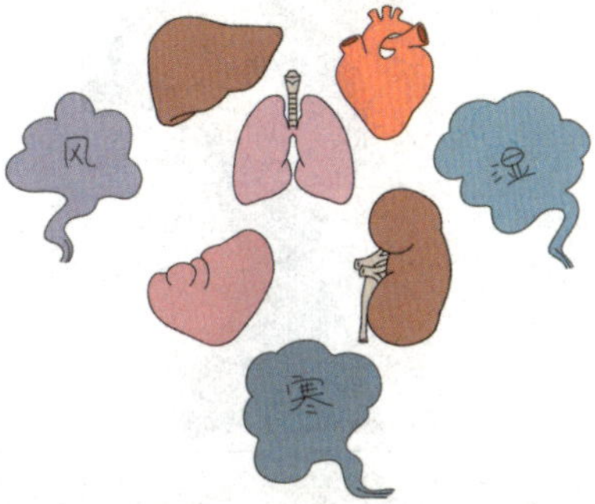

【原文】凡痹之客五脏者，肺痹者，烦满喘而呕。心痹者，脉不通，烦则心下鼓，暴上气而喘，嗌干善噫，厥气上则恐。肝痹者，夜卧则惊，多饮数小便，上为引如怀。肾痹者，善胀，尻以代踵，脊以代头。

——《素问·痹论》

凡痹病侵五脏，肺痹的症状是烦闷，喘息而吐。

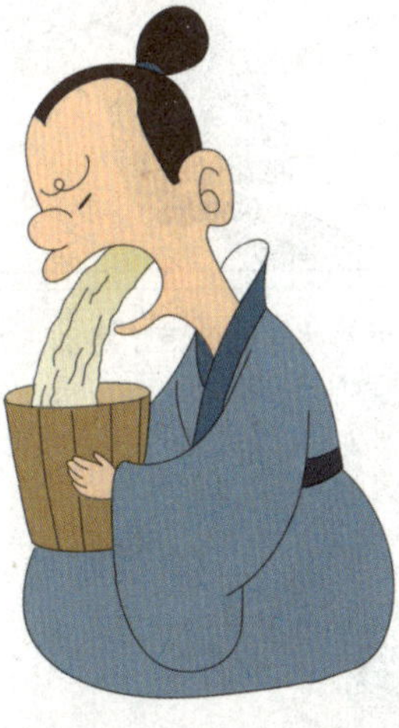

心痹的症状，是血脉不通，烦躁并心悸，暴气上冲而喘，咽喉干燥，经常嗳气，逆气上乘于心，令人惊恐。

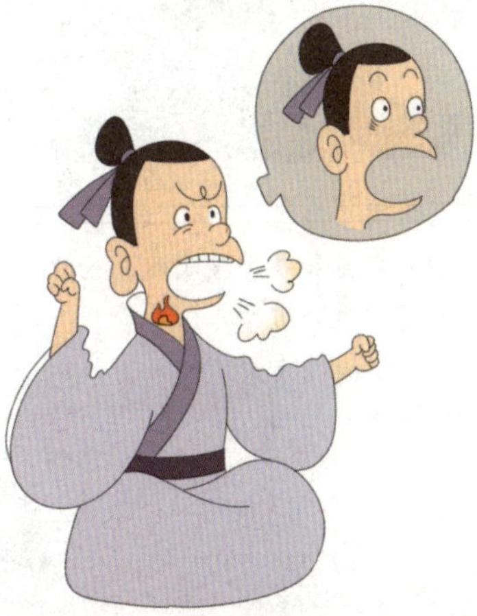

肝痹的症状，是夜晚睡觉多惊，喜欢饮水，小便次数多，上引少腹，膨满跟孕妇一样。

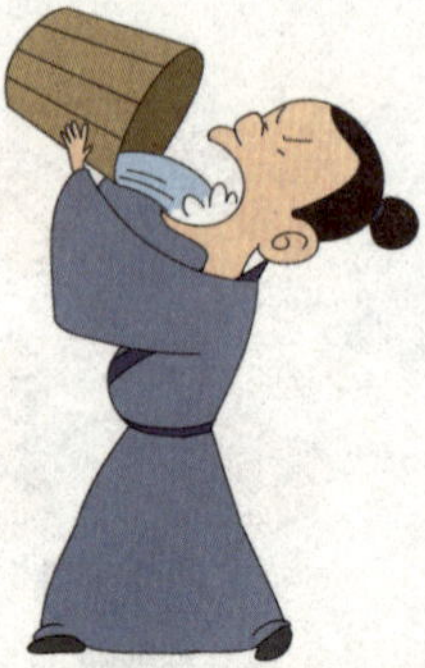

肾痹的症状，是浑身肿胀，胀得能坐而不能行，能低头而不能仰头，好像用尾骨着地，又好像颈骨下倾、脊骨上耸一样。

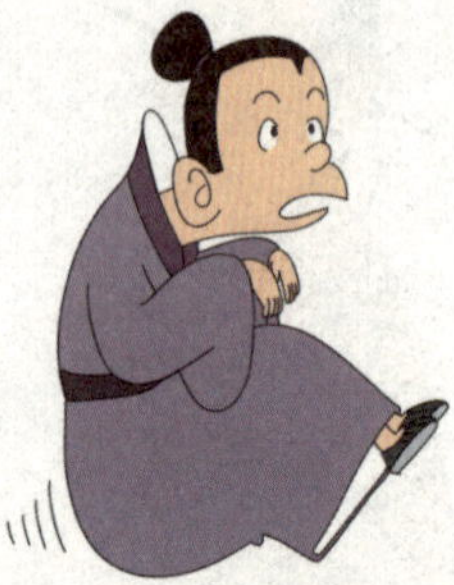

【原文】脾痹者，四支解堕，发咳呕汁，上为大塞。肠痹者，数饮而出不得，中气喘争，时发飧泄。胞痹者，少腹膀胱按之内痛，若沃以汤，涩于小便，上为清涕。

——《素问·痹论》

脾痹的症状是四肢倦怠无力，咳嗽，呕吐清汁，胸膈痞塞。

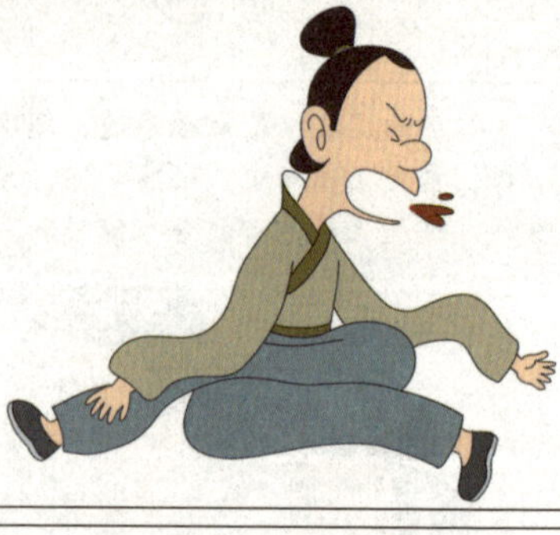

肠痹的症状是频频饮水而小便不畅，中气上逆，喘而急迫，有时发生消化不良造成的泄泻。

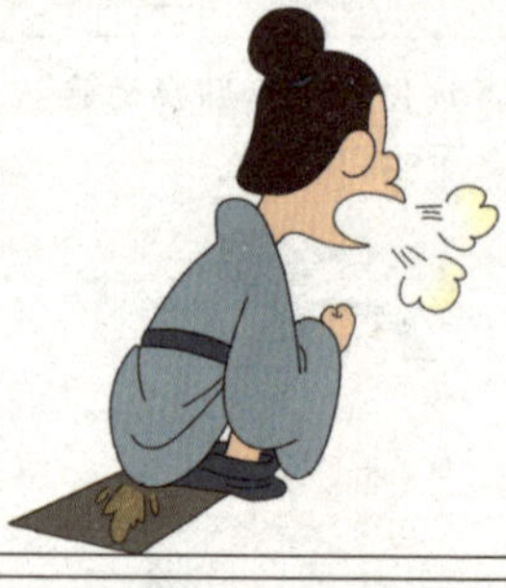

胞痹的症状是手按小腹，膀胱内有痛感且腹中觉热，好像灌了热水一样，小便涩滞，上部鼻流清涕。

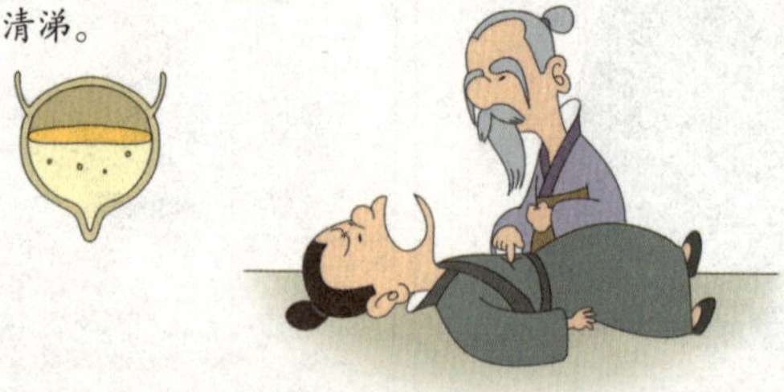

【原文】阴气者，静则神藏，躁则消亡。饮食自倍，肠胃乃伤。淫气喘息，痹聚在肺；淫气忧思，痹聚在心。

——《素问·痹论》

五脏的阴气，安静时就精神内藏，躁动时就容易耗散。

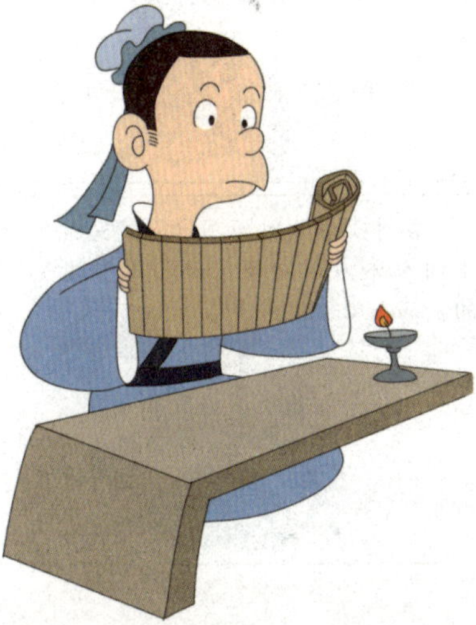

假如饮食过多了，肠胃就要受伤。

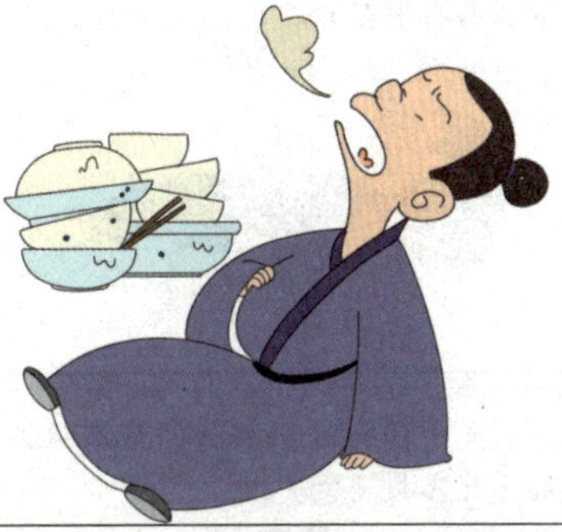

气失于和而喘吸迫促，那么风寒湿的痹气就容易凝聚在肺。

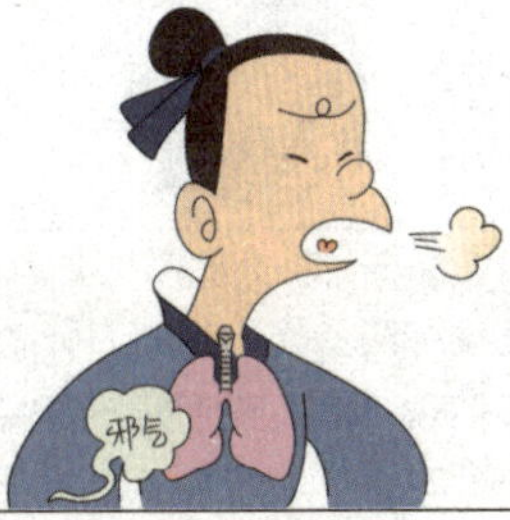

会失其平和而忧愁思虑，那么风寒湿的痹气就容易凝聚在心。

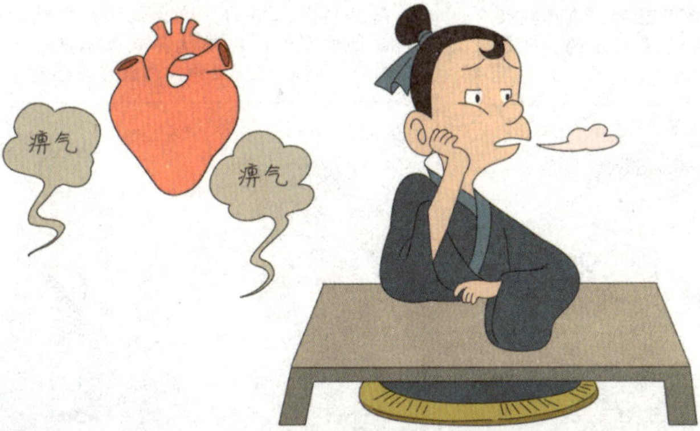

【原文】淫气遗溺，痹聚在肾；淫气乏竭，痹聚在肝；淫气肌绝，痹聚在脾。诸痹不已，亦益内也。其风气胜者，其人易已也。

——《素问·痹论》

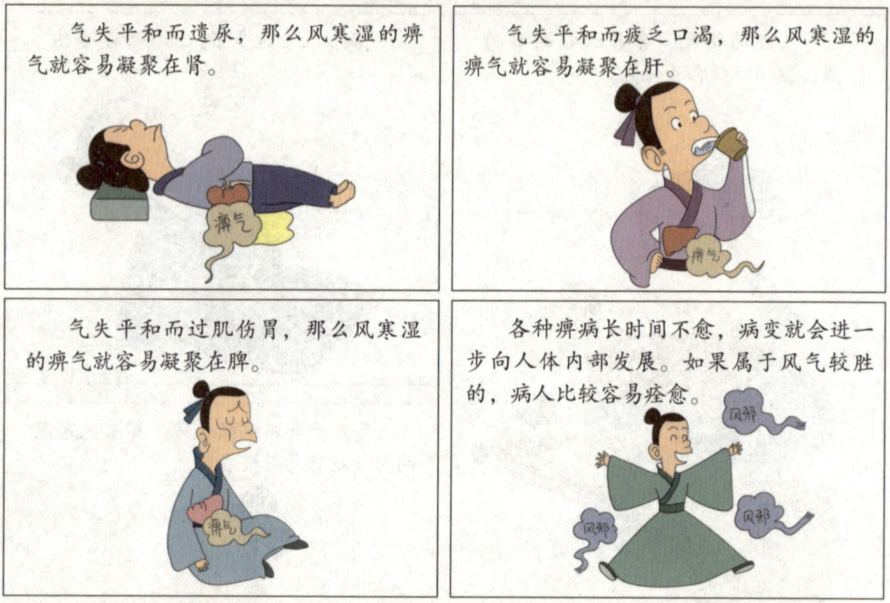
气失平和而遗尿，那么风寒湿的痹气就容易凝聚在肾。
痹气
气失平和而疲乏口渴，那么风寒湿的痹气就容易凝聚在肝。
痹气
气失平和而过肌伤胃，那么风寒湿的痹气就容易凝聚在脾。
痹气
各种痹病长时间不愈，病变就会进一步向人体内部发展。如果属于风气较胜的，病人比较容易痊愈。
风邪
风邪
风邪

【原文】帝曰：痹，其时有死者，或疼久者，或易已者，其故何也？

岐伯曰：其入脏者死，其留连筋骨者疼久，其留皮肤间者易已。

——《素问·痹论》

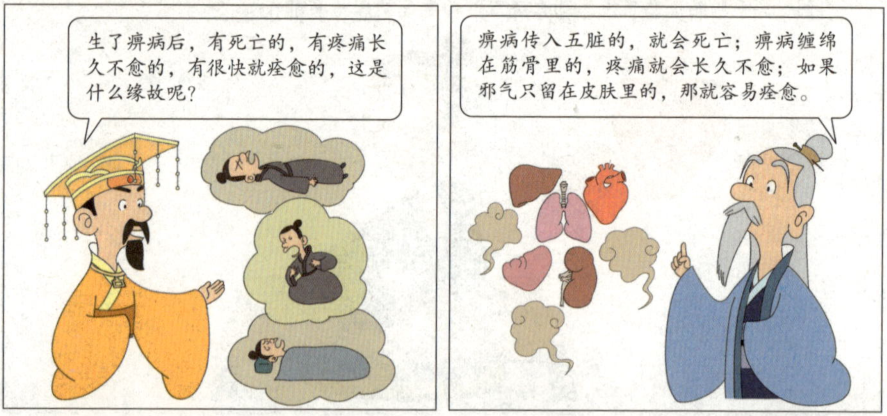

【原文】帝曰：其客于六腑者，何也？

岐伯曰：此亦其食饮居处，为其病本也。六腑亦各有俞，风寒湿气中其俞，而食饮应之，循俞而入，各舍其腑也。

——《素问·痹论》

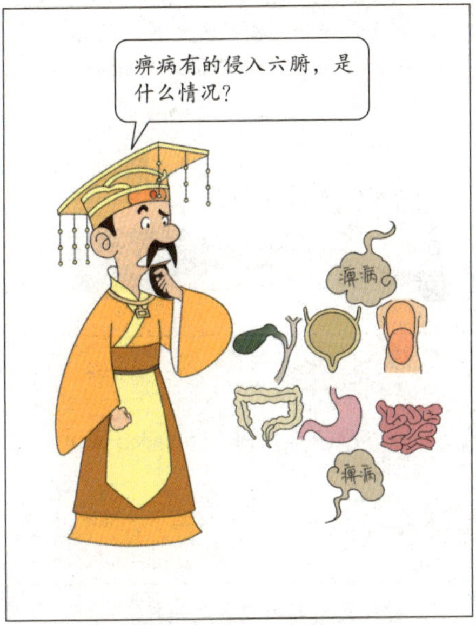

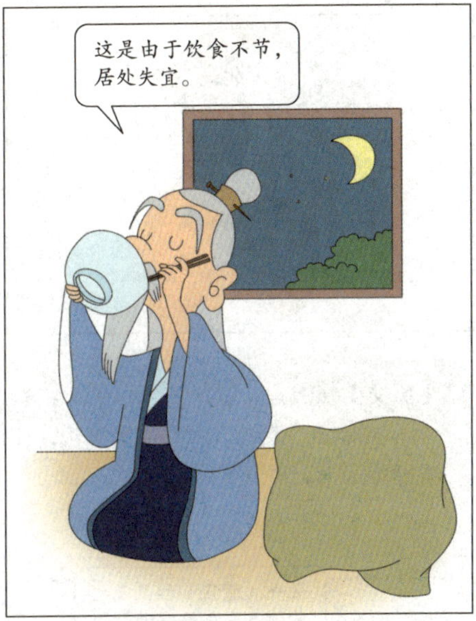

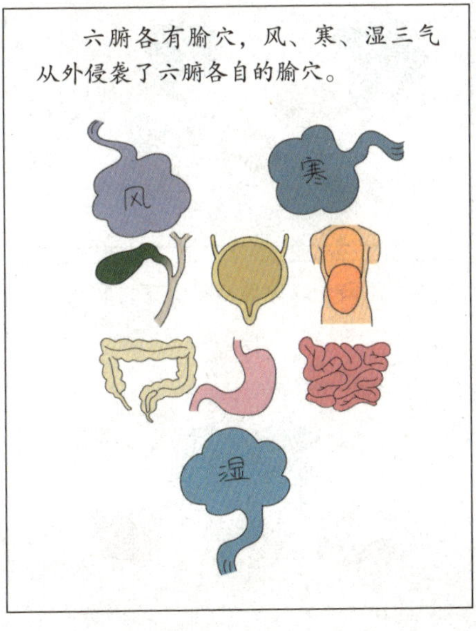

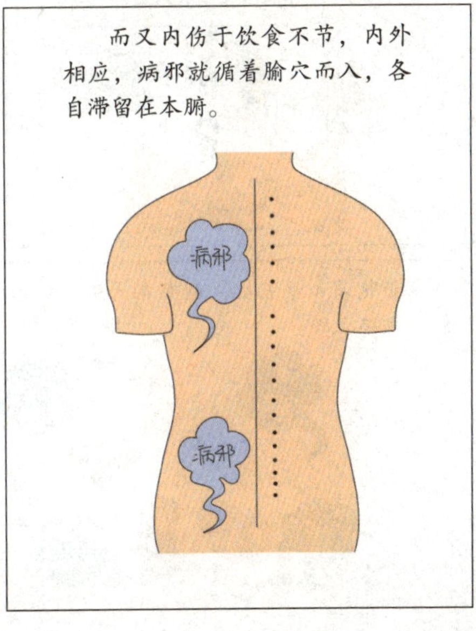

【原文】帝曰：以针治之奈何？

岐伯曰：五脏有俞，六腑有合，循脉之分，各有所发，各随其过，则病瘳也。

——《素问·痹论》

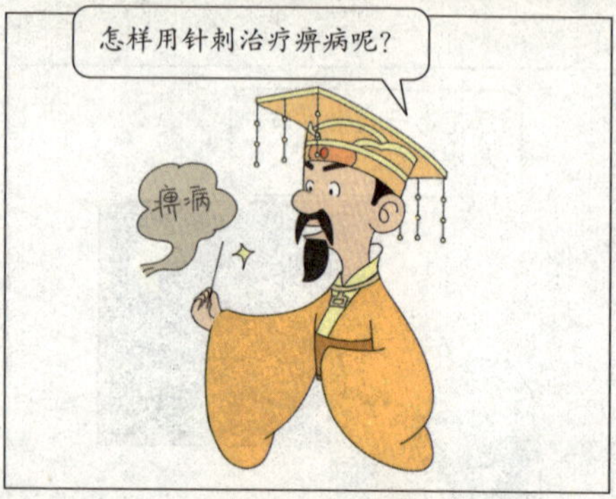
怎样用针刺治疗痹病呢？
痹病

五脏有腧穴，六腑有合穴，循着经脉所属的部分，各有发生疾病的部位，只要在发生疾病的部位进行治疗，病就会痊愈。

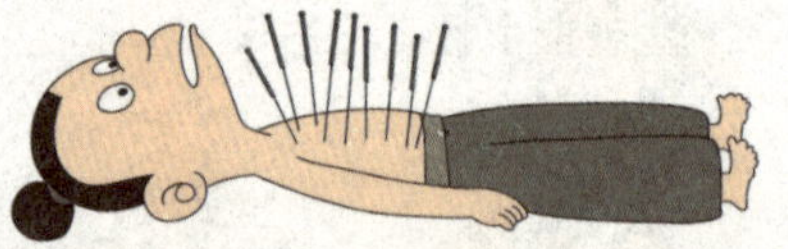

【原文】帝曰：荣卫之气，亦令人痹乎？

岐伯曰：荣者，水谷之精气也。和调于五脏，洒陈于六腑，乃能入于脉也，故循脉上下，贯五脏络六腑也。

——《素问·痹论》

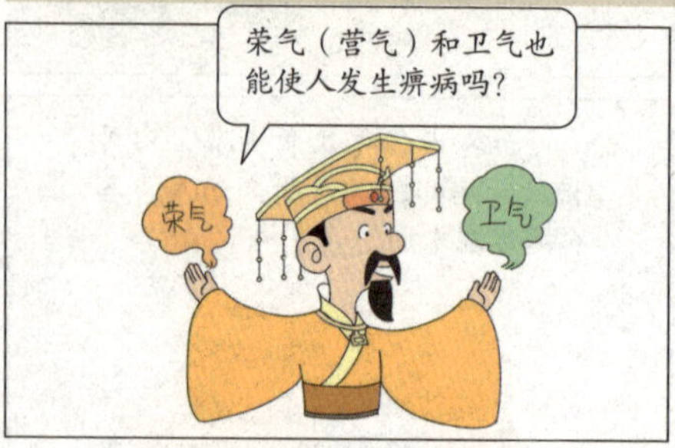
荣气（营气）和卫气也能使人发生痹病吗？
荣气
卫气

营气是水谷所化成的精气。

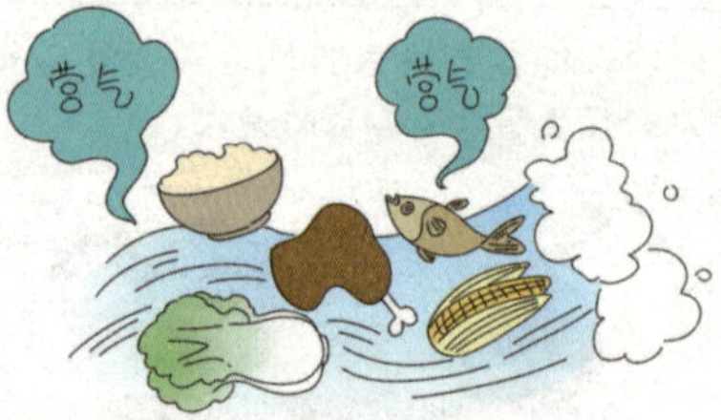
营气
营气

营气调和于五脏，散布在六腑，然后行入脉中，循着经脉的路径上下，贯通五脏、联络六腑。

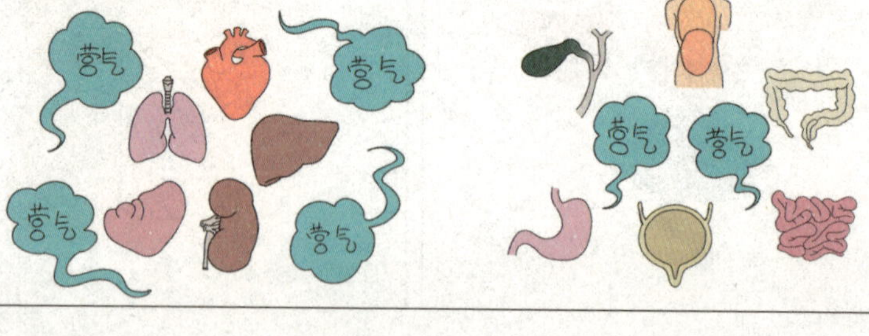

【原文】卫者，水谷之悍气也，其气慓疾滑利，不能入于脉也，故循皮肤之中，分肉之间，熏于肓膜，散于胸腹。逆其气则病，从其气则愈。不与风寒湿气合，故不为痹。

——《素问·痹论》

卫气是水谷所化生的悍气，悍气急滑，不能进入脉中，所以只循行于皮肤之中、分肉之间，上熏蒸于肓膜，下散布于胸腹。

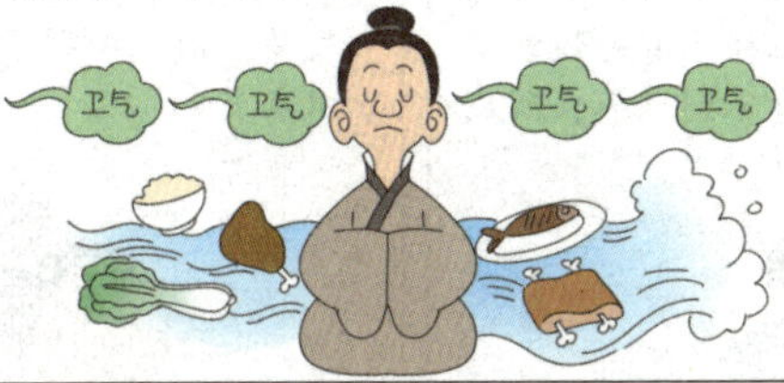

如果卫气不顺着脉外循行，人就会生病；只要其气顺行，病就会好。

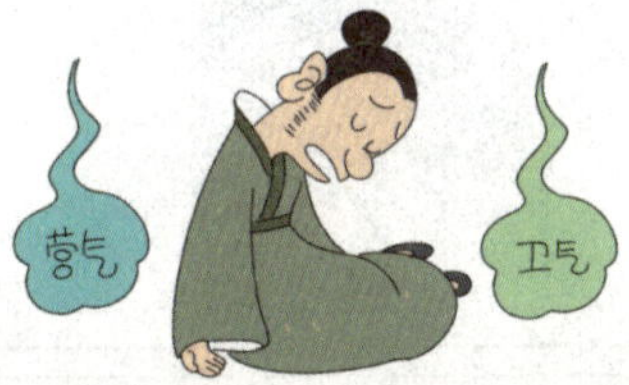

总之，卫气是不与风、寒、湿三气相合的，所以不会发生痹病。

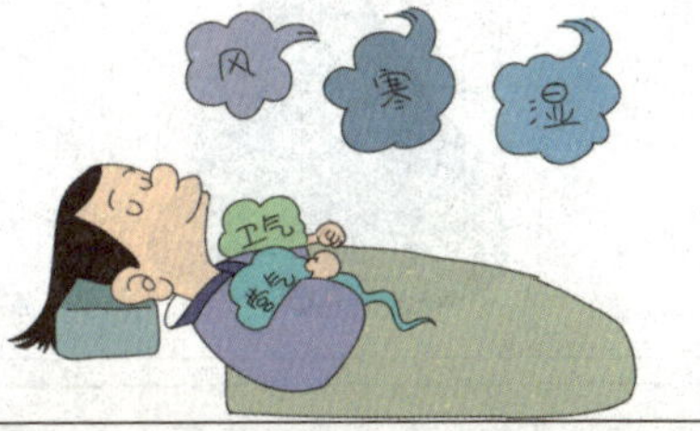

【原文】帝曰：痹，或痛，或不仁，或寒，或热，或燥，或湿，其故何也？

岐伯曰：痛者，寒气多也，有寒故痛也。

——《素问·痹论》

黄帝说：“痹病，有疼痛的，有麻木的，有发寒的，有发热的，有皮肤干燥的，有皮肤湿润的，这是什么原因呢？”

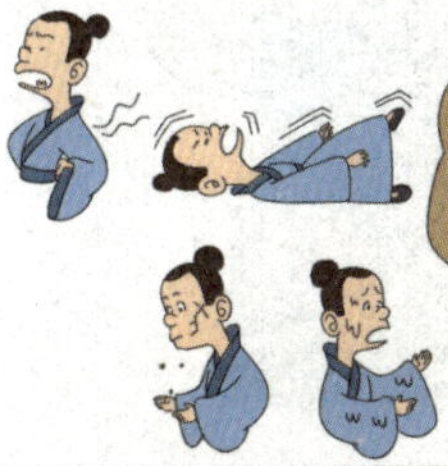

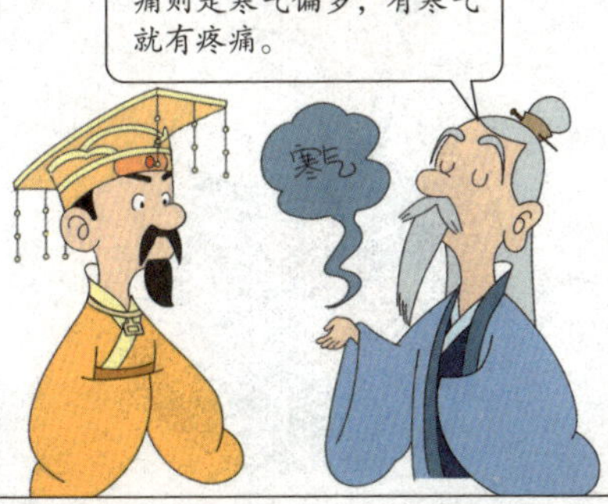

【原文】其不痛不仁者，病久入深，荣卫之行涩，经络时疏，故不痛；皮肤不营，故为不仁。其寒者，阳气少，阴气多，与病相益，故寒也。其热者，阳气多，阴气少，病气胜，阳遭阴，故为痹热。其多汗而濡者，此其逢湿甚也。阳气少，阴气盛，两气相感，故汗出而濡也。

——《素问·痹论》

麻木不痛的，是病程日久，病邪深入，营卫运行迟滞，但经络有时还能疏通，所以不痛；皮肤得不到营养，所以麻木不仁。

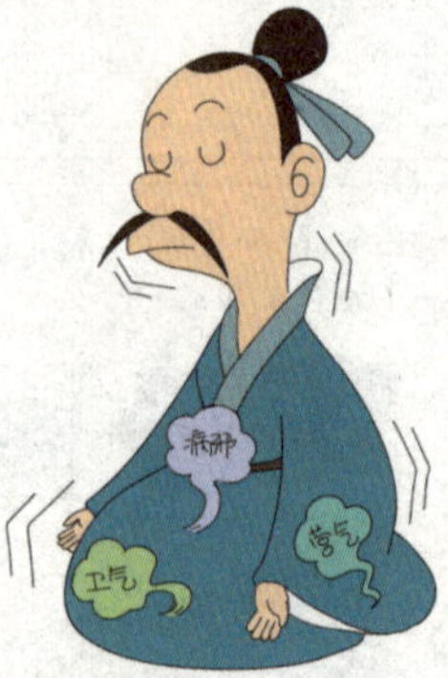

寒多的，是由于机体阳气少、阴气多，阴气加剧了风寒湿的痹气，所以寒多。

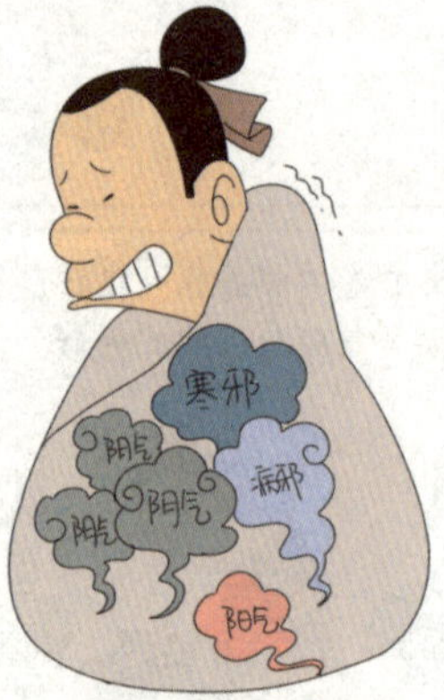

热多的，是由于机体阳气多，阴气少，病气过强，阳气为阴迫，所以发生痹热。

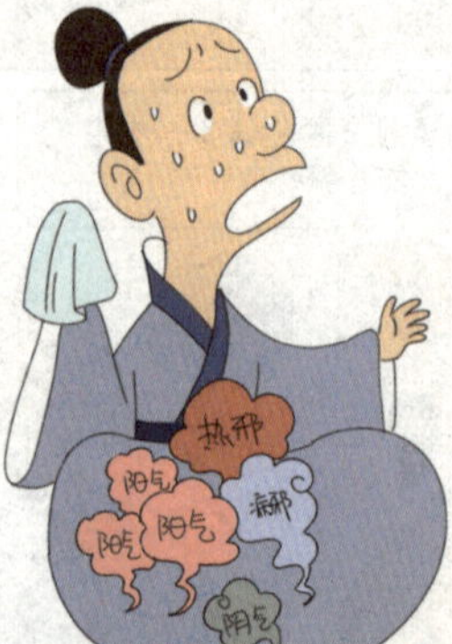

多汗出而沾湿的，是受湿气太甚。人体内阳气不足，阴气有余，阴气与湿气相感，所以出汗多而沾湿了。

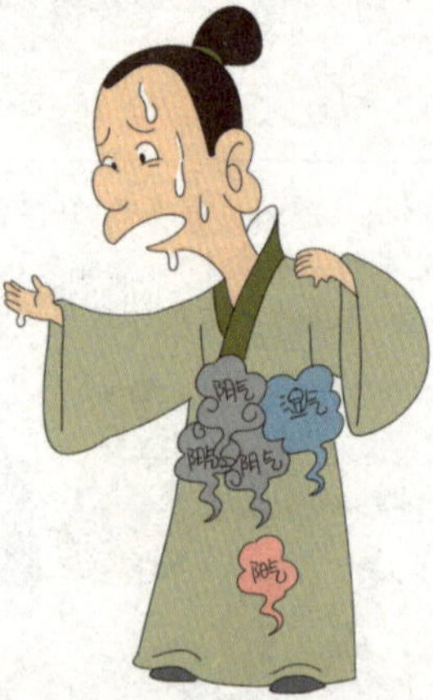

【原文】帝曰：夫痹之为病，不痛何也？

岐伯曰：痹在于骨则重，在于脉则血凝而不流，在于筋则屈不伸，在于肉则不仁，在于皮则寒。故具此五者，则不痛也。凡痹之类，逢寒则急，逢热则纵。

——《素问·痹论》

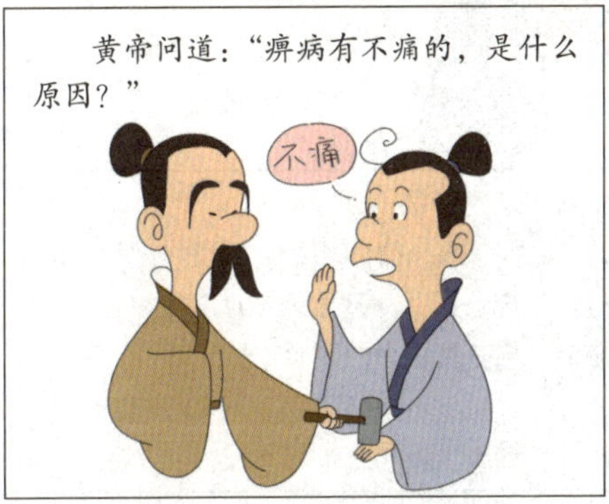

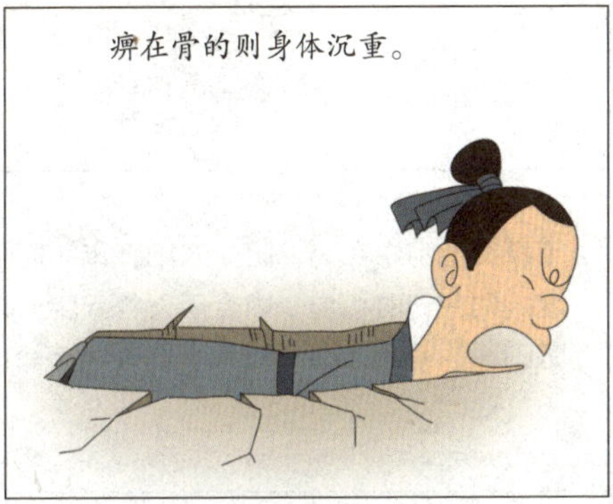

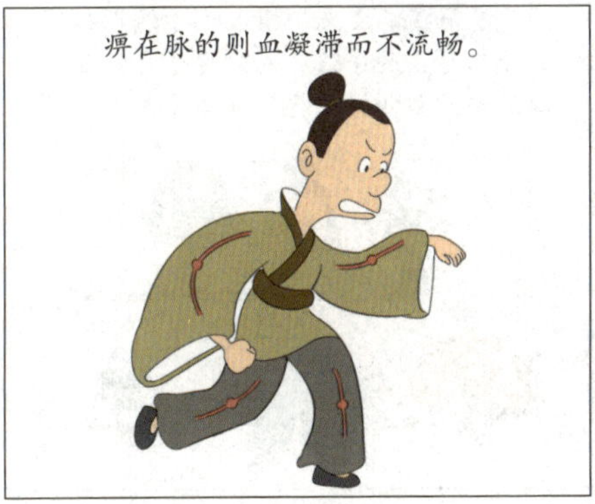

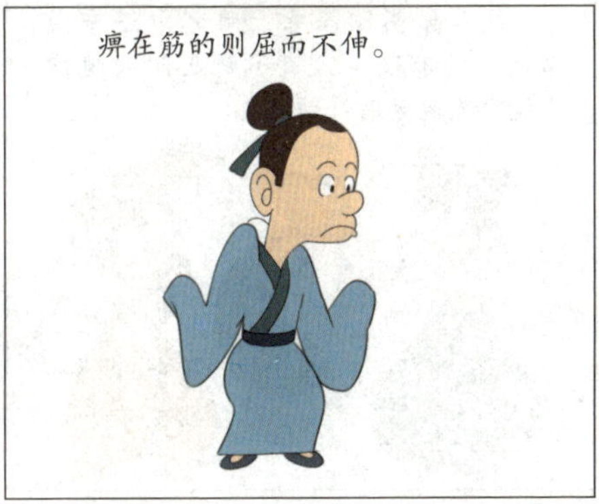

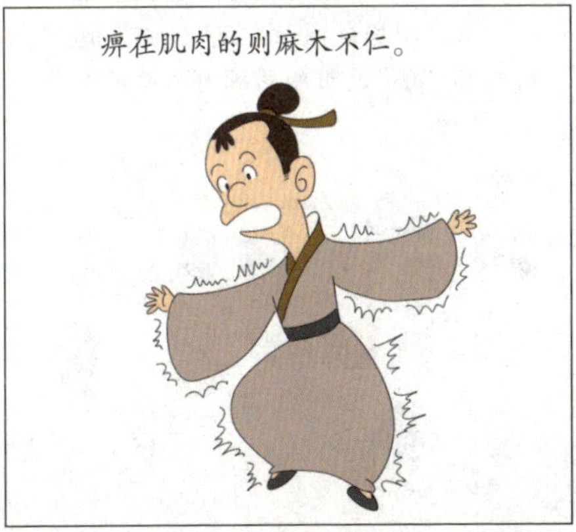

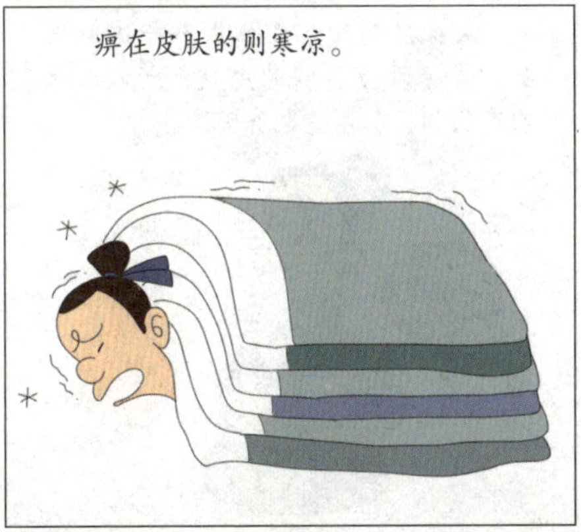

所以有这五种症状的，人不会感到疼痛。凡是痹病之类，遇到寒气就挛急，遇到热气就弛缓。

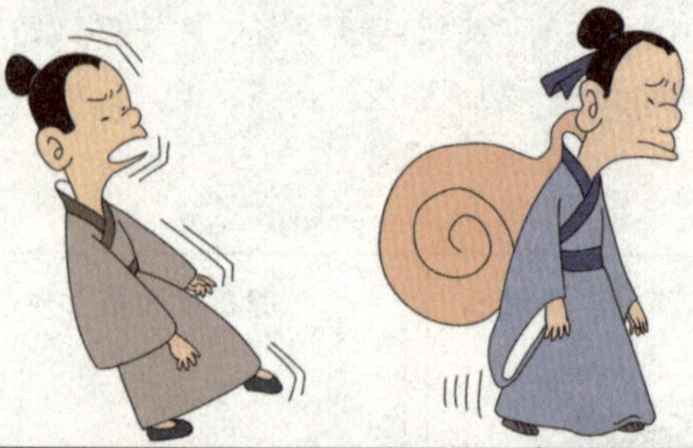

【原文】阴中有阴，阳中有阳，审知阴阳，刺之有方，得病所始，刺之有理，谨度病端，与时相应。内合于五脏六腑，外合于筋骨皮肤，是故内有阴阳，外亦有阴阳……病在阳者命曰风，病在阴者命曰痹，阴阳俱病命曰风痹。

——《灵枢·寿夭刚柔》

就人体阴阳而言，阴之中还有阴，阳之中还有阳，只有了解阴阳的规律，才能准确地运用针刺方法。

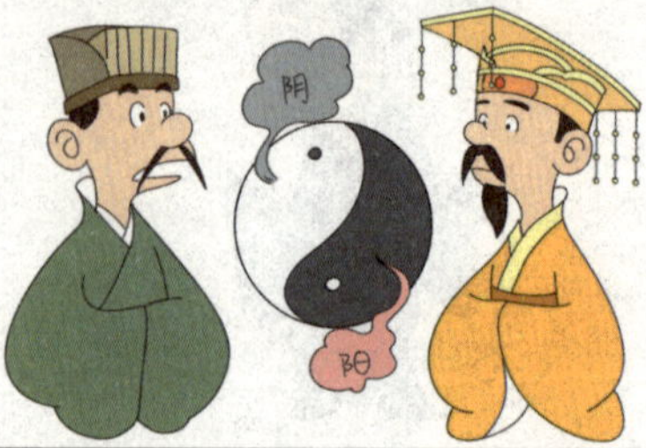

了解疾病发生的情况，才能在针刺时使用适当的手法，同时要认真揣度发病的经过与四时变化的相应关系。

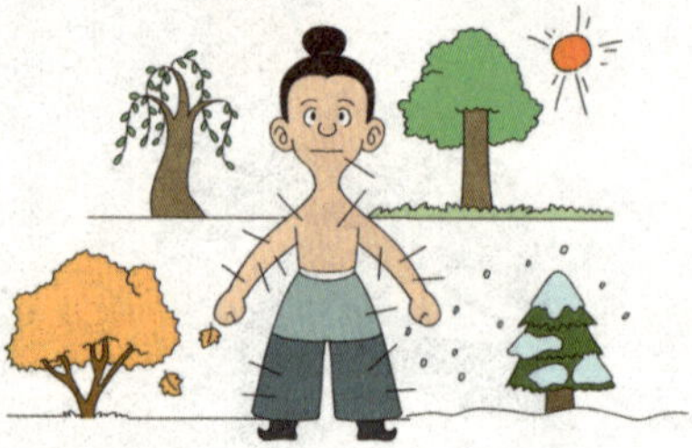

人体的阴阳，在体内合于五脏六腑，在体外合于筋骨皮肤，所以人体内有阴阳，人体外也有阴阳。

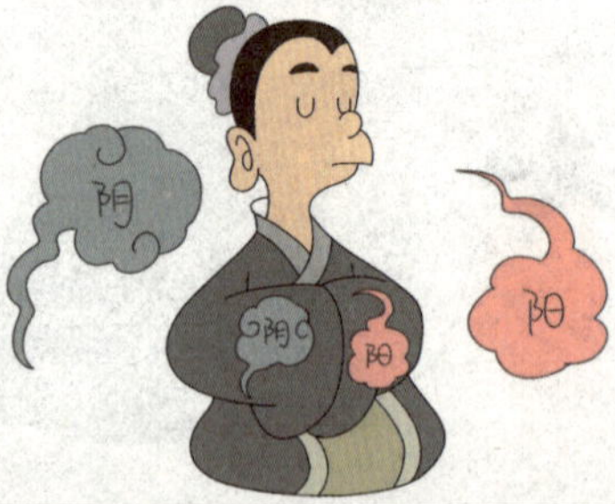

病在阳经的叫作“风”，病在阴经的叫作“痹”，阴阳两经都有病的叫作“风痹”。

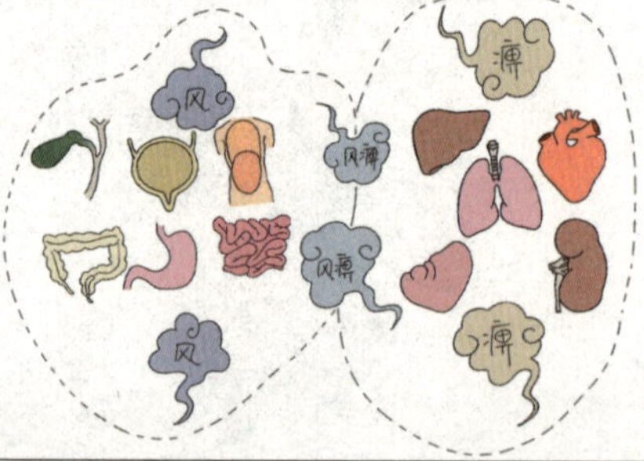

【原文】久痹不去身者，视其血络，尽出其血。

——《灵枢·寿夭刚柔》

经久不愈的痹证，根据血络变化，尽力去掉瘀血。

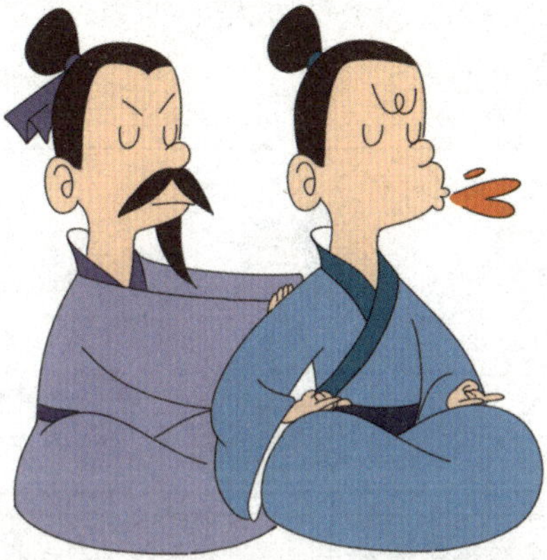

【原文】黄帝曰：刺寒痹内热，奈何？

伯高答曰：刺布衣者，以火焠之。刺大人者，以药熨之。

——《灵枢·寿夭刚柔》

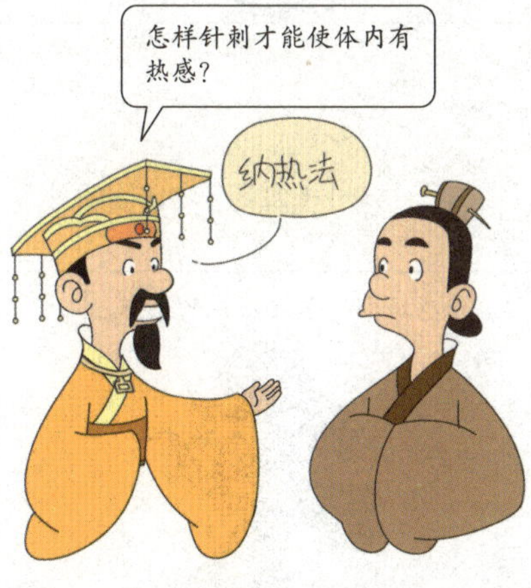

一般百姓，可用烧红的火针刺络；而王公大人，多用药熨。

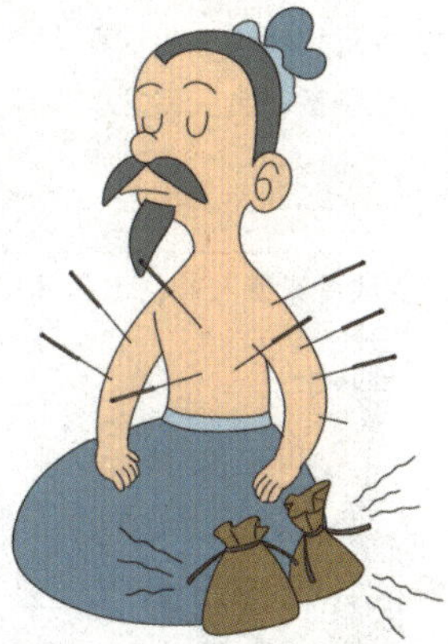

15. 风证的治疗

【原文】贼风邪气之中人也，不得以时，然必因其开也，其入深。其内极也疾，其病人也卒暴。因其闭也，其入浅以留，其病人也徐以迟。

——《灵枢·岁露论》

有时贼风邪气伤人，没有固定时期。

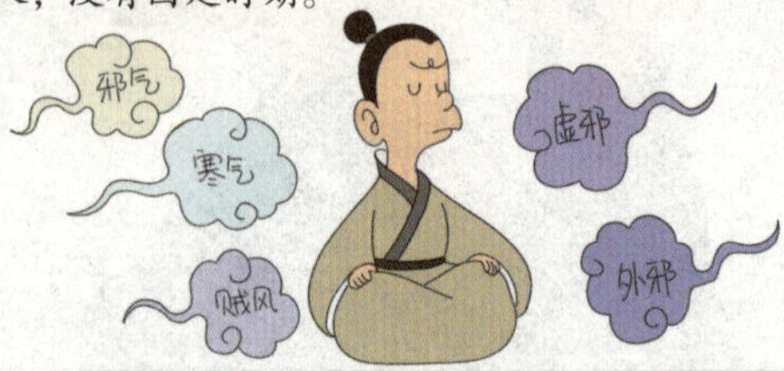

贼风邪气必须乘人体皮肤腠理张开之际才能侵入。邪气侵入得越深，病就越严重，疾病的发作也就越急剧。

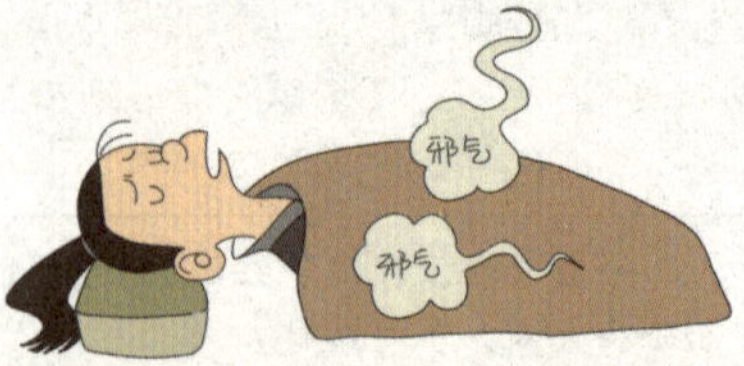

如果贼风邪气在皮肤腠理闭合时侵入，也停留在浅表部，疾病的发作也比较迟缓。

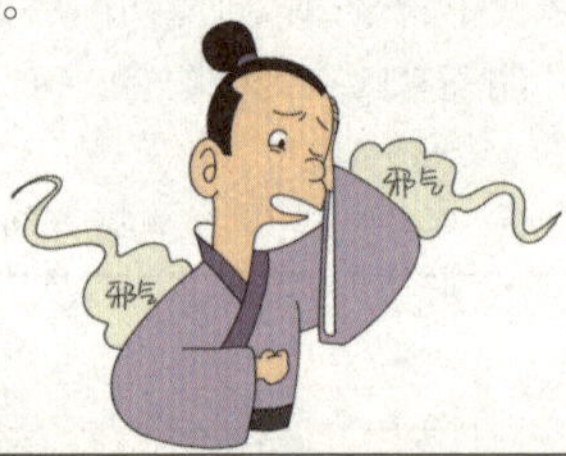

【原文】犯贼风虚邪者，阳受之。

伤于风者，上先受之。

——《素问·太阴阳明论》

贼风虚邪伤人时，人体属阳部首当其冲。

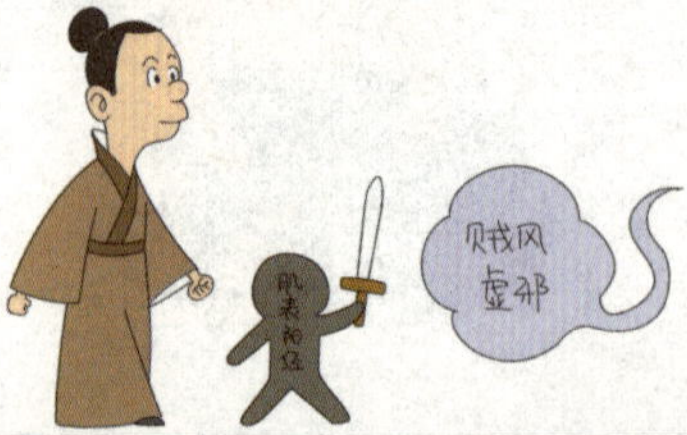

外感风邪，多在人体的上部。

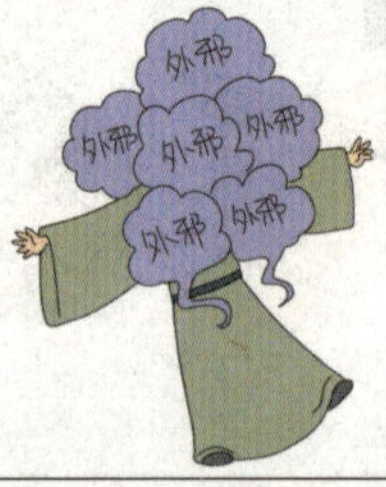

【原文】黄帝问曰：风之伤人也，或为寒热，或为热中，或为寒中，或为疠风，或为偏枯，或为风也。其病各异，其名不同。或内至五脏六腑。不知其解，愿闻其说。

岐伯对曰：风气藏于皮肤之间，内不得通，外不得泄。风者善行而数变。腠理开则洒然寒，闭则热而闷。其寒也则衰食饮，其热也则消肌肉。故使人怢慄而不能食，名曰寒热。

——《素问·风论》

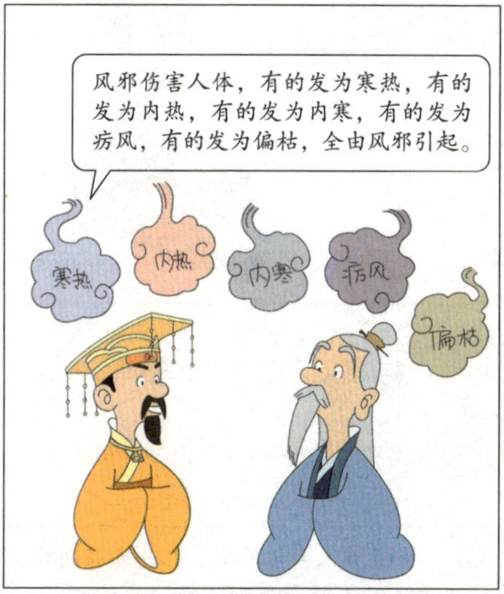

风邪伤害人体，有的发为寒热，有的发为内热，有的发为内寒，有的发为疠风，有的发为偏枯，全由风邪引起。
寒热
内热
内寒
疠风
偏枯

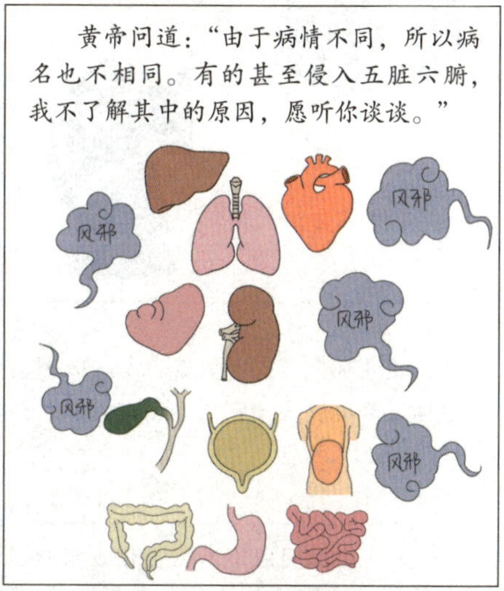

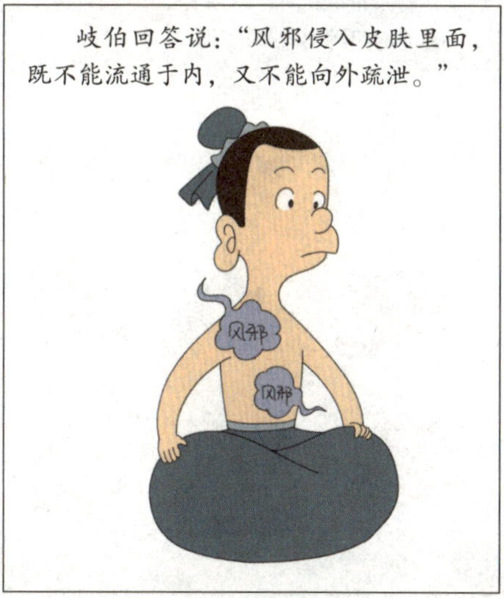

岐伯回答说："风邪侵入皮肤里面，既不能流通于内，又不能向外疏泄。"
风邪
风邪

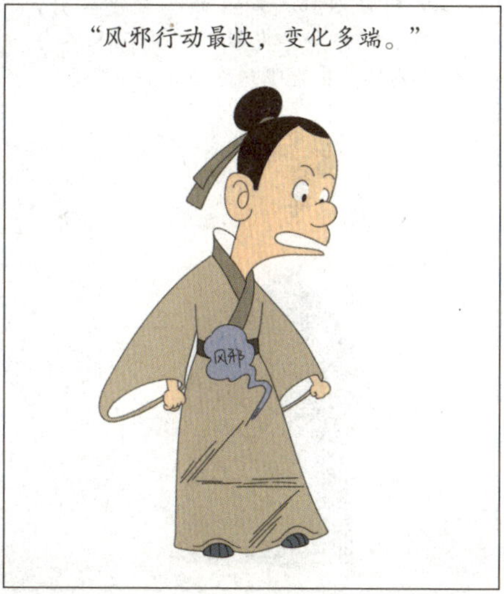

"风邪行动最快，变化多端。"
风邪

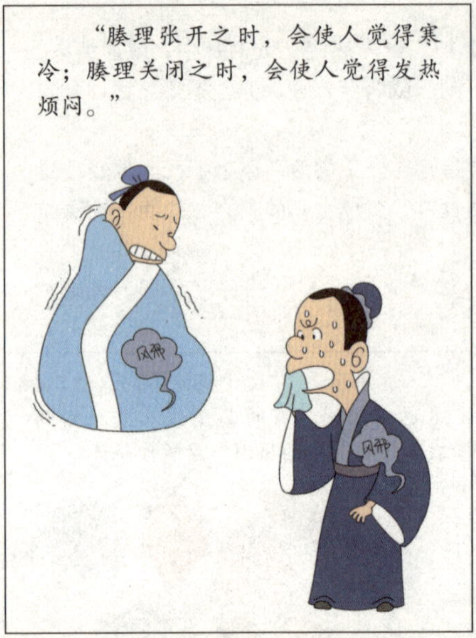
“腠理张开之时，会使人觉得寒冷；腠理关闭之时，会使人觉得发热烦闷。”
风邪
风邪

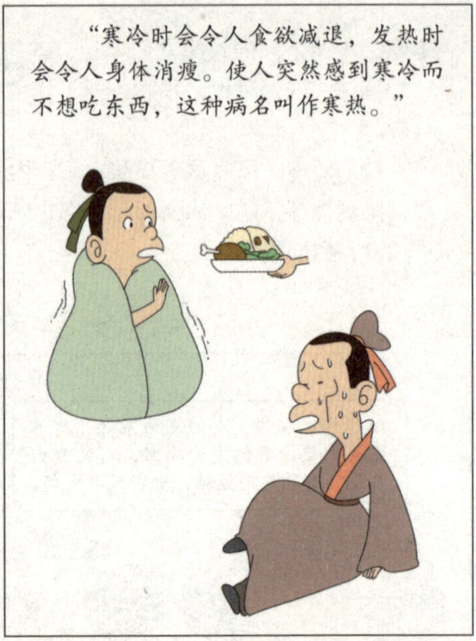
“寒冷时会令人食欲减退，发热时会令人身体消瘦。使人突然感到寒冷而不想吃东西，这种病名叫作寒热。”

【原文】风气与阳明入胃，循脉而上至目内眦。其人肥，则风气不得外泄，则为热中而目黄；人瘦则外泄而寒，则为寒中而泣出。

——《素问·风论》

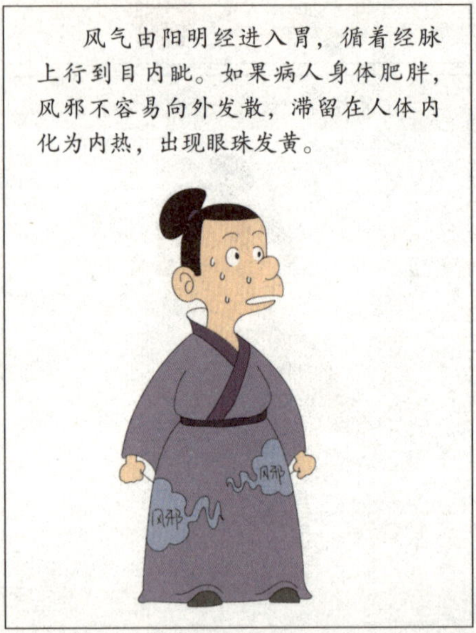
风气由阳明经进入胃，循着经脉上行到目内眦。如果病人身体肥胖，风邪不容易向外发散，滞留在人体内化为内热，出现眼珠发黄。
风邪
风邪

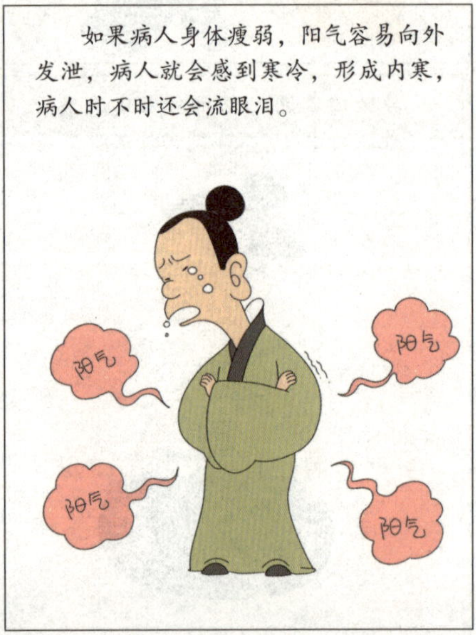
如果病人身体瘦弱，阳气容易向外发泄，病人就会感到寒冷，形成内寒，病人时不时还会流眼泪。
阳气
阳气
阳气
阳气

【原文】风气与太阳俱入，行诸脉俞，散于分肉之间，与卫气相干。其道不利，故使肌肉愤䐜而有疡。卫气有所凝而不行，故其肉有不仁也。疠者，有荣气热胕，其气不清，故使其鼻柱坏而色败，皮肤疡溃。风寒客于脉而不去，名曰疠风，或名曰寒热。

——《素问·风论》

风气由太阳经侵入人体，走行于各经脉的腧穴，散布在分肉之间，与卫气相互纠缠。这样气道不通畅，肌肉就会肿起而产生疮疡。

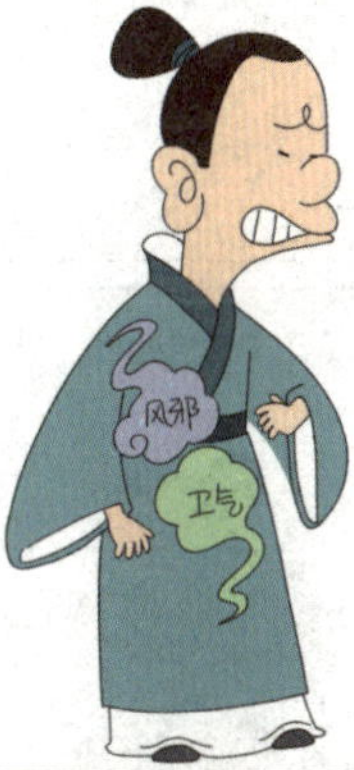

卫气有所凝滞，运行不畅，肌肉就会麻木不仁。

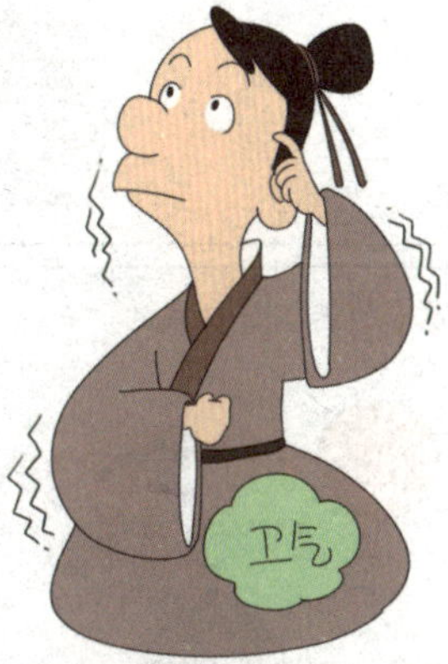

疠风，是营气有热、血气不清，所以使鼻柱损伤、面色变坏、皮肤溃烂。

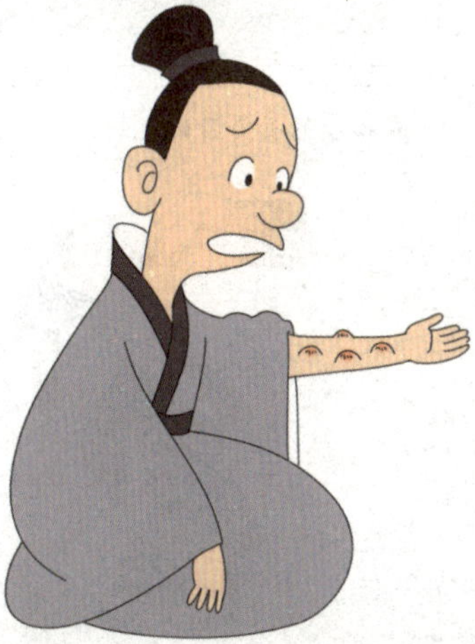

风寒在经脉滞留不去造成的疾病，叫作疠风，又称作寒热。

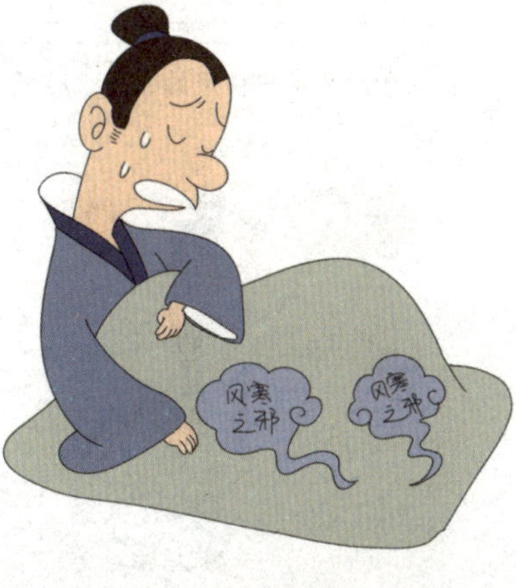

【原文】以春甲乙伤于风者为肝风，以夏丙丁伤于风者为心风，以季夏戊己伤于邪者为脾风，以秋庚辛中于邪者为肺风，以冬壬癸中于邪者为肾风。

——《素问·风论》

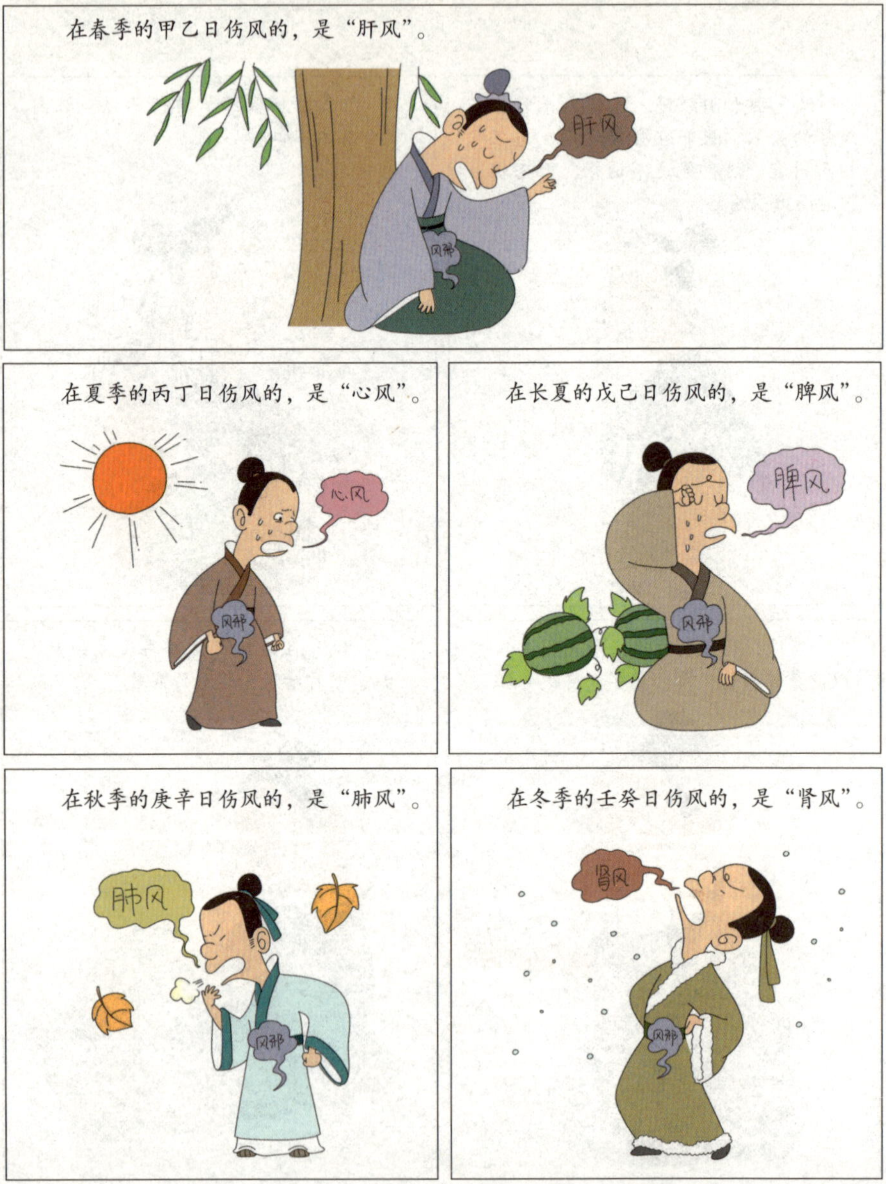

在春季的甲乙日伤风的，是“肝风”。
肝风
风邪
在夏季的丙丁日伤风的，是“心风”。
心风
风邪
在长夏的戊己日伤风的，是“脾风”。
脾风
风邪
在秋季的庚辛日伤风的，是“肺风”。
肺风
风邪
在冬季的壬癸日伤风的，是“肾风”。
肾风
风邪

【原文】风中五脏六腑之俞，亦为脏腑之风，各入其门户，所中则为偏风。风气循风府而上，则为脑风；风入系头，则为目风；眼寒，饮酒中风，则为漏风；入房汗出中风，则为内风；新沐中风，则为首风；久风入中，则为肠风、飧泄；外在腠理，则为泄风。故风者，百病之长也。至其变化，乃为他病也，无常方，然致有风气也。

——《素问·风论》

风邪侵入五脏六腑的腧穴，就变成五脏六腑的风，无论是络、经、脏、腑，只要风邪从其门户入侵，就成为偏风。

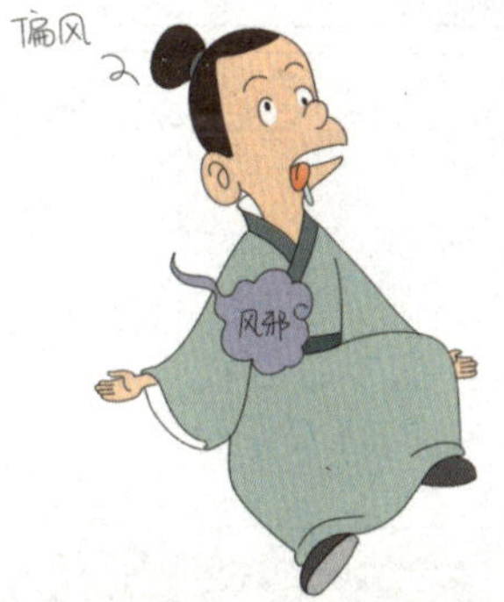

风邪侵入后，由风府沿经脉上行至脑，就成为脑风；风入目系，就成为目风；睡觉着凉，饮酒之后受了风邪，就成为漏风；房事时汗出，受了风邪，就成为内风。

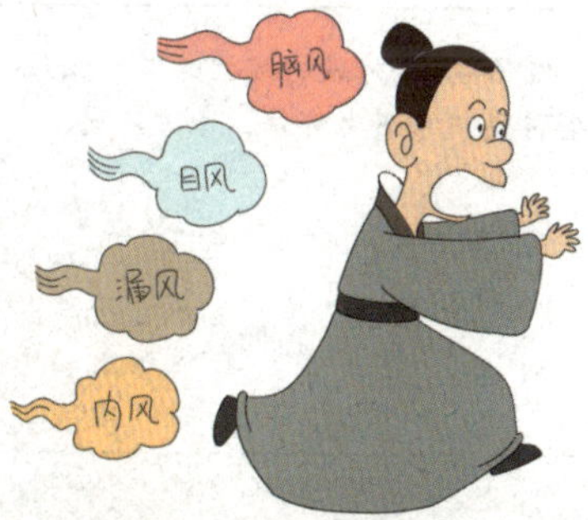

刚洗完头，受了风邪，就成为首风；风邪久留肌腠，伤及脾胃，就形成肠风飧泄；外在腠理之间的，就成为泄风。

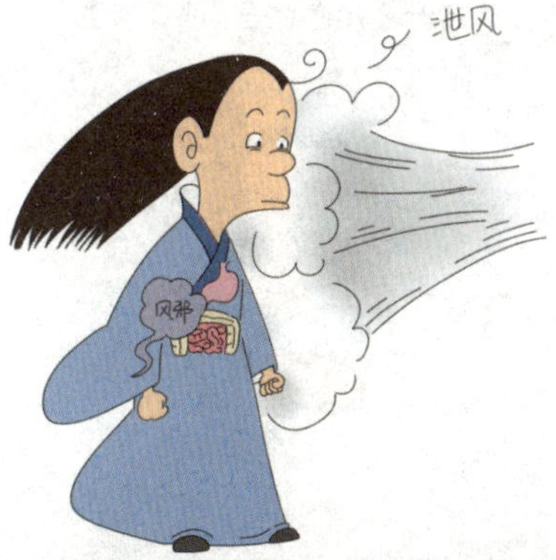

所以说风是引起各种疾病的主要因素。它的变化极多，而且变生其他疾病时，没有一定的规律，但其致病的原因，归根到底来自风气的侵入。

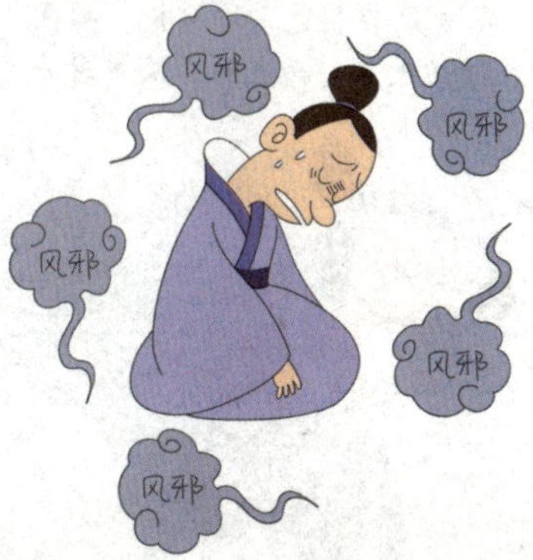

【原文】帝曰：五脏风之形状不同者何？愿闻其诊及其病能。

岐伯曰：肺风之状，多汗恶风，色皏然白，时咳短气。昼日则差，暮则甚。诊在眉上，其色白。

——《素问·风论》

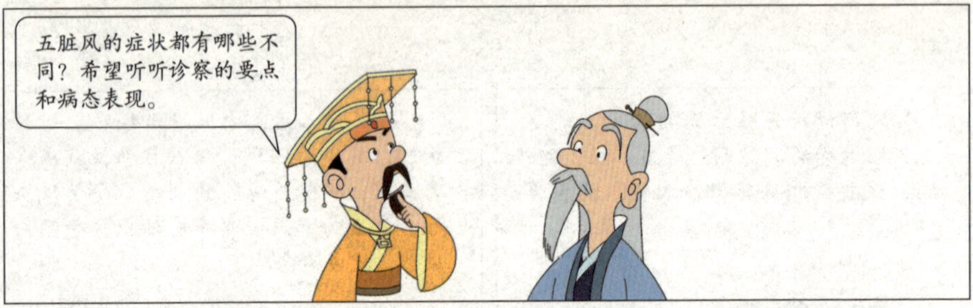
五脏风的症状都有哪些不同？希望听听诊察的要点和病态表现。

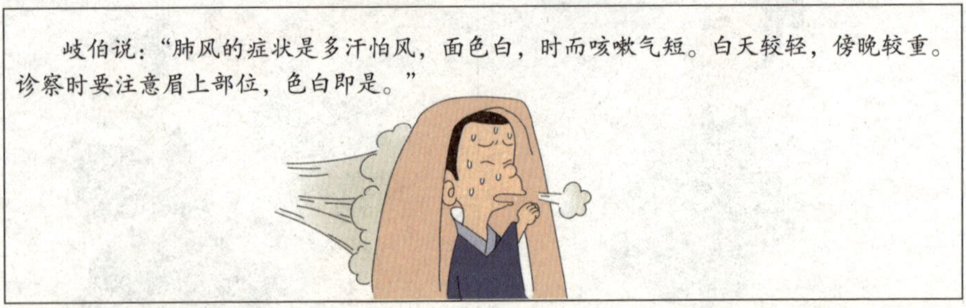
岐伯说："肺风的症状是多汗怕风，面色白，时而咳嗽气短。白天较轻，傍晚较重。诊察时要注意眉上部位，色白即是。"

【原文】心风之状，多汗恶风，焦绝，善怒嚇，赤色。病甚则言不可快。诊在口，其色赤。

——《素问·风论》

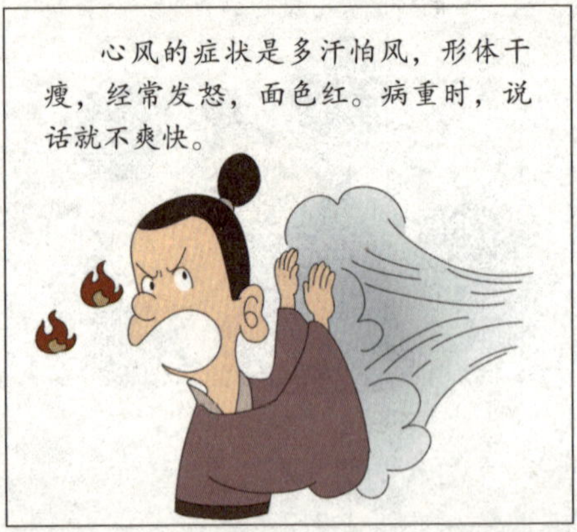
心风的症状是多汗怕风，形体干瘦，经常发怒，面色红。病重时，说话就不爽快。

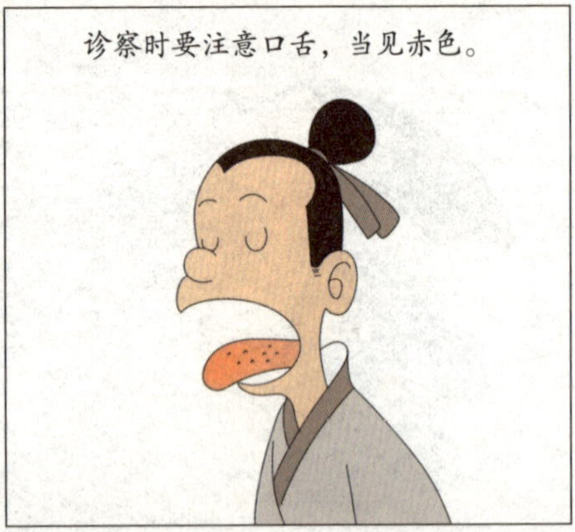
诊察时要注意口舌，当见赤色。

【原文】肝风之状，多汗恶风，善悲。色微苍，嗌干善怒，时憎女子。诊在目下，其色青。

——《素问·风论》

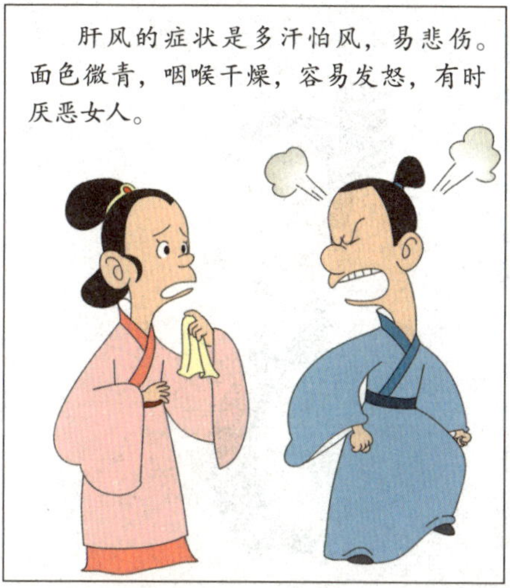
肝风的症状是多汗怕风，易悲伤。面色微青，咽喉干燥，容易发怒，有时厌恶女人。

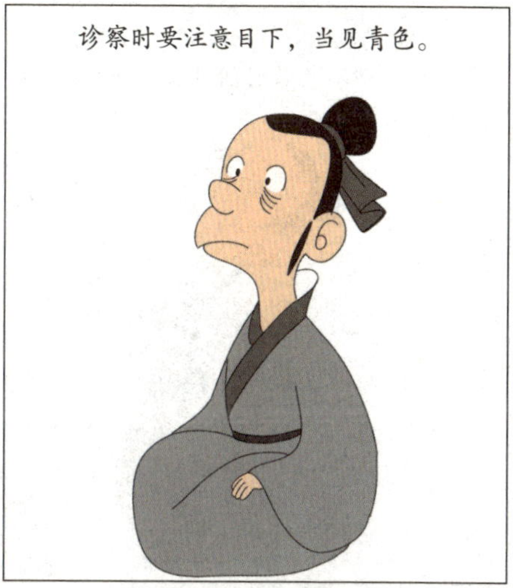
诊察时要注意目下，当见青色。

【原文】脾风之状，多汗恶风，身体怠惰，四肢不欲动。色薄微黄，不嗜食。诊在鼻上，其色黄。

——《素问·风论》

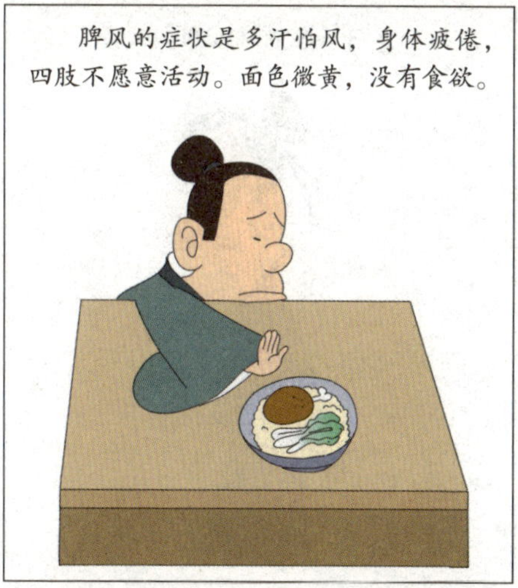
脾风的症状是多汗怕风，身体疲倦，四肢不愿意活动。面色微黄，没有食欲。

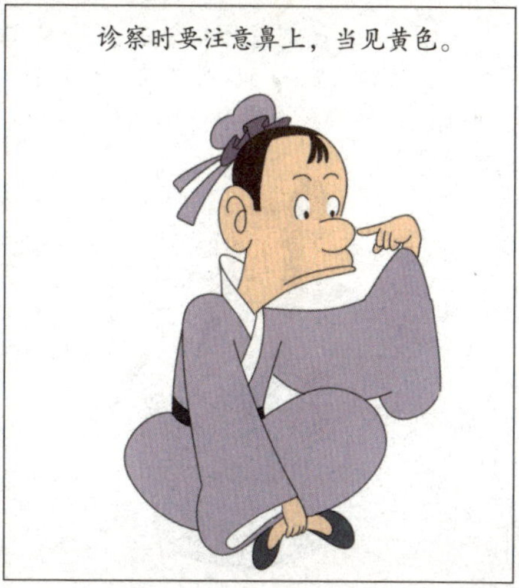
诊察时要注意鼻上，当见黄色。

【原文】肾风之状，多汗恶风，面痝然浮肿，脊痛不能正立。其色炲，隐曲不利。诊在肌上，其色黑。

——《素问·风论》

肾风的症状是多汗怕风，面部浮肿，腰脊疼痛而不能长时间站立。面色黑如煤灰，小便不通畅。

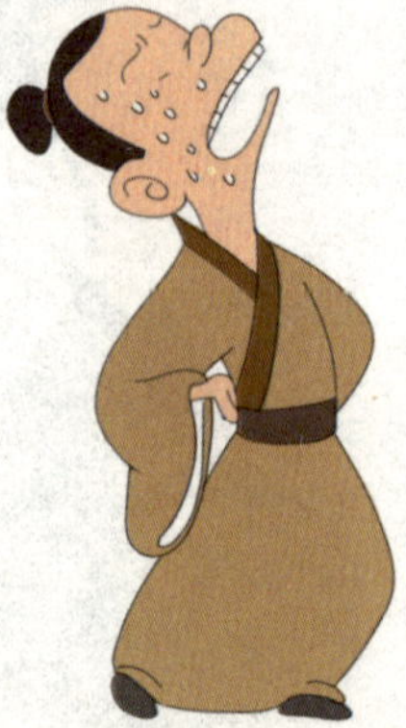

诊察时要注意面颊，当见黑色。

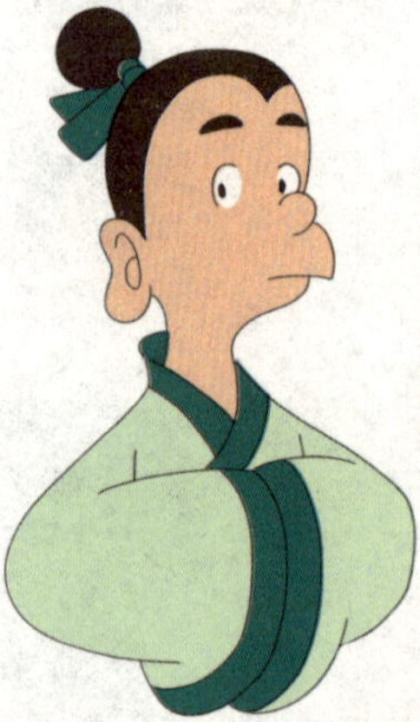

【原文】胃风之状，颈多汗，恶风，食饮不下，鬲塞不通，腹善满。失衣则䐜胀，食寒则泄。诊形瘦而腹大。

——《素问·风论》

胃风的症状是颈部多汗怕风，饮食不下，胸膈痞塞不通，腹满闷。衣服穿少了，腹部就容易胀满，吃了凉东西，就要泄泻。

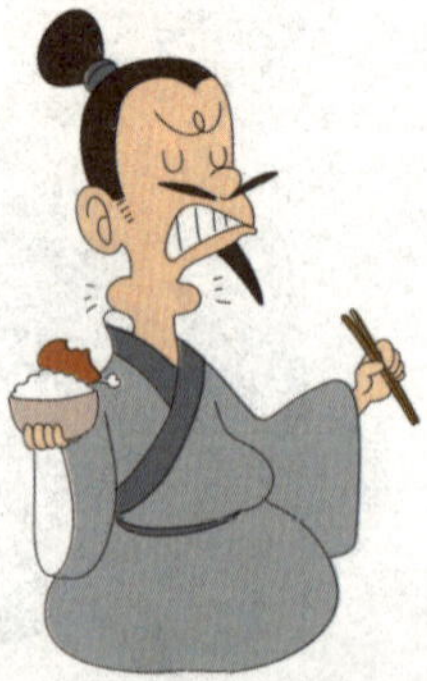

诊察时要注意病人形体消瘦、腹大的特点。

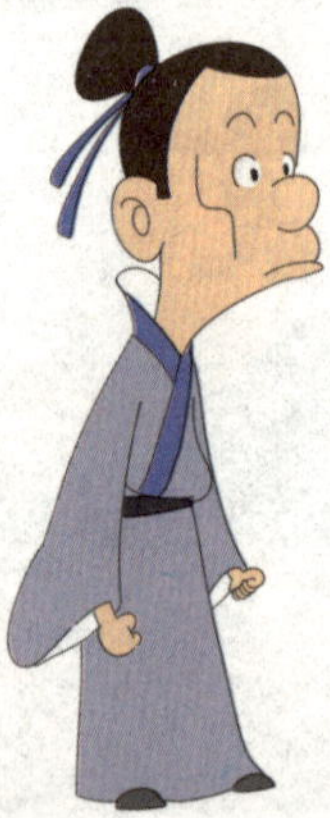

【原文】首风之状，头面多汗恶风，当先风一日则病甚，头痛不可以出内。至其风日，则病少愈。

——《素问·风论》

头风的症状是头面部多汗怕风，当风气将发生的前一天，就感到头痛得厉害，不愿意外出。

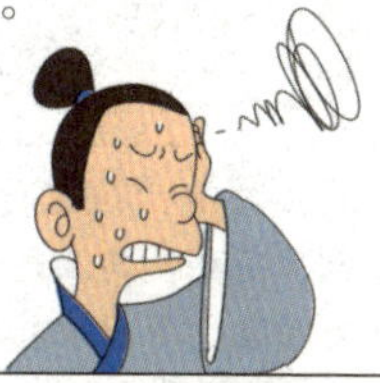

到了风胜那天，病情反而会减轻。

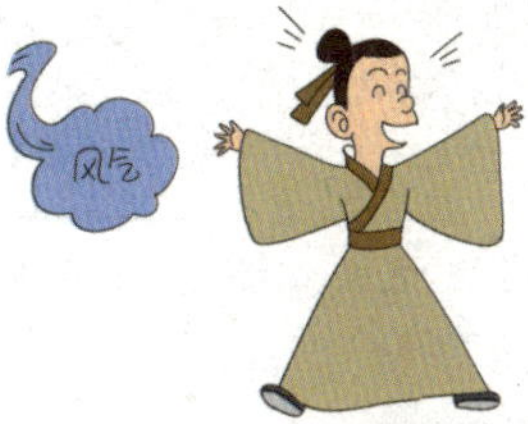

【原文】漏风之状，或多汗，常不可单衣。食则汗出，甚则身汗，喘息恶风。衣常濡，口干善渴，不能劳事。

——《素问·风论》

漏风的症状是有的汗出得多，单薄的衣服都不能穿。一吃饭就出汗，甚至全身出汗，喘息、怕风。

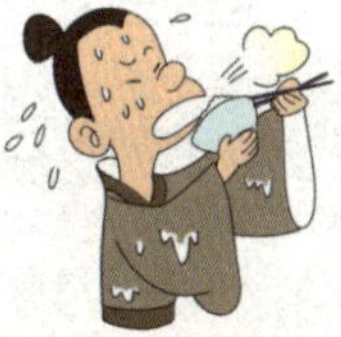

漏风患者的衣服总是湿漉漉的，口干易渴，受不了劳累。

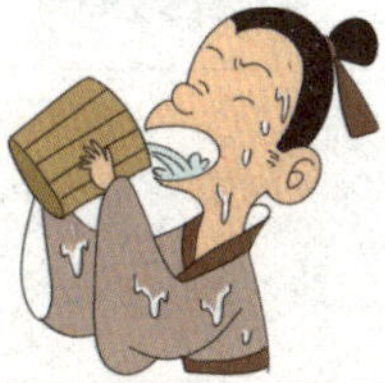

【原文】泄风之状，多汗，汗出泄衣上。口中干，不能劳事，身体尽痛则寒。

——《素问·风论》

泄风的症状是多汗，出汗多了就会浸湿衣服。

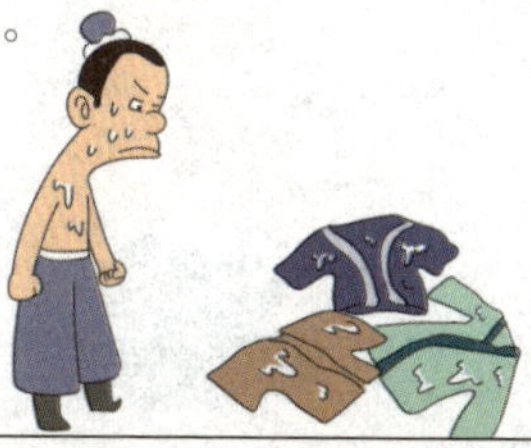

泄风患者口中干燥，禁受不了劳累，周身疼痛，并且怕冷。

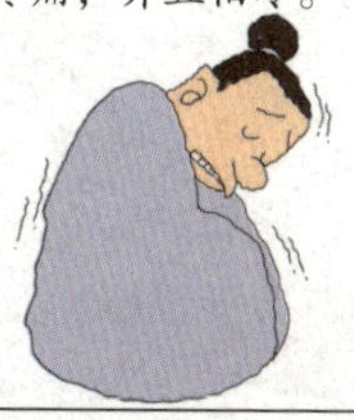

16. 咳喘的治疗

【原文】气有余则喘咳上气，不足则息不利少气。

气有余，则泻其经隧，无伤其经，无出其血，无泄其气。不足，则补其经隧，无出其气。

——《素问·调经论》

气有余就喘咳、上逆，气不足就呼吸不利、气短。

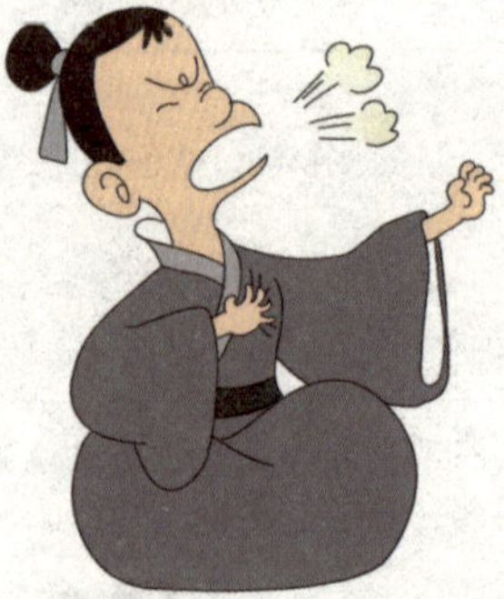

气有余就泻经隧，但不要伤了经脉，不要使其出血，不要使其泄气。如气不足的，就要补其经隧，不能使其出气。

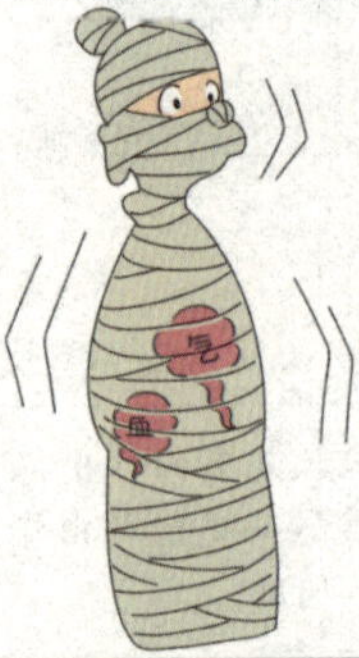

【原文】气满胸中喘息，取足太阴大趾之端，去爪甲如薤叶。寒则留之，热则疾之，气下乃止。

——《灵枢·热病》

气逆壅满胸中，喘息急促，可取足太阴经脉在足大趾端距离脚指甲约薤叶宽处的隐白穴。

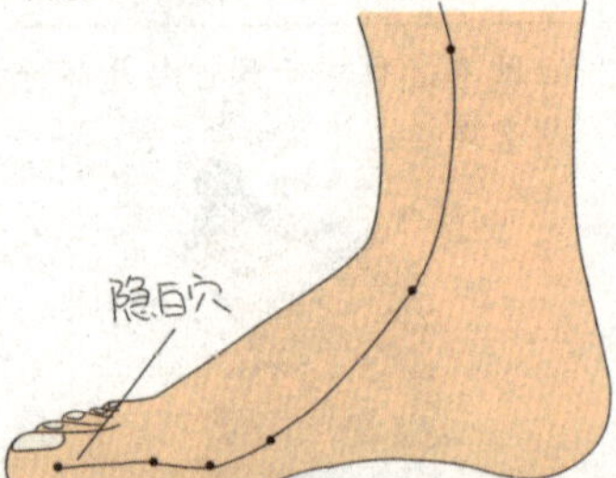

寒证就留针，热证就用疾刺法，等到逆气下降，喘息平定，就可止针。

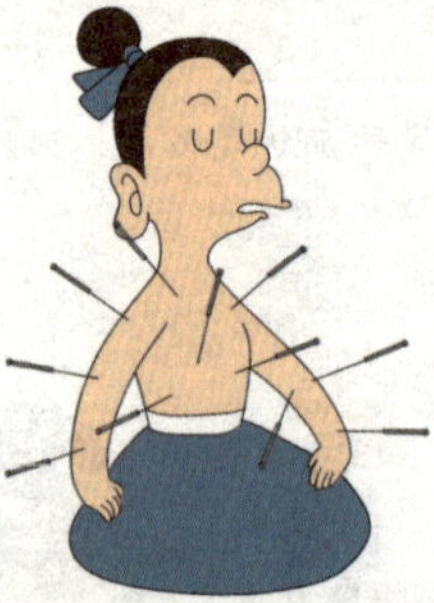

【原文】黄帝问曰：肺之令人咳，何也？

岐伯对曰：五脏六腑皆令人咳，非独肺也。

帝曰：愿闻其状。

岐伯曰：皮毛者，肺之合也。皮毛先受邪气，邪气以从其合也。其寒饮食入胃，从肺脉上至于肺则肺寒，肺寒则外内合邪，因而客之，则为肺咳。

——《素问·咳论》

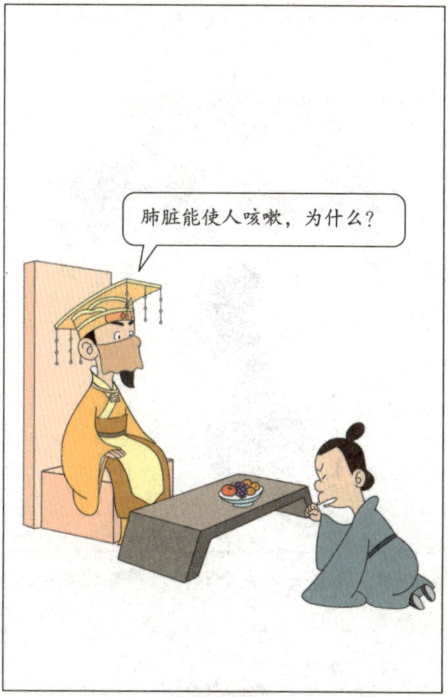
肺脏能使人咳嗽，为什么？

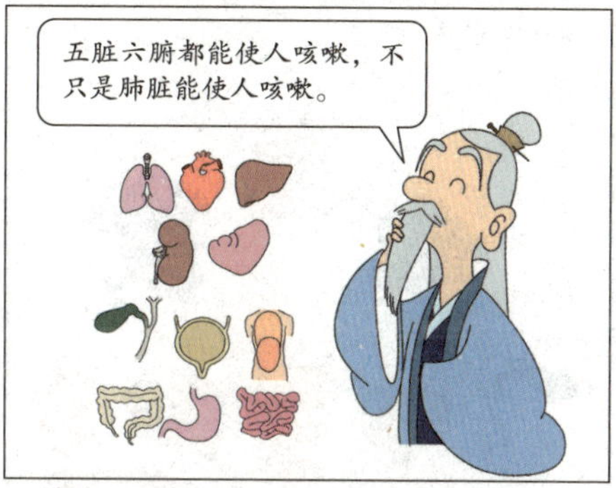
五脏六腑都能使人咳嗽，不只是肺脏能使人咳嗽。

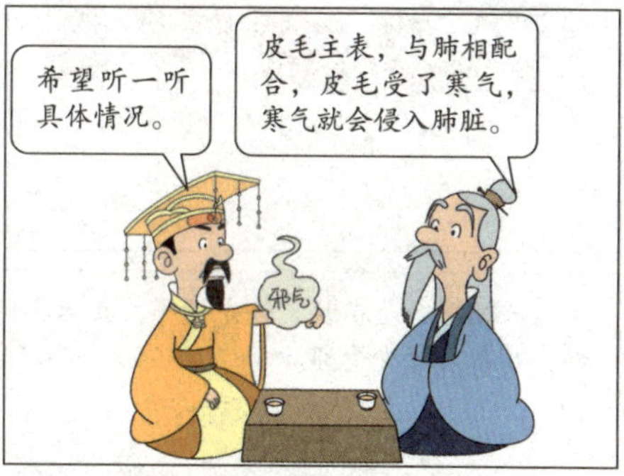
希望听一听具体情况。
皮毛主表，与肺相配合，皮毛受了寒气，寒气就会侵入肺脏。
邪气

岐伯说："病人要是吃了寒冷的食物，寒气入胃，循着肺脉上注于肺，肺也就因此受寒。这样，内外寒邪互相结合，留止在肺脏，就成为肺咳。"

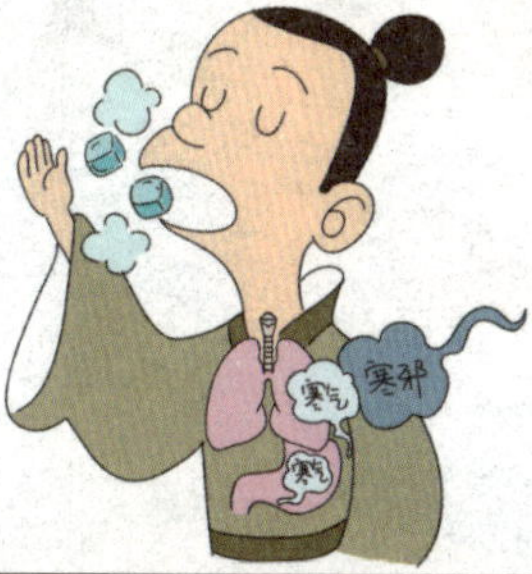
寒气
寒邪
寒气

【原文】五脏各以其时受病，非其时，各传以与之。人与天地相参，故五脏各以治时感于寒则受病。微则为咳，甚者为泄为痛。乘秋则肺先受邪，乘春则肝先受之，乘夏则心先受之，乘至阴则脾先受之，乘冬则肾先受之。

——《素问·咳论》

五脏各在其所主的时令受病，并不是在肺，在它所主令时受病，是其他脏腑传给它的。

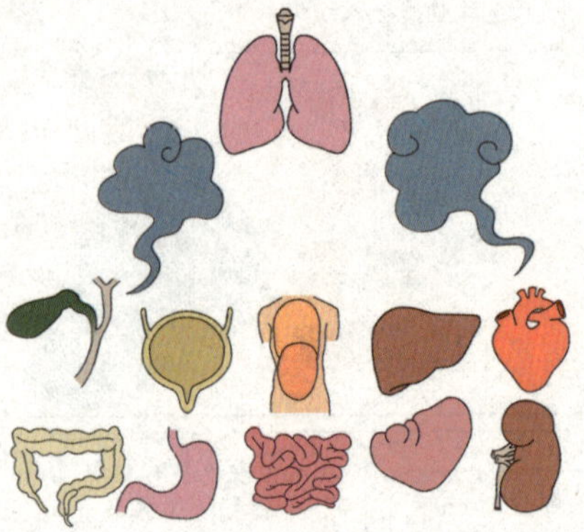

人与天地相应，五脏各在其所主的时令中受了寒邪，便能得病。轻微的，就会咳嗽；严重的，就会泄泻、腹痛。

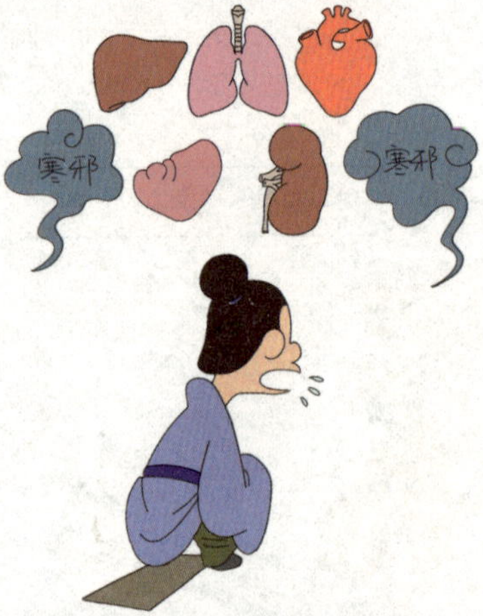

一般情况是在秋天肺先受邪，在春季肝先受邪，在夏天心先受邪，在季夏脾先受邪，在冬天肾先受邪。

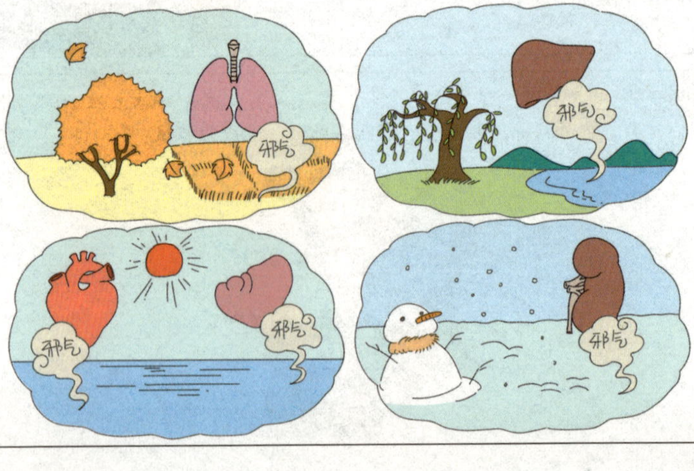

【原文】帝曰：何以异之？

岐伯曰：肺咳之状，咳而喘，息有音，甚则唾血。心咳之状，咳则心痛，喉中介介如梗状，甚则咽肿喉痹。肝咳之状，咳则两胁下痛，甚则不可以转，转则两胠下满。

——《素问·咳论》

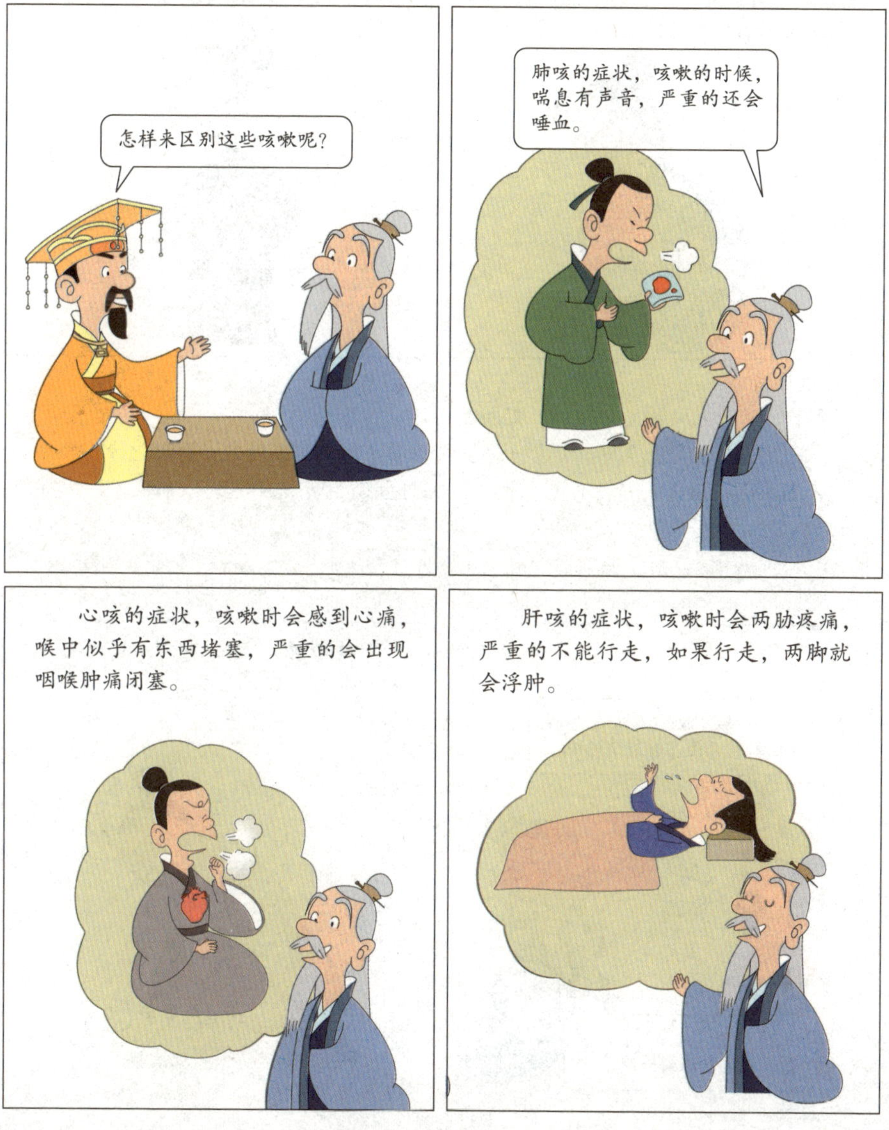
怎样来区别这些咳嗽呢？
肺咳的症状，咳嗽的时候，喘息有声音，严重的还会唾血。
心咳的症状，咳嗽时会感到心痛，喉中似乎有东西堵塞，严重的会出现咽喉肿痛闭塞。
肝咳的症状，咳嗽时会两胁疼痛，严重的不能行走，如果行走，两脚就会浮肿。

【原文】脾咳之状，咳则右胁下痛，阴阴引肩背，甚则不可以动，动则咳剧。肾咳之状，咳则腰背相引而痛，甚则咳涎。

——《素问·咳论》

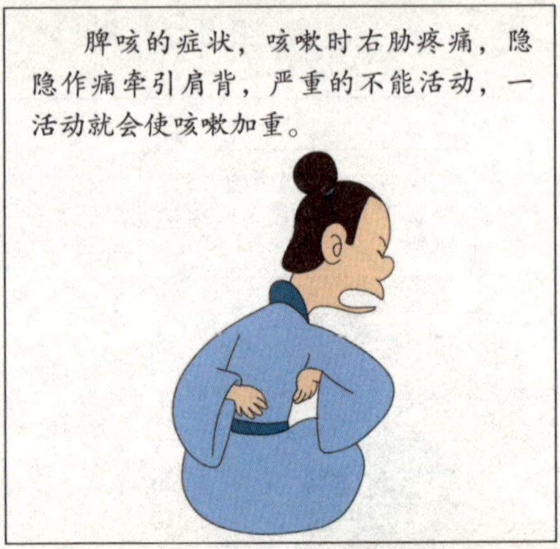
脾咳的症状，咳嗽时右胁疼痛，隐隐作痛牵引肩背，严重的不能活动，一活动就会使咳嗽加重。

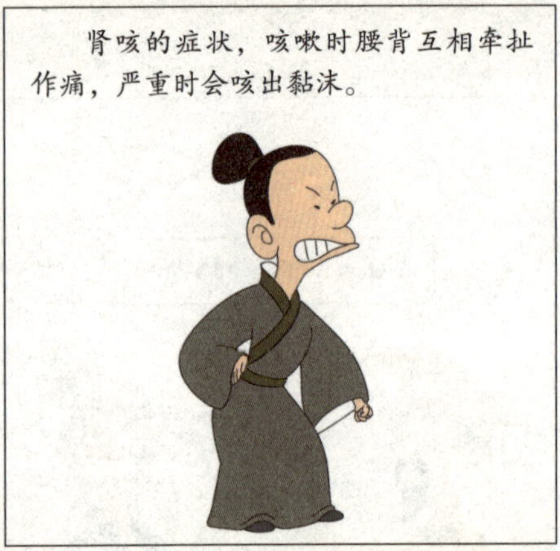
肾咳的症状，咳嗽时腰背互相牵扯作痛，严重时会咳出黏沫。

【原文】帝曰：六腑之咳奈何？安所受病？

岐伯曰：五脏之久咳，乃移于六腑。脾咳不已，则胃受之；胃咳之状，咳而呕，呕甚则长虫出。肝咳不已，则胆受之；胆咳之状，咳呕胆汁。肺咳不已，则大肠受之；大肠咳状，咳而遗矢。

——《素问·咳论》

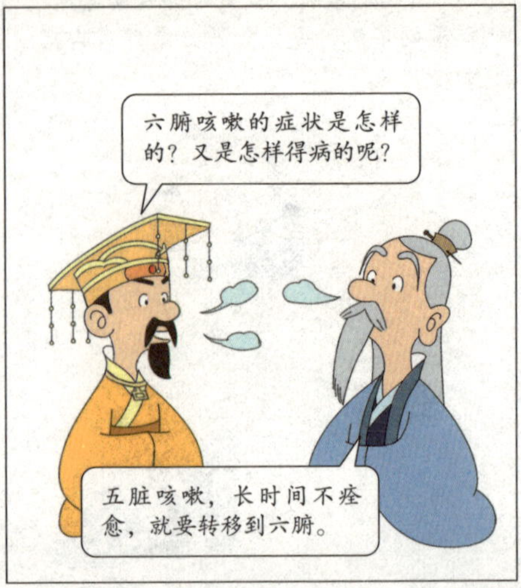
六腑咳嗽的症状是怎样的？又是怎样得病的呢？
五脏咳嗽，长时间不痊愈，就要转移到六腑。

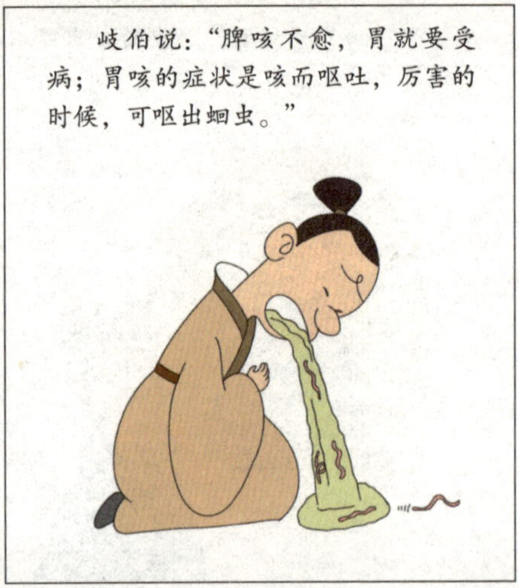
岐伯说：“脾咳不愈，胃就要受病；胃咳的症状是咳而呕吐，厉害的时候，可呕出蛔虫。”

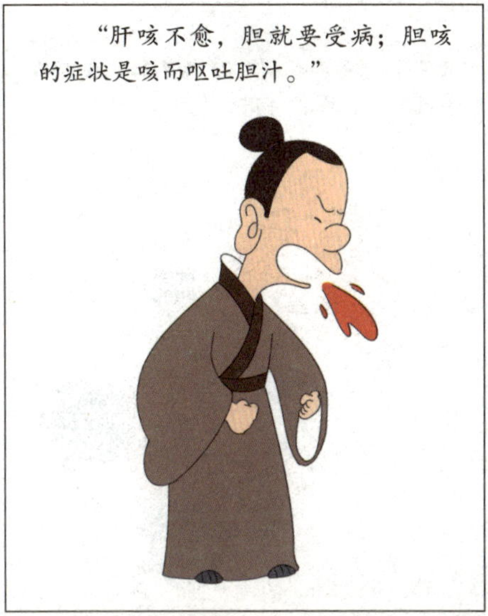
“肝咳不愈，胆就要受病；胆咳的症状是咳而呕吐胆汁。”

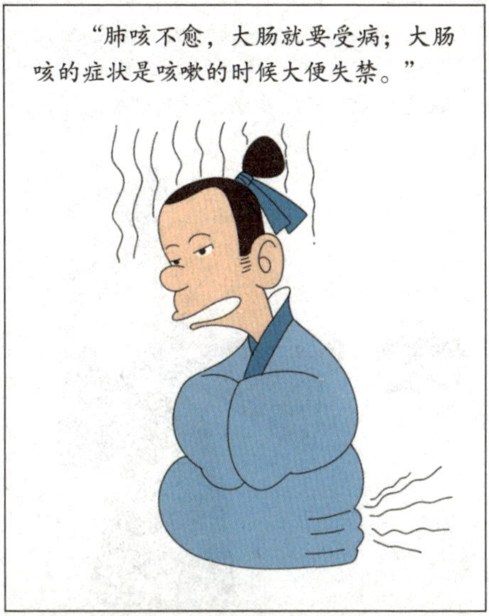
“肺咳不愈，大肠就要受病；大肠咳的症状是咳嗽的时候大便失禁。”

【原文】心咳不已，则小肠受之；小肠咳状，咳而失气，气与咳俱失。肾咳不已，则膀胱受之；膀胱咳状，咳而遗溺。久咳不已，则三焦受之，三焦咳状，咳而腹满，不欲食饮。此皆聚于胃，关于肺，使人多涕唾而面浮肿气逆也。

——《素问·咳论》

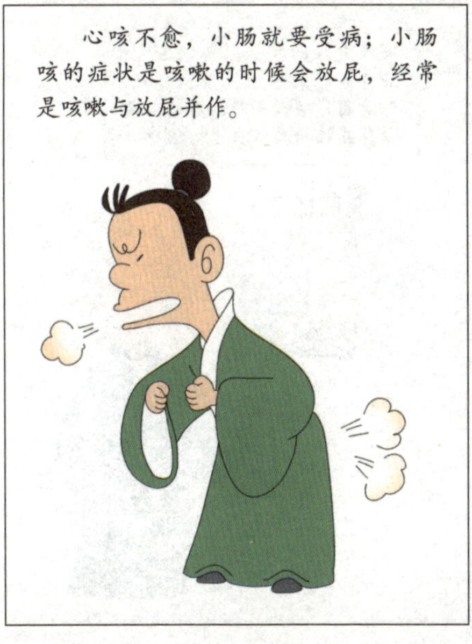
心咳不愈，小肠就要受病；小肠咳的症状是咳嗽的时候会放屁，经常是咳嗽与放屁并作。

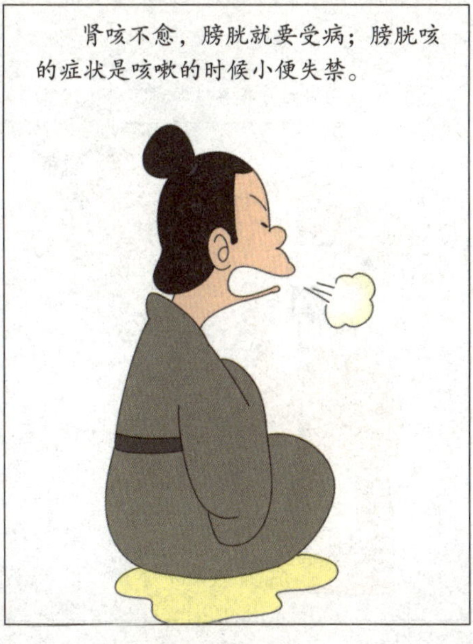
肾咳不愈，膀胱就要受病；膀胱咳的症状是咳嗽的时候小便失禁。

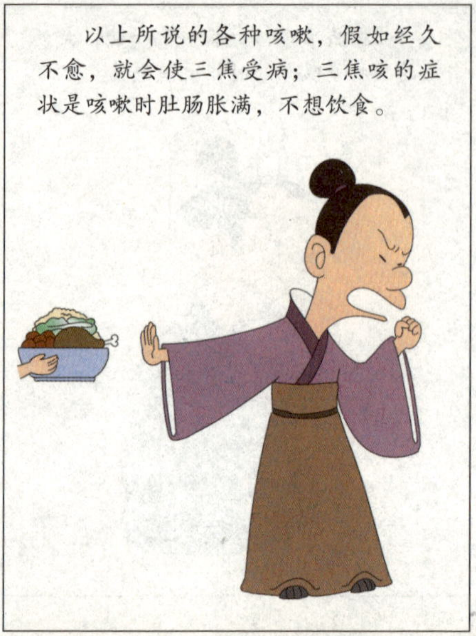
以上所说的各种咳嗽，假如经久不愈，就会使三焦受病；三焦咳的症状是咳嗽时肚肠胀满，不想饮食。

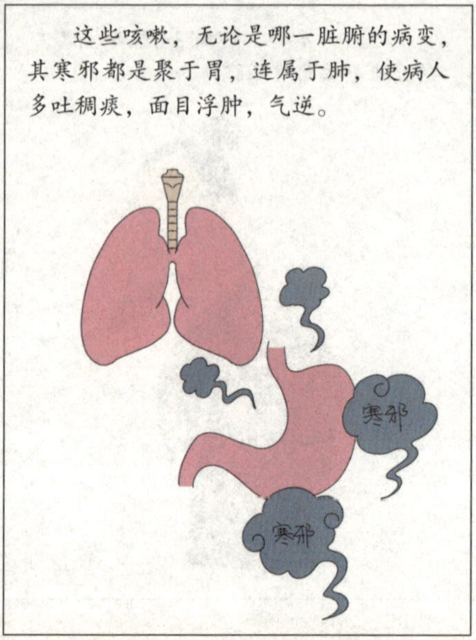

【原文】帝曰：治之奈何？

岐伯曰：治脏者，治其俞；治腑者，治其合；浮肿者，治其经。

——《素问·咳论》

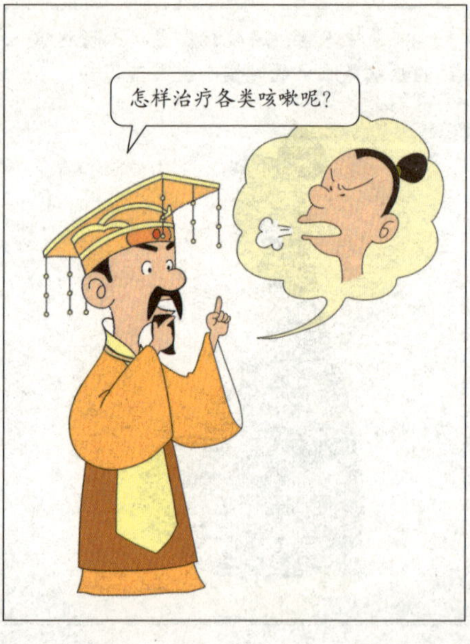
怎样治疗各类咳嗽呢？

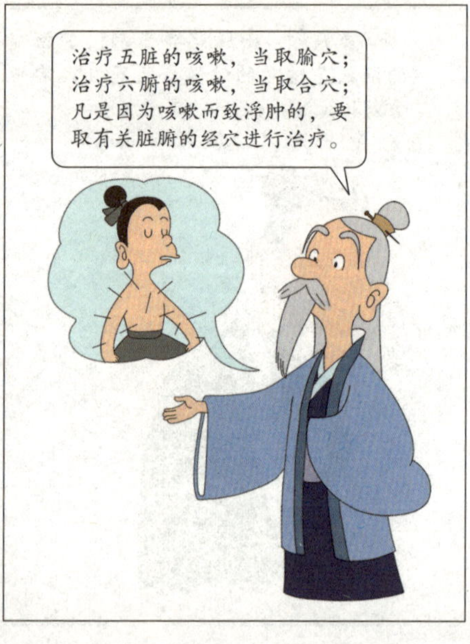
治疗五脏的咳嗽，当取腧穴；治疗六腑的咳嗽，当取合穴；凡是因为咳嗽而致浮肿的，要取有关脏腑的经穴进行治疗。

17. 痿证的治疗

【原文】 阖折，则气无所止息，而痿疾起矣。故痿疾者，取之阳明，视有余不足。无所止息者，真气稽留，邪气居之。

——《灵枢·根结》

如果阳明经“阖”的功能失常，精气就会无处止息而发生痿病。所以对于痿病，可取足阳明经脉，根据虚实来治疗。

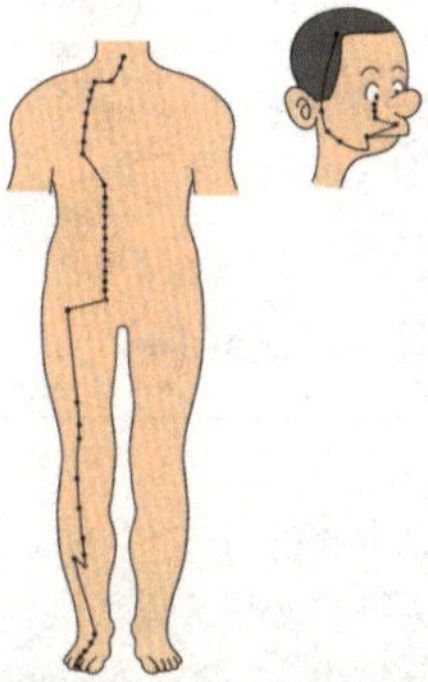

所谓“无所止息”，是说真气留滞，邪气盘踞于内。

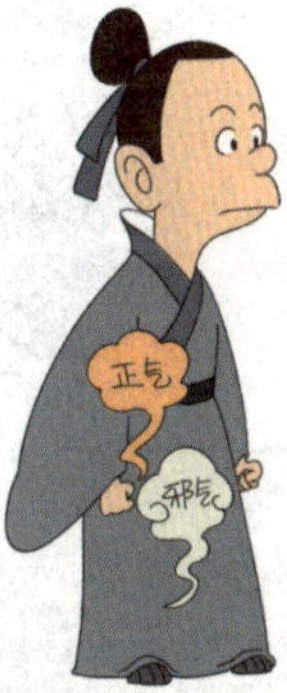

【原文】 下气不足，则乃为痿厥心悗。补足外踝下，留之。

——《灵枢·口问》

身体下部正气不足，两足痿弱无力、厥冷、心胸窒闷。

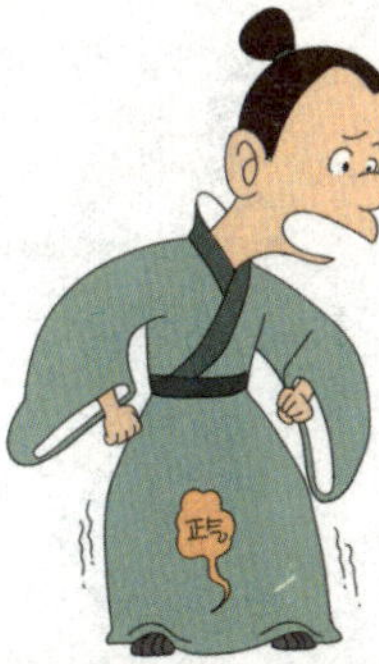

治疗时，可补足太阳经位于外踝后部的昆仑穴，并采用留针法。

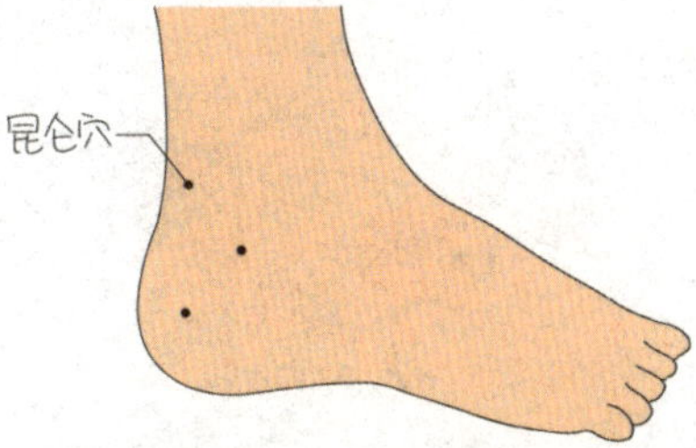

【原文】黄帝问曰：五脏使人痿，何也？

岐伯对曰：肺主身之皮毛，心主身之血脉，肝主身之筋膜，脾主身之肌肉，肾主身之骨髓。

——《素问·痿论》

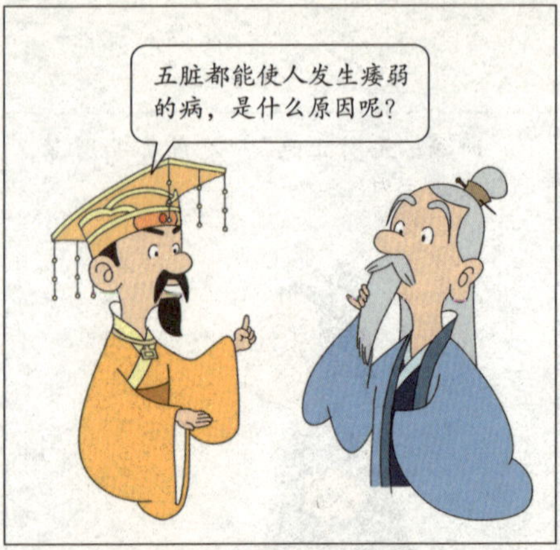
五脏都能使人发生痿弱的病，是什么原因呢？

肺主管全身的皮毛，心主管全身的血脉，肝主管全身的筋膜，脾主管全身的肌肉，肾主管全身的骨髓。

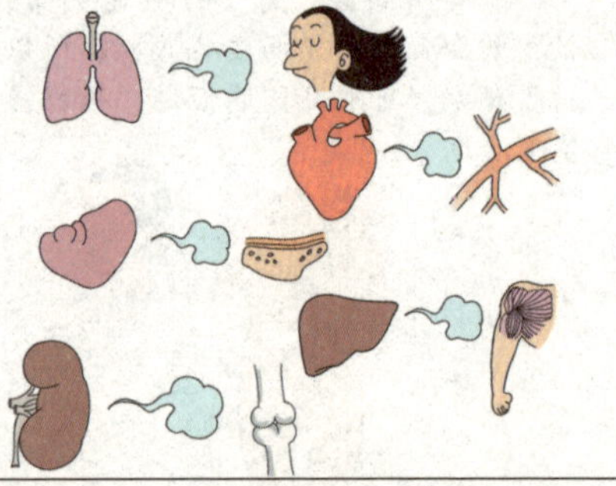

【原文】故肺热叶焦，则皮毛虚弱急薄，著则生痿躄也。心气热，则下脉厥而上，上则下脉虚，虚则生脉痿，枢折挈，胫纵而不任地也。肝气热，则胆泄，口苦，筋膜干，筋膜干则筋急而挛，发为筋痿。脾气热，则胃干而渴，肌肉不仁，发为肉痿。肾气热，则腰脊不举，骨枯而髓减，发为骨痿。

——《素问·痿论》

如果肺脏有热，就会肺叶枯萎，皮毛也呈现虚弱急薄的状态，严重的就会发生痿躄的病。

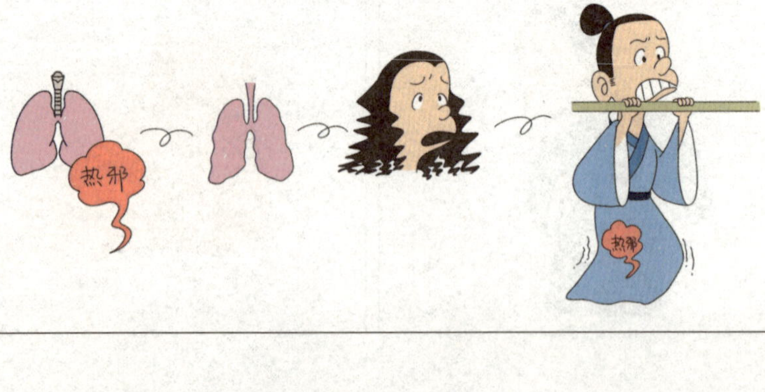
热邪
热邪

心脏有热，下行之脉就会逆而上行，以致上盛下虚，下虚就会形成脉痿，关节像折断了似的，不能互相联系，足胫弛缓而不能走路。

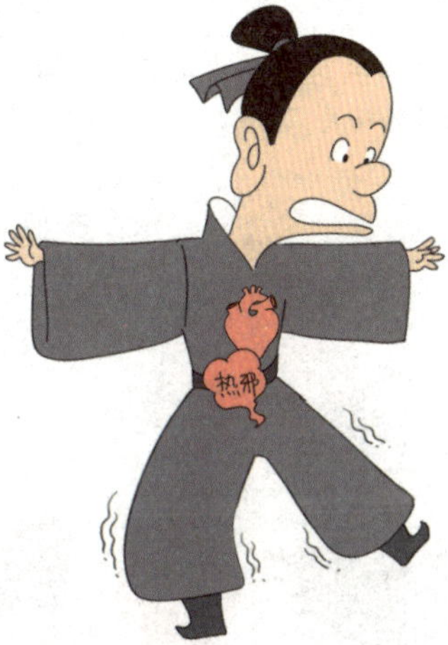

肝脏有热，会使胆汁上泛而口苦，筋膜失去营养而干枯，以致筋脉挛缩拘急，发为筋痿。

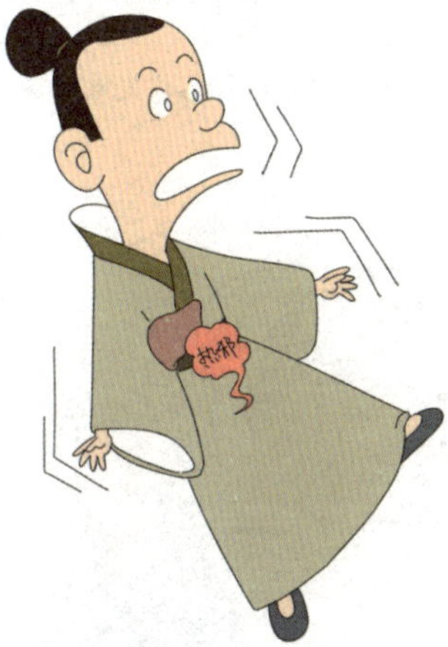

脾脏有热，会使胃内津液干燥而口渴，肌肉麻木不仁，发为肉痿。

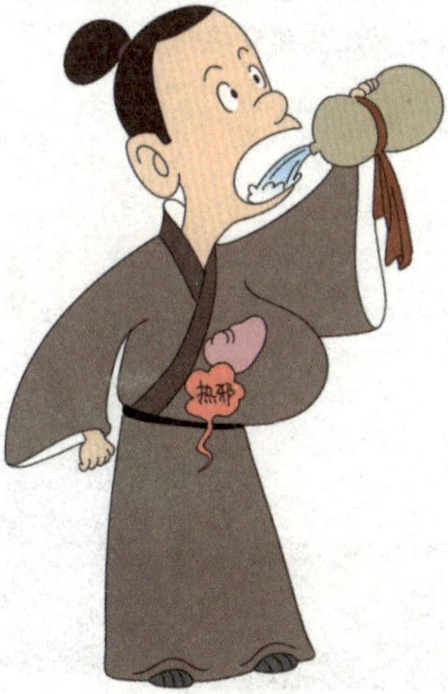

肾脏有热，就会精液耗竭，腰脊不能活动，骨枯髓减，发为骨痿。

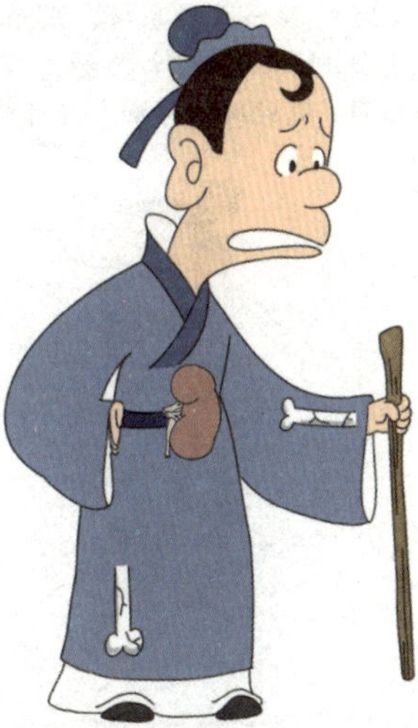

【原文】帝曰：何以得之？

岐伯曰：肺者，脏之长也，为心之盖也。有所失亡，所求不得，则发为肺鸣，鸣则肺热叶焦。故曰：五脏因肺热叶焦，发为痿躄，此之谓也。

——《素问·痿论》

黄帝问道：“痿证是怎样发生的呢？”

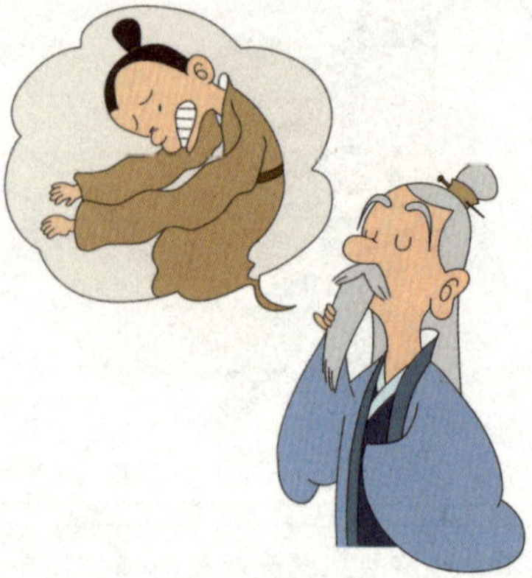

肺居于五脏之上，为诸脏之长，又是心脏的华盖。

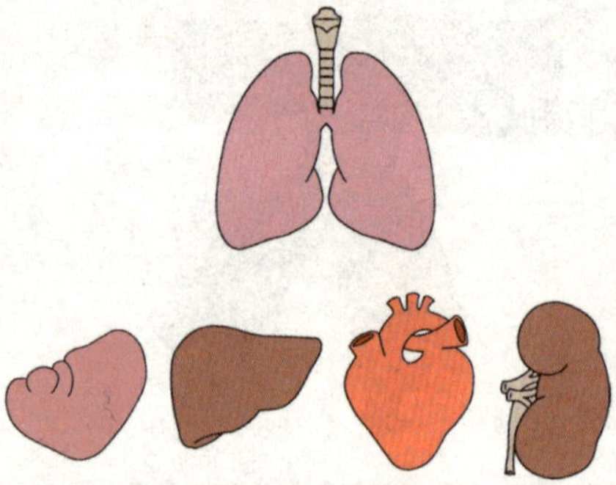

遇到不如意的事情，或个人欲望没有得到满足，心火烁肺，肺伤后喘喝有声，因此肺热津涸，肺叶枯焦。

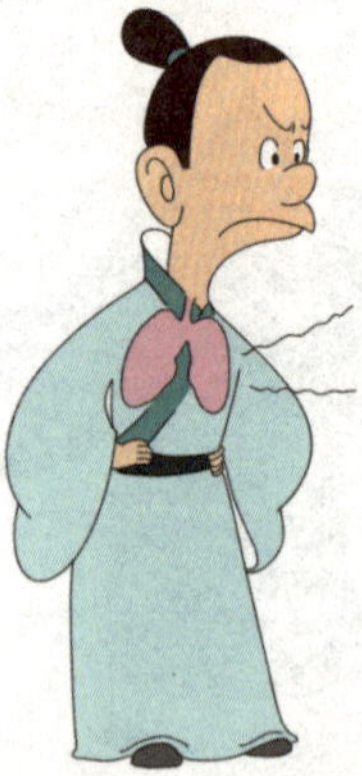

所以说，五脏是由于肺热叶焦得不到营养而发生痿躄病的。

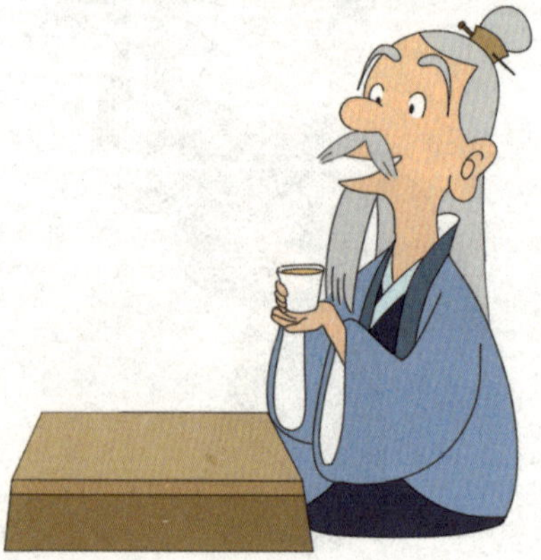

【原文】悲哀太甚，则胞络绝，胞络绝则阳气内动，发则心下崩，数溲血也。故《本病》曰：大经空虚，发为肌痹，传为脉痿。

——《素问·痿论》

人如果悲伤过度，就会使心包络受阻，心包络受阻则导致阳气乘机在内部扰动，引起心下崩损，时常小便出血。

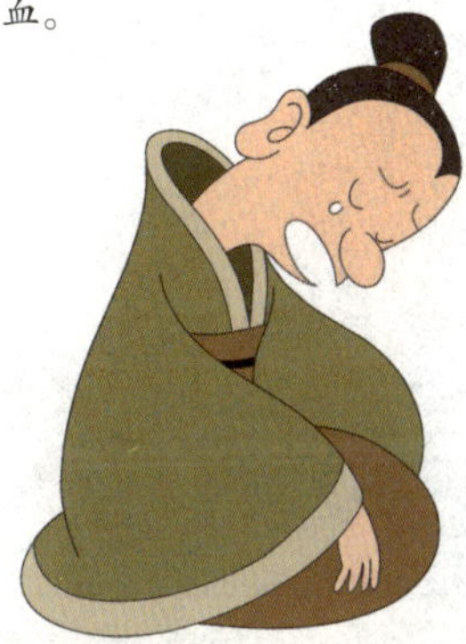

所以《本病》上说：“大的经脉空虚，发为脉痹，最后变为脉痿。”

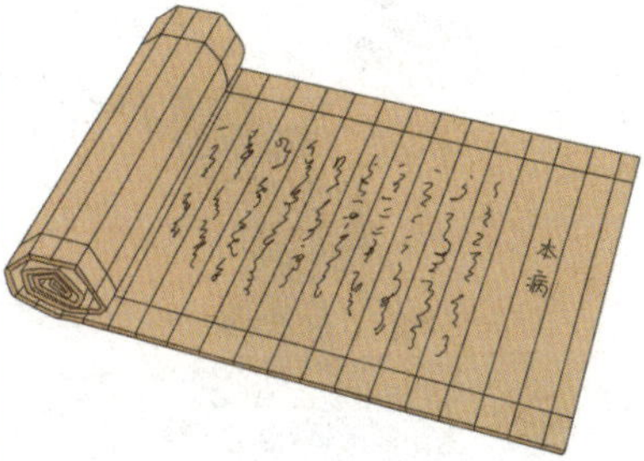

【原文】思想无穷，所愿不得，意淫于外，入房太甚，宗筋弛纵，发为筋痿，及为白淫。故《下经》曰：筋痿者，生于肝，使内也。

——《素问·痿论》

人如果思虑无穷尽而愿望又不能实现，意志总驰游在外，房事不加节制，就可致使众筋弛缓，出现筋痿，甚至导致遗精、白带异常等疾病。

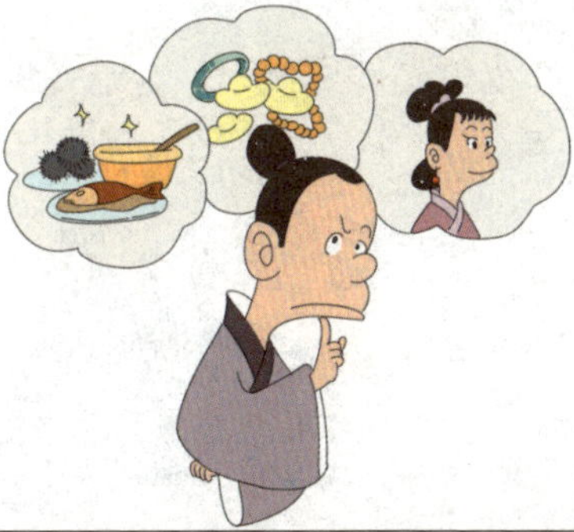

所以《下经》说：“筋痿病生于肝，是由于房事过劳，内伤精气导致的。”

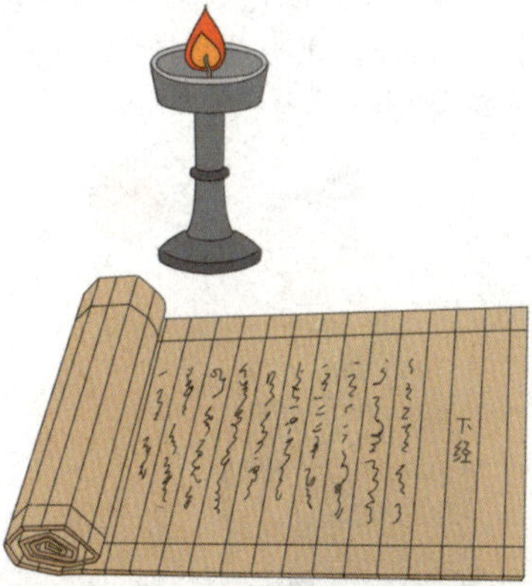

【原文】有渐于湿，以水为事，若有所留，居处相湿，肌肉濡渍，痹而不仁，发为肉痿。故《下经》曰：肉痿者，得之湿地也。

——《素问·痿论》

在水中劳作，或长期居住在潮湿的地方，内有湿热留连，肌肉为湿所困，导致肌肉麻木不仁，就成为肉痿。

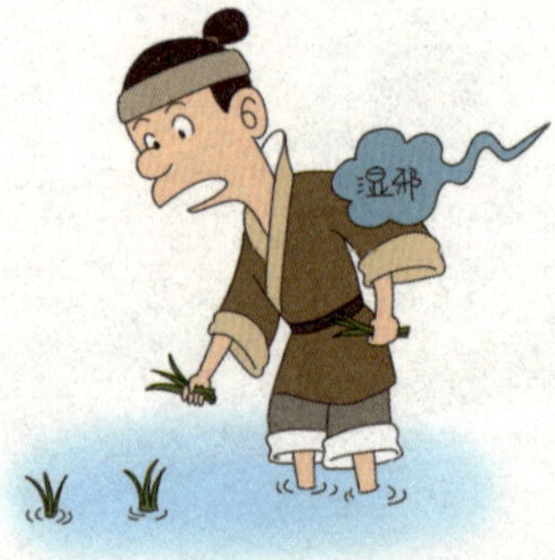

所以《下经》说：“肉痿是久居湿地引起的。”

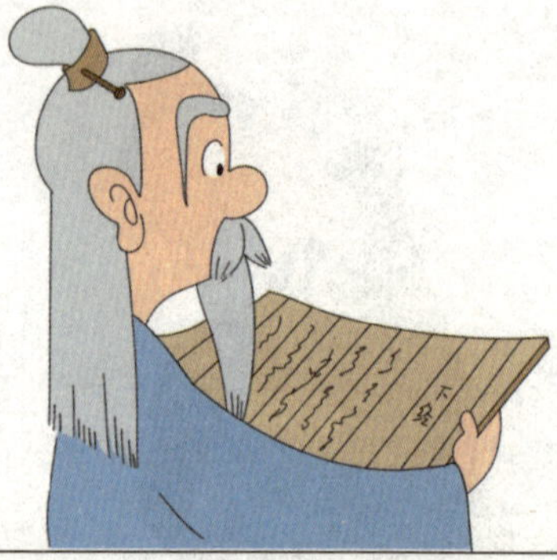

【原文】有所远行劳倦，逢大热而渴，渴则阳气内伐，内伐则热舍于肾。肾者水脏也，今水不胜火，则骨枯而髓虚，故足不任身，发为骨痿。故《下经》曰：骨痿者，生于大热也。

——《素问·痿论》

有的人长途跋涉，过度劳累，又逢炎热天气而口渴，渴就是内部的阳气亏乏，于是虚热就侵入肾脏。肾为水脏，现在水不胜火，就会骨枯髓空，致使两足不能支撑身体，形成骨痿。

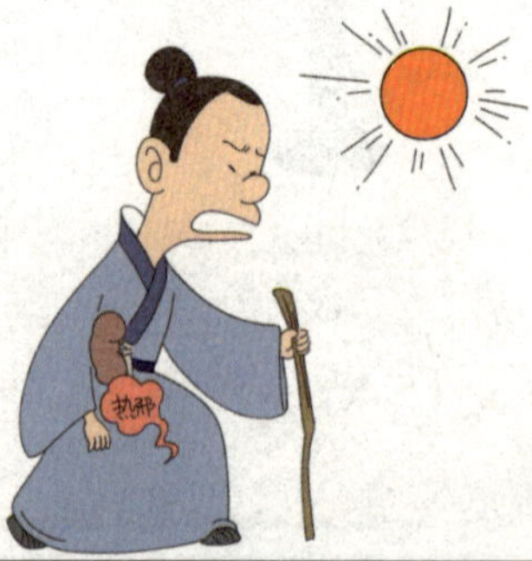

所以《下经》说：“骨痿病，是由于大热引起的。”

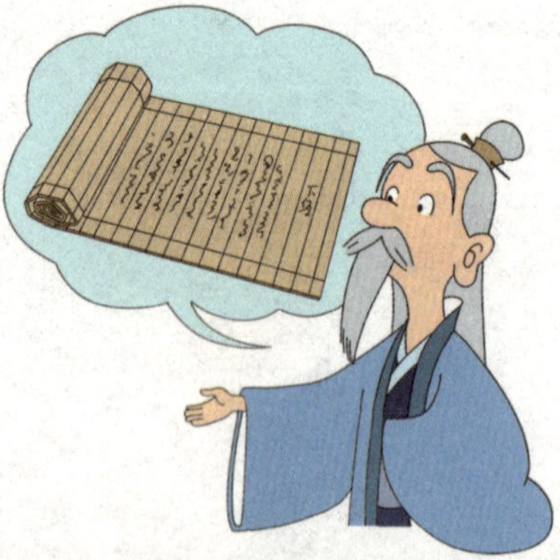

【原文】帝曰：何以别之？

岐伯曰：肺热者，色白而毛败；心热者，色赤而络脉溢；肝热者，色苍而爪枯；脾热者，色黄而肉蠕动；肾热者，色黑而齿槁。

——《素问·痿论》

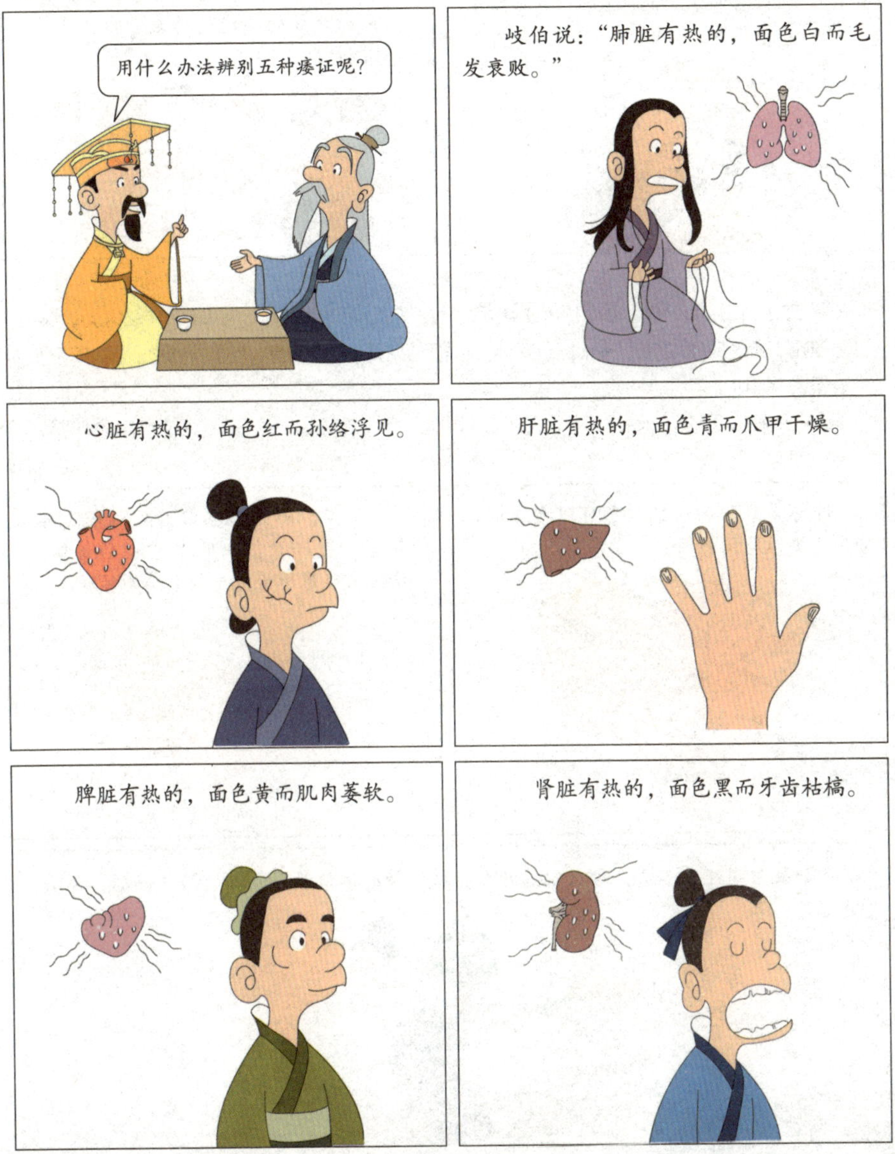

用什么办法辨别五种痿证呢？
岐伯说："肺脏有热的，面色白而毛发衰败。"
心脏有热的，面色红而孙络浮见。
肝脏有热的，面色青而爪甲干燥。
脾脏有热的，面色黄而肌肉萎软。
肾脏有热的，面色黑而牙齿枯槁。

【原文】帝曰：如夫子言可矣。论言治痿者，独取阳明，何也？

岐伯曰：阳明者，五脏六腑之海，主润宗筋，宗筋主束骨而利机关也。

——《素问·痿论》

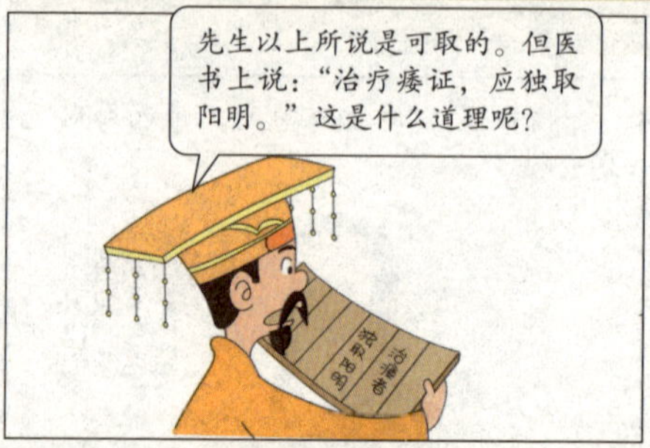
先生以上所说是可取的。但医书上说："治疗痿证，应独取阳明。"这是什么道理呢？

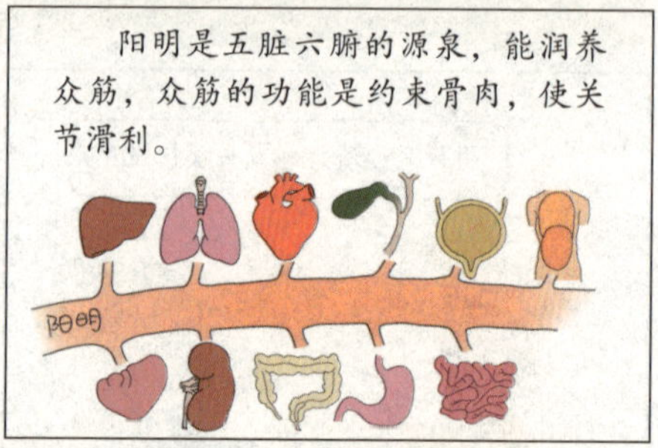

【原文】冲脉者，经脉之海也，主渗灌谿谷，与阳明合于宗筋。阴阳总宗筋之会，会于气街，而阳明为之长，皆属于带脉，而络于督脉。故阳明虚，则宗筋纵，带脉不引，故足痿不用也。

——《素问·痿论》

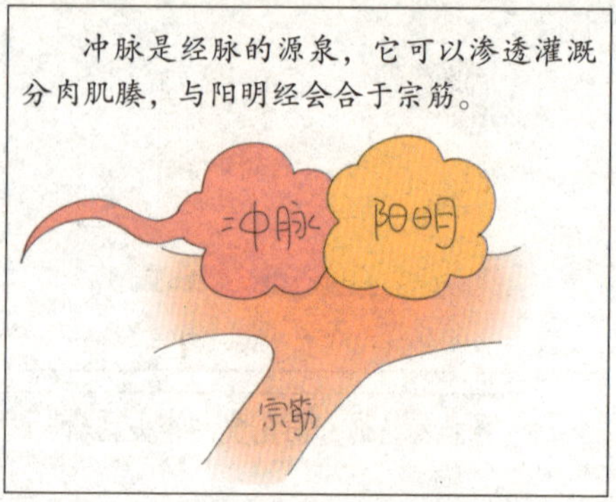

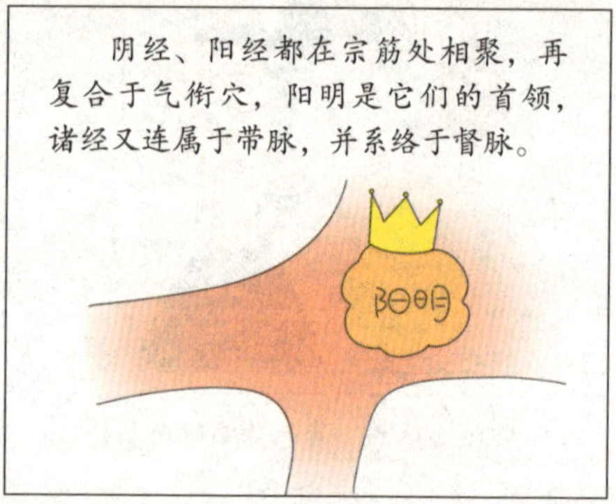

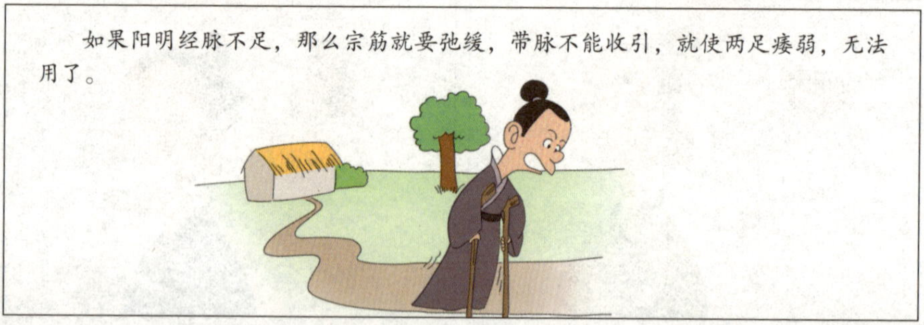
如果阳明经脉不足，那么宗筋就要弛缓，带脉不能收引，就使两足痿弱，无法用了。

【原文】帝曰：治之奈何？

岐伯曰：各补其荥而通其俞，调其虚实，和其逆顺。筋脉骨肉，各以其时受月，则病已矣。

帝曰：善。

——《素问·痿论》

黄帝问道：“如何治疗呢？”

岐伯回答说：“用补荥气和通俞气的办法，调虚实，和逆顺。”

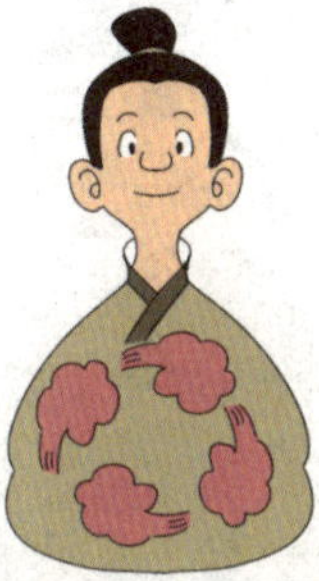

无论筋、脉、骨、肉的病变，只要在其当旺的月份进行治疗，病就可以痊愈。

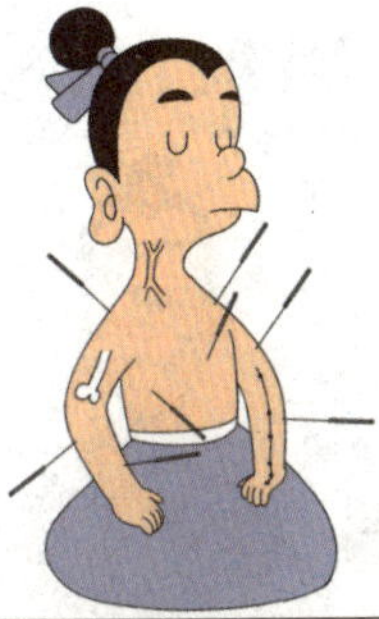

【原文】脾病者，身重善肌，肉痿，足不收，行善瘈，脚下痛；虚则腹满肠鸣，飧泄食不化。取其经，太阴阳明，少阴血者。

——《素问·脏气法时论》

患脾病，身体沉重，容易饥饿，肌肉痿软，两足不能迈步，或筋脉牵掣，脚下疼痛；如脾虚，则腹满肠鸣，腹泻且食物不消化。

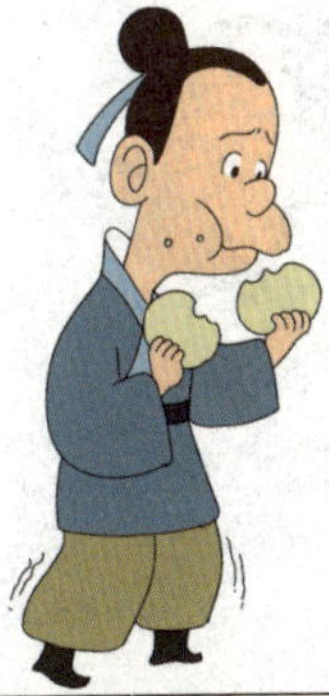

治疗时，当取刺太阴、阳明和少阴经穴，刺出血。

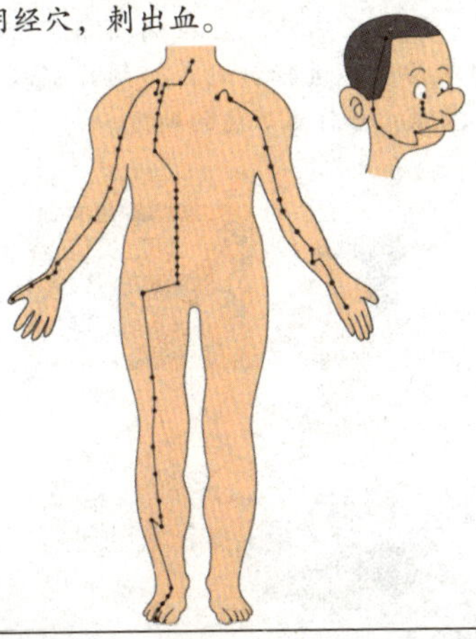

18. 温热病的治疗

【原文】夫精者，身之本也。故藏于精者，春不病温。

——《素问·金匮真言论》

食物所化之精华、人类生殖之本质，都叫作“精”，这是生命的根本。

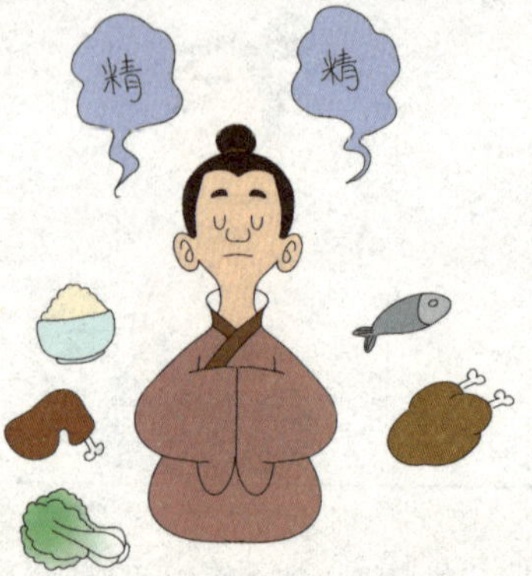

所以，在冬季善于保养精气的，到了春季就不容易罹患温病。

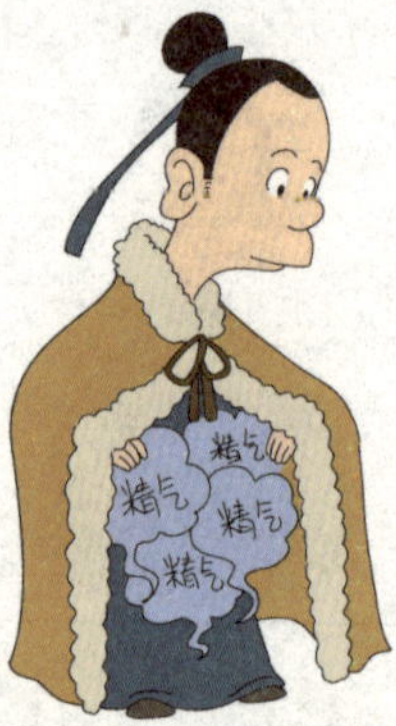

【原文】诸治热病，以饮之寒水，乃刺之，必寒衣之，居止寒处，身寒而止也。

——《素问·刺热》

凡治疗热病，应在病人喝下清凉的水后，再进行针刺，必须让病人少穿衣服，居住在凉爽的地方。

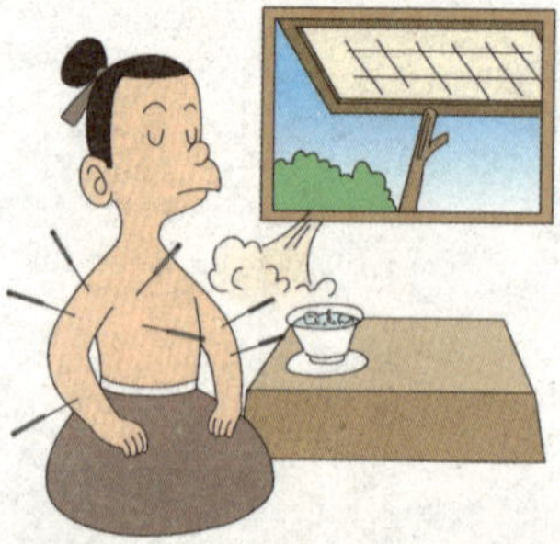

这样才能使病人热退身凉而痊愈。

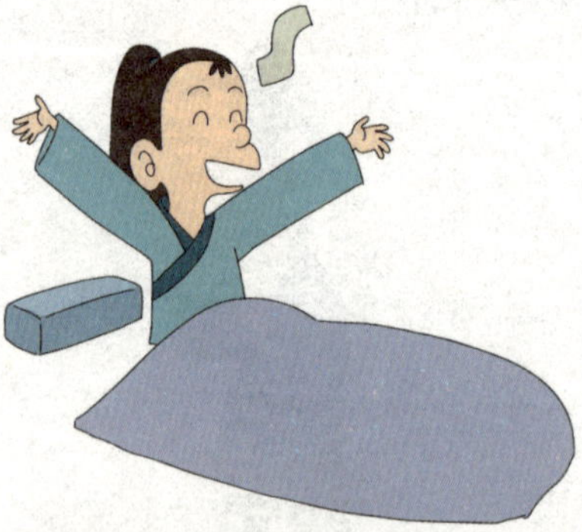

【原文】黄帝问曰：有病温者，汗出辄复热，而脉躁疾不为汗衰，狂言不能食，病名为何？

岐伯对曰：病名阴阳交，交者死也。

——《素问·评热病论》

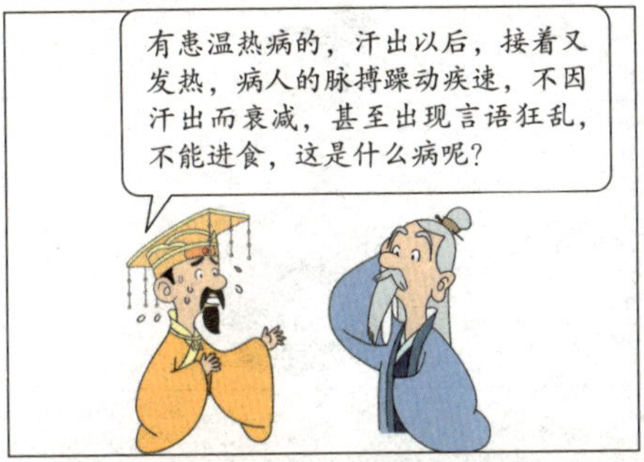
有患温热病的，汗出以后，接着又发热，病人的脉搏躁动疾速，不因汗出而衰减，甚至出现言语狂乱，不能进食，这是什么病呢？

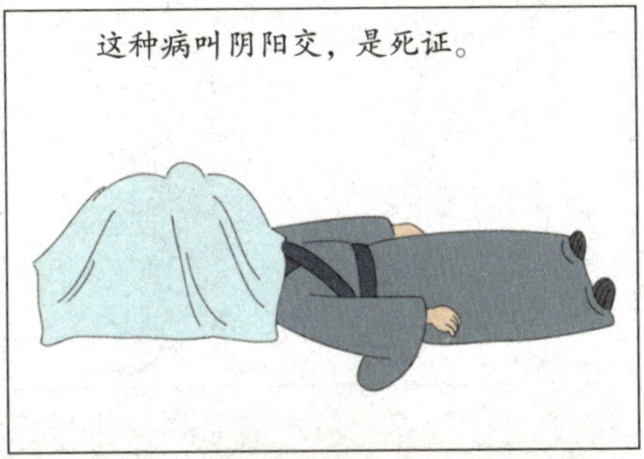

【原文】肺热病者，先淅然厥，起毫毛，恶风寒，舌上黄，身热。热争，则喘欬，痛走胸膺背，不得大息，头痛不堪，汗出而寒……刺手太阴阳明，出血如大豆，立已。

——《素问·刺热》

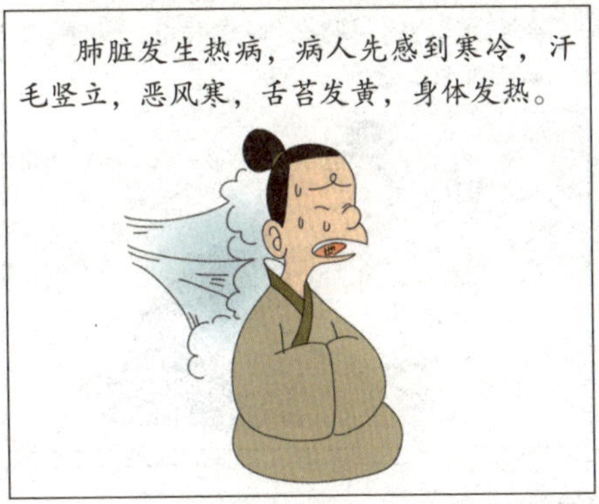
肺脏发生热病，病人先感到寒冷，汗毛竖立，恶风寒，舌苔发黄，身体发热。

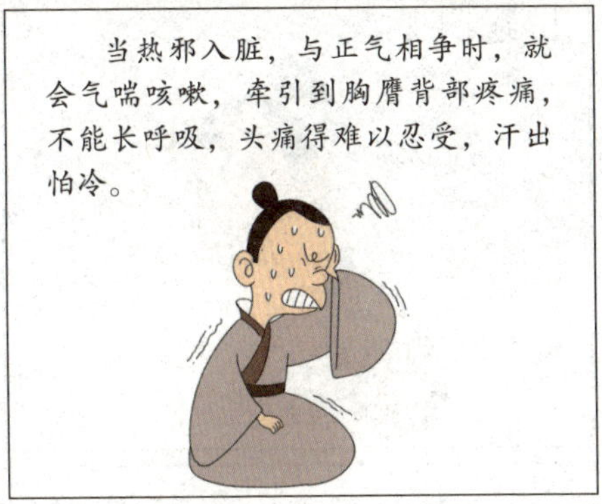
当热邪入脏，与正气相争时，就会气喘咳嗽，牵引到胸膺背部疼痛，不能长呼吸，头痛得难以忍受，汗出怕冷。

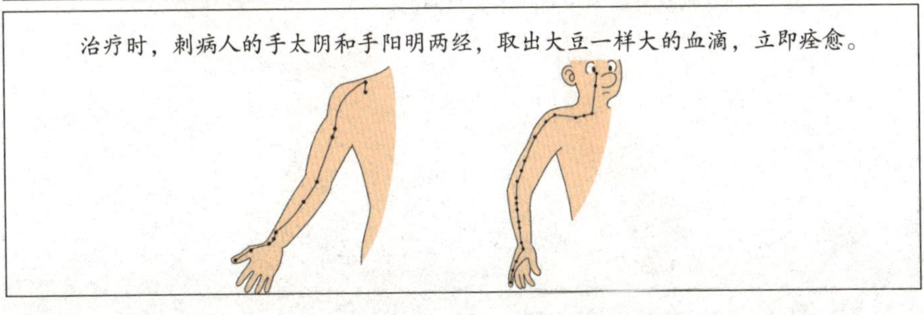

【原文】热病先胸胁痛，手足躁，刺足少阳，补足太阴。病甚者为五十九刺。

——《素问·刺热》

热病先出现胸胁痛，手足躁动不安的，应取刺足少阳经，补足太阴经。

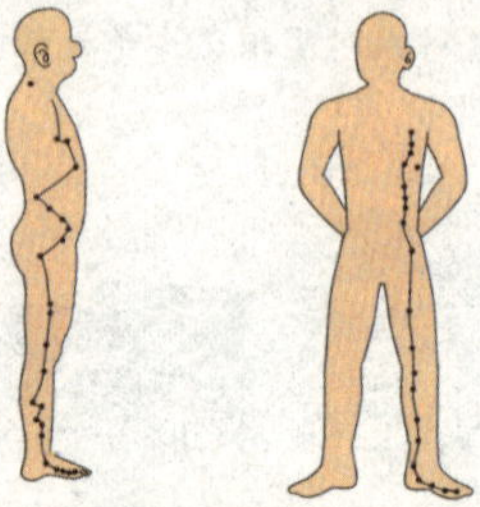

病情较严重的，就用五十九刺的方法。

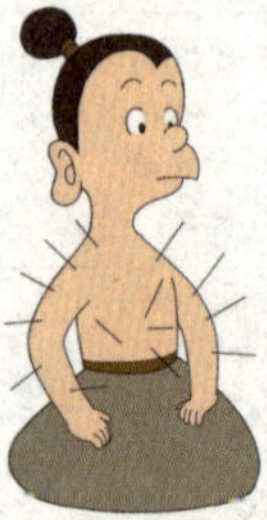

【原文】心热病者，先不乐，数日乃热。热争，则卒心痛，烦闷善呕，头痛面赤无汗……刺手少阴太阳。

——《素问·刺热》

心脏发生热病，病人先感到心中不高兴，过几天才发热。

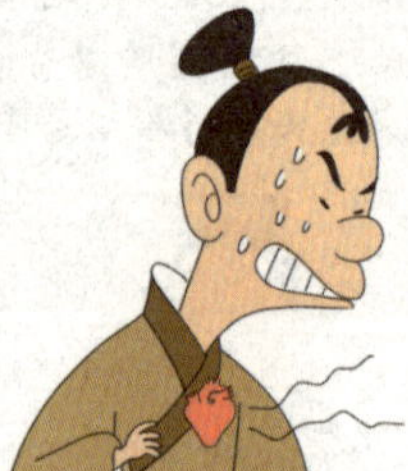

当热邪入脏，与正气相争时，就会突然心痛，烦闷，时常作呕，头痛，面部发红，无汗。

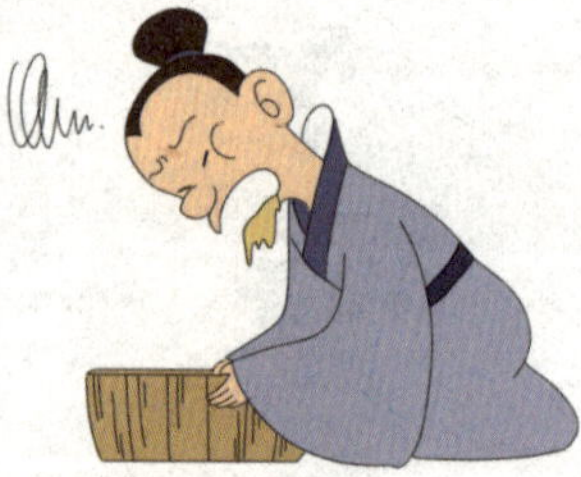

治疗时，可取刺病人的手少阴、手太阳两经。

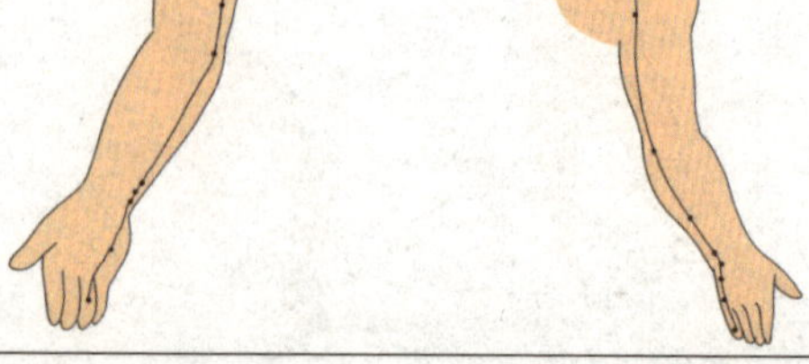

【原文】热病气穴：三椎下间主胸中热，四椎下间主鬲中热，五椎下间主肝热，六椎下间主脾热，七椎下间主肾热。荣在骶也。

——《素问·刺热》

治疗热病的腧穴：第三脊椎下面主治胸中的热病，第四脊椎下面主治膈中的热病，第五脊椎下面主治肝热病，第六脊椎下面主治脾热病，第七脊椎下面主治肾热病。

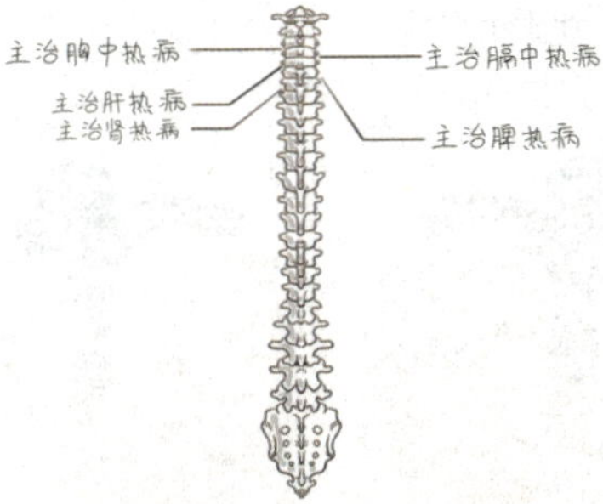

治疗热病，当取下部腧穴以补阴气，取刺脊柱末端的尾骶骨处的长强穴。

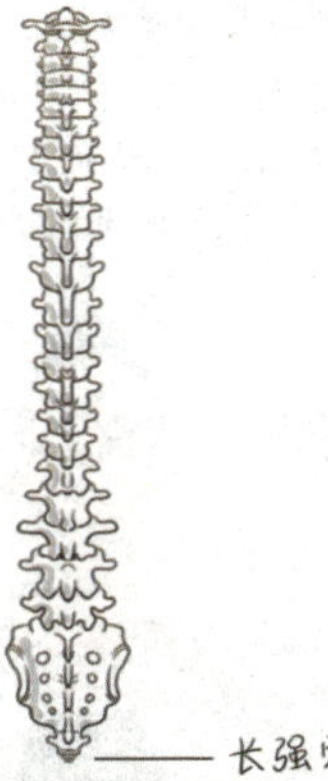

【原文】热病三日，而气口静、人迎躁者，取之诸阳，五十九刺，以泻其热而出其汗，实其阴以补其不足者。身热甚，阴阳皆静者，勿刺也。

——《灵枢·热病》

得了热病已经三天，病人气口脉象平静而人迎脉象躁动不宁的，治疗时，可选取各阳经治疗热病的五十九个腧穴，以泻热邪、发汗，并充实三阴经来补阴分的不足。

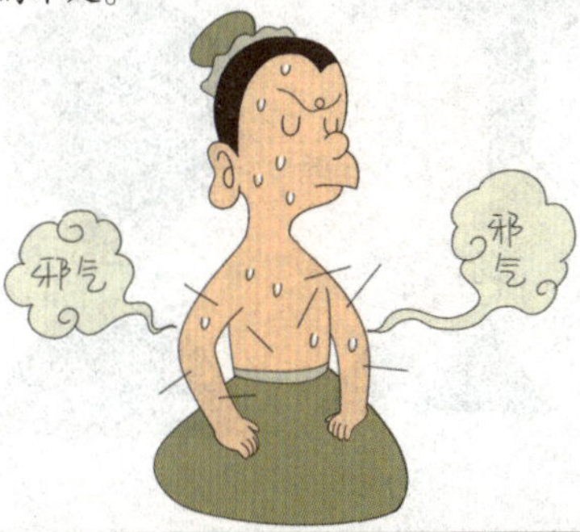

如果病人发热，体温很高，而气口、人迎的脉象反而很平静的，就不可以针刺了。

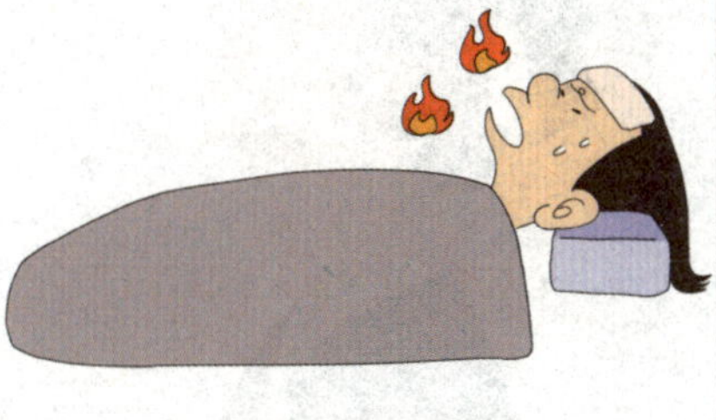

【原文】所谓五十九刺者，两手外内侧各三，凡十二痏；五指间各一，凡八痏，足亦如是；头入发一寸傍三分各三，凡六痏；更入发三寸边五，凡十痏；耳前后口下者各一，项中一，凡六痏；巅上一，囟会一，发际一，廉泉一，风池二，天柱二。

——《灵枢·热病》

所谓治疗热病的五十九个穴位，就是在两手外侧与内侧各有三穴，共计十二个穴位；手五指间各有一穴，共计八个穴位；足五趾间也是如此。

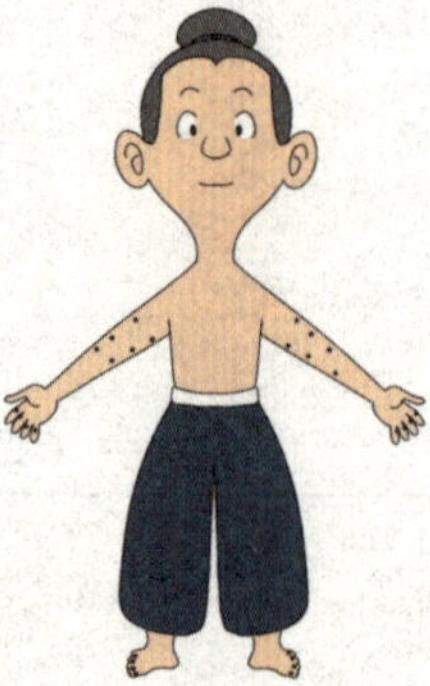

头部入发际一寸，中行旁开三处，左右侧各有三穴，共计六个穴位；再深入发际三寸，两边各有五穴，左右共计十个穴位。

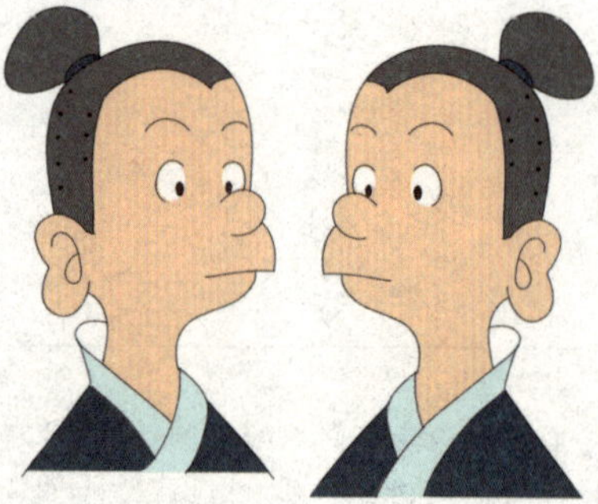

耳前、耳后各有一穴，口下有一穴，项中有一穴，合计共六个穴位。

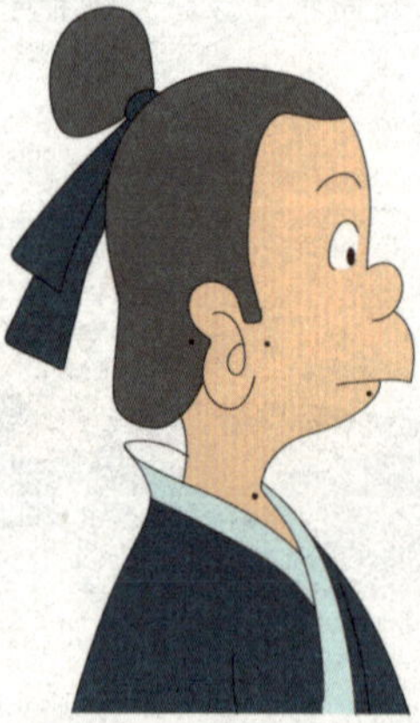

巅顶上有一穴，囟会有一穴，前发际有一穴，后发际有一穴，廉泉有一穴，左右风池有两穴，左右天柱有两穴，共计九个穴位。总计为五十九个穴位。

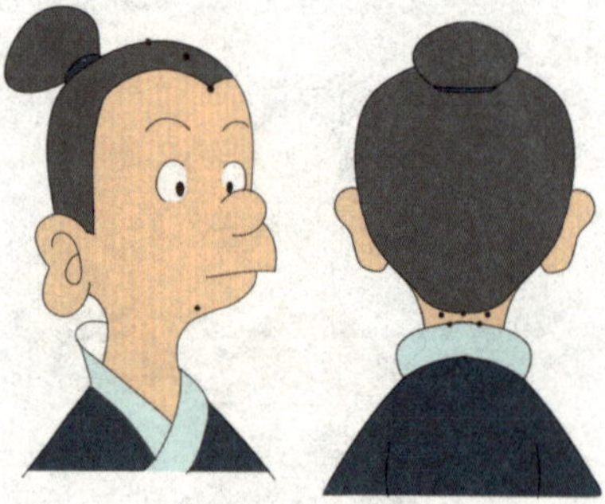

19. 厥证的治疗

【原文】下虚则厥……虚者引而起之。

——《灵枢·卫气》

下虚则发为厥证。

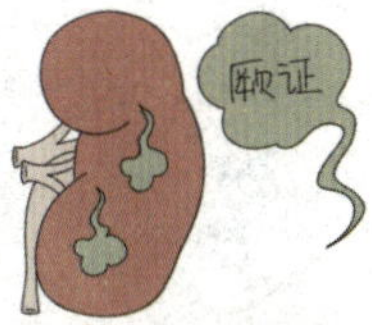

虚证当补，助其正气而振其不足。

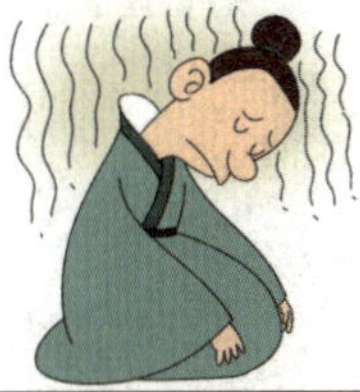

【原文】是以气多少，逆皆为厥。

是以少气之厥，令人妄梦，其极至迷。

——《素问·方盛衰论》

不论气盛或气衰，只要有上逆之象，都属于厥。

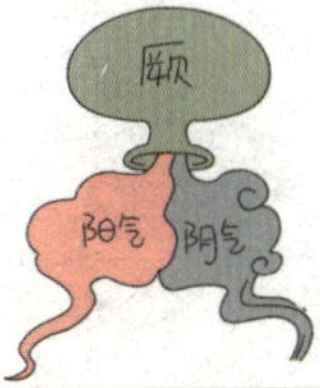

所以，气虚之厥，令人做梦，厥逆到极至，梦则离奇迷乱。

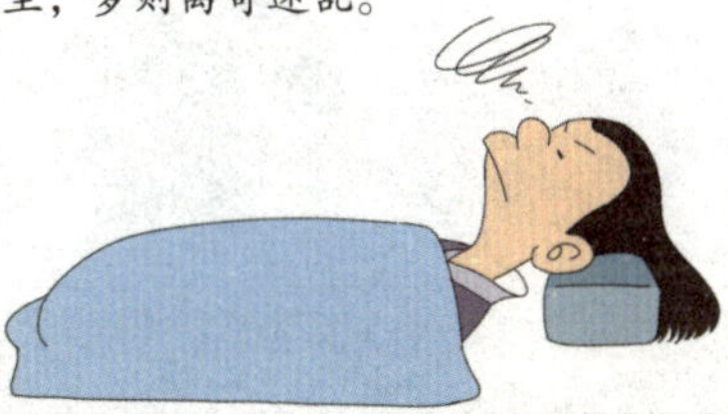

【原文】盛则泻之，虚则补之……不盛不虚，以经取之。

——《灵枢·经脉》

厥证的治疗，实证用泻法，虚证用补法……不虚不实的，就从本经取穴针刺治疗。

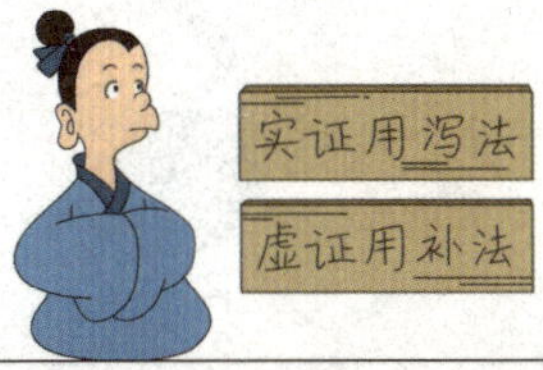

【原文】厥逆为病也，足暴清，胸若将裂，肠若将以刀切之，烦而不能食，脉大小皆涩。暖取足少阴，清取足阳明。清则补之，温则泻之。厥逆腹胀满，肠鸣，胸满不得息，取之下胸二胁，咳而动手者，与背腧，以手按之，立快者，是也。

——《灵枢·癫狂》

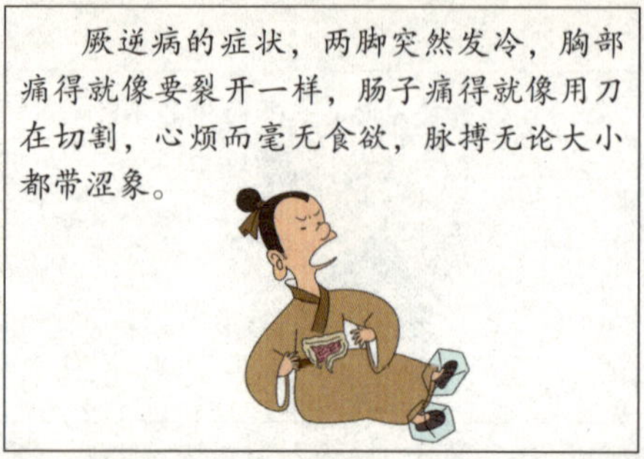

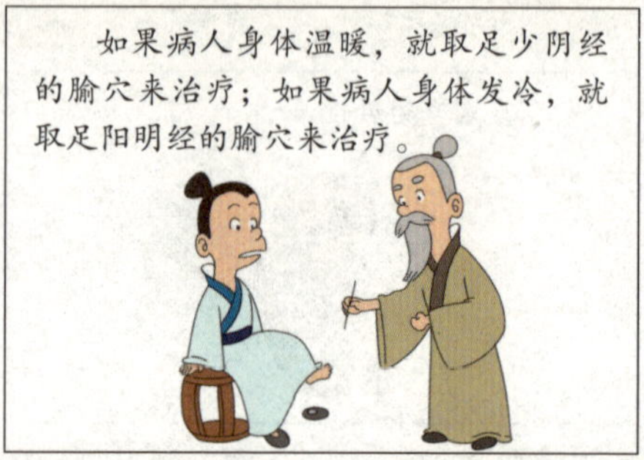

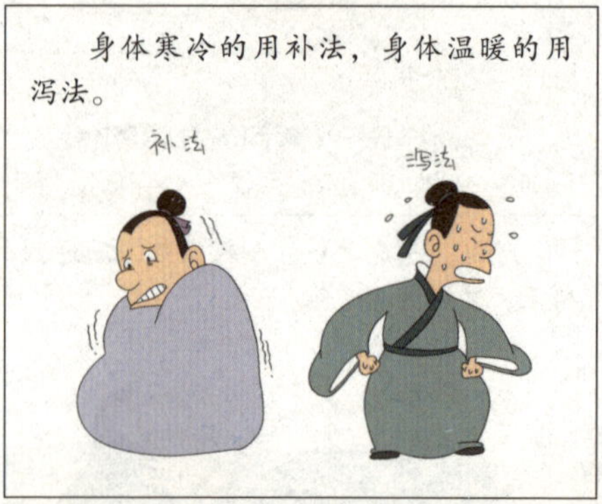

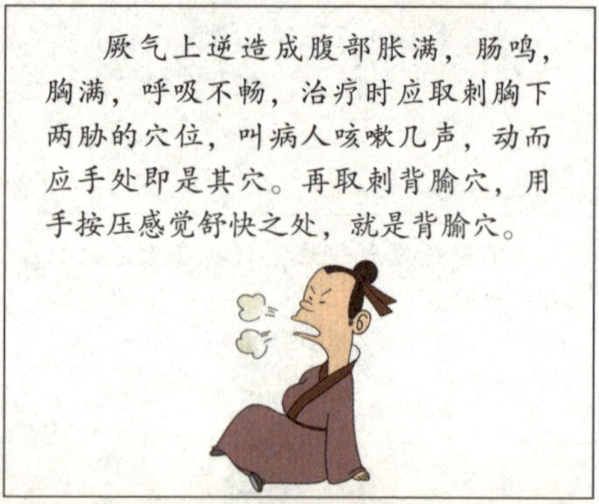

【原文】黄帝问曰：厥之寒热者，何也？

岐伯对曰：阳气衰于下，则为寒厥；阴气衰于下，则为热厥。

——《素问·厥论》

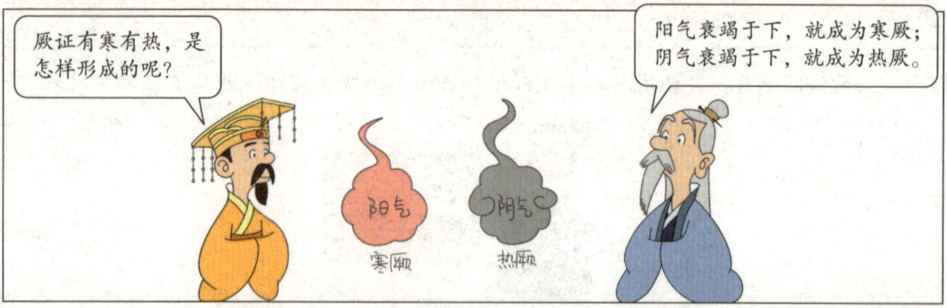

【原文】刺热厥者，留针，反为寒；刺寒厥者，留针，反为热。刺热厥者，二阴一阳；刺寒厥者，二阳一阴。所谓二阴者，二刺阴也；一阳者，一刺阳也。

——《灵枢·始终》

针刺治疗热厥，进针后留针，可使热变为寒。

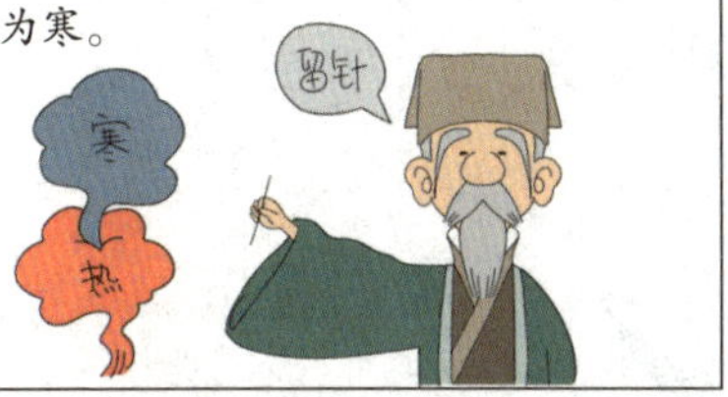

针刺治疗寒厥，进针后留针，可使寒变为热。

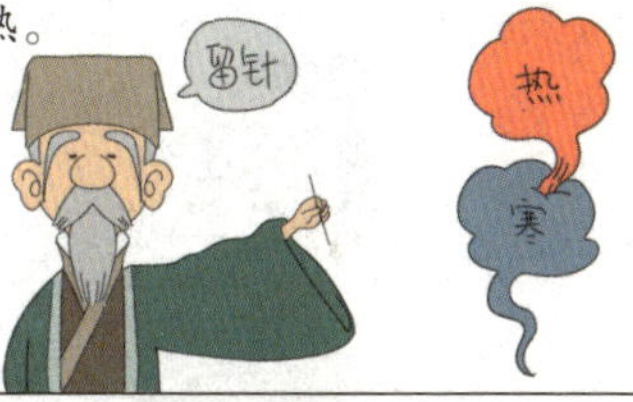

针刺热厥，应当刺阴经两次，刺阳经一次；针刺寒厥，应当刺阳经两次，刺阴经一次。

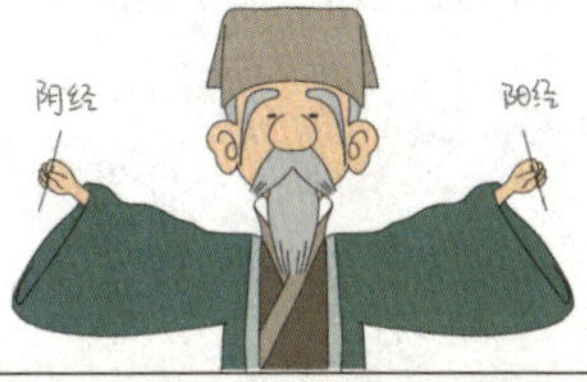

所谓“二阴”的意思，是指在阴经针刺两次；所谓“一阳”的意思，是指在阳经针刺一次。

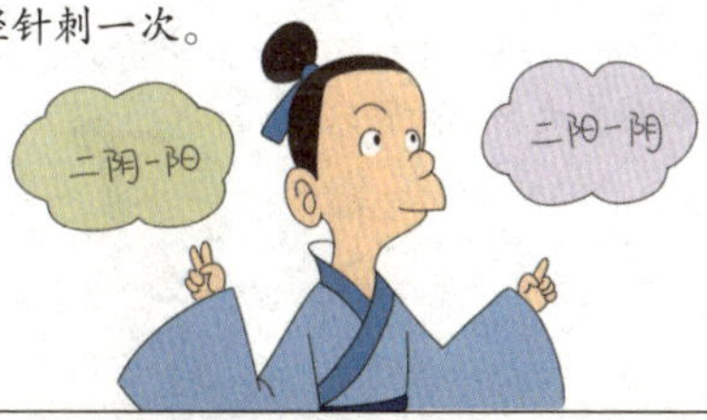

【原文】厥，挟脊而痛者，至顶，头沉沉然，目䀮䀮然，腰脊强，取足太阳腘中血络。

厥，胸满面肿，唇累累然，暴言难，甚则不能言，取足阳明。

——《灵枢·杂病》

经气厥逆，脊柱两侧发生疼痛，连及头顶，头部感觉昏沉沉的，眼睛看不清东西，腰脊强直。治疗时可针刺足太阳经腘中的委中穴，刺络脉出血。

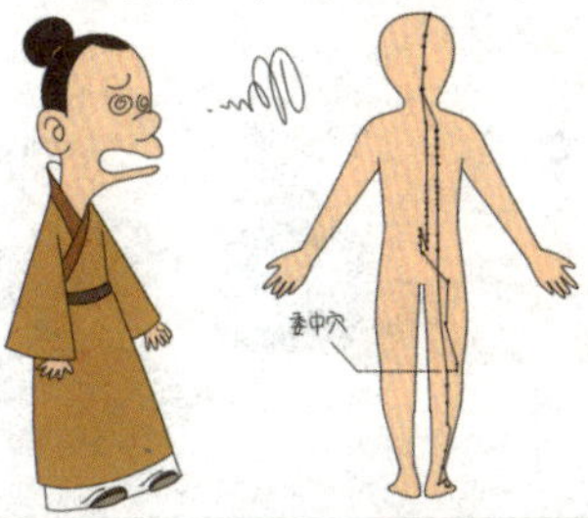

经气厥逆，胸中满闷，面目浮肿，口唇肿厚，突然感到说话困难，甚至不能言语，治疗时可取刺足阳明经的腧穴。

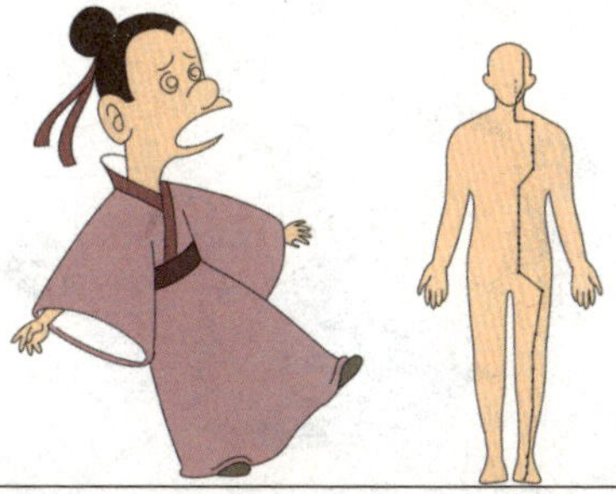

【原文】厥，气走喉而不能言，手足清，大便不利，取足少阴。

厥，而腹响响然，多寒气，腹中瀔瀔，便溲难，取足太阴。

——《灵枢·杂病》

经气厥逆，上及喉部以致不能言语，手足寒冷，大便不利，治疗时可取刺足少阴经的腧穴。

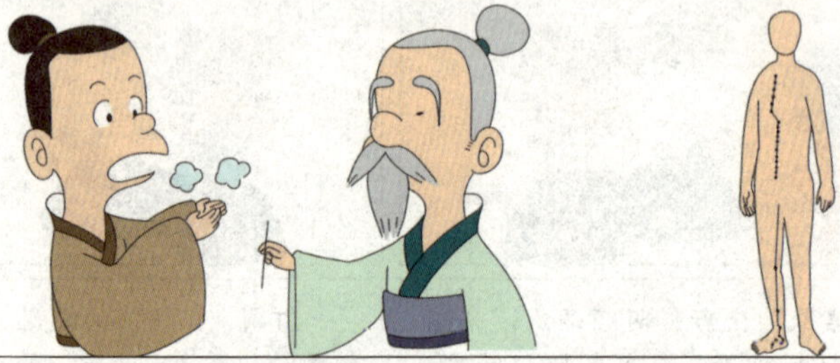

经气厥逆，腹部膨胀，敲之有声，寒气滞留，腹中有流水声，大小便困难，治疗时可取刺足太阴经的腧穴。

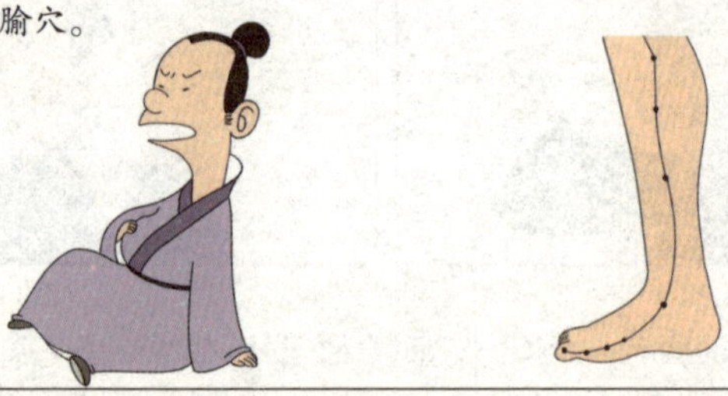

【原文】痿厥为四末束悗，乃疾解之，日二，不仁者，十日而知，无休，病已，止。

——《灵枢·杂病》

痿与厥病，治疗时可将病人四肢捆绑起来，等病人感觉气闷时，就立即解开绳索，每天两次。

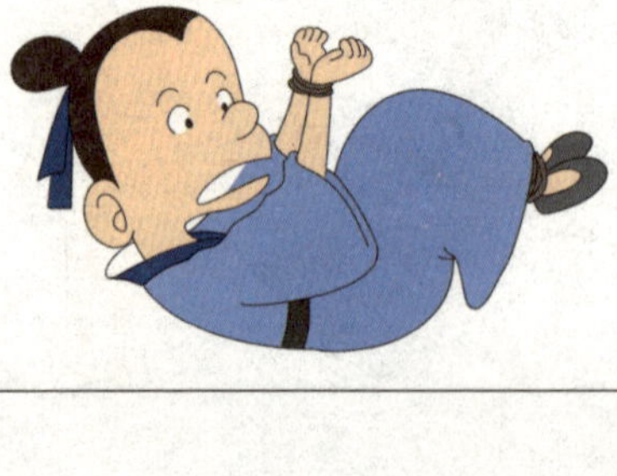

四肢没有感觉的病人，这样治疗十天就可恢复感觉了，但治疗不要半途而废，需继续至病痊愈为止。

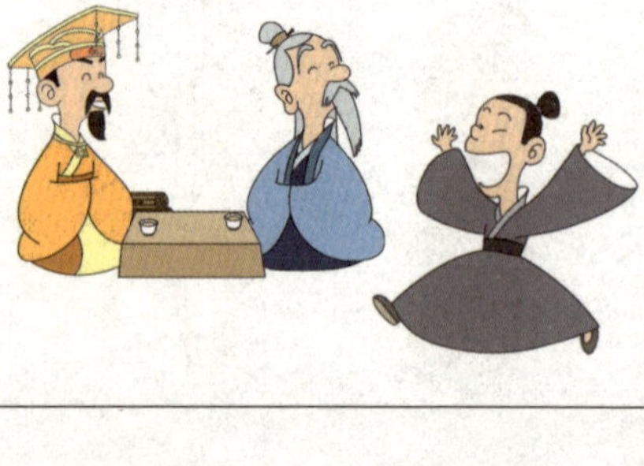